TOXICOLOGIA OCUPACIONAL

TOXICOLOGIA OCUPACIONAL

Oswaldo da Rocha Michel

REVINTER

Toxicologia Ocupacional

ISBN 85-7309-456-7

A precisão das indicações, as reações adversas e as relações de dosagem para as drogas citadas neste livro podem sofrer alterações. Solicitamos ao leitor que reveja a farmacologia dos medicamentos mencionados.
Envidamos todos os esforços para nos mantermos fiéis ao material recebido.
Caso, inadvertidamente, tenha havido alguma omissão, faremos os ajustes necessários, de bom grado, na primeira oportunidade.

Livraria e Editora REVINTER Ltda.
Rua do Matoso, 170 — Tijuca
20270-130 — Rio de Janeiro, RJ
Tel.: (21) 502-9988
Fax: (21) 502-6830
E-mail: livraria@revinter.com.br
http://www.revinter.com.br

Dedico aos profissionais da área de saúde ocupacional que cumprem com seu dever, fazendo com que haja nesta área menos doenças iatrogênicas, menos vício, intoxicação e envenenamentos, menos erros diagnósticos clínicos e nas deligências forenses e melhor orientação sobre o assunto. Dedico aos médicos, juristas, engenheiros, químicos, empresários e empregados que realizam reais benefícios para toda a nossa comunidade.

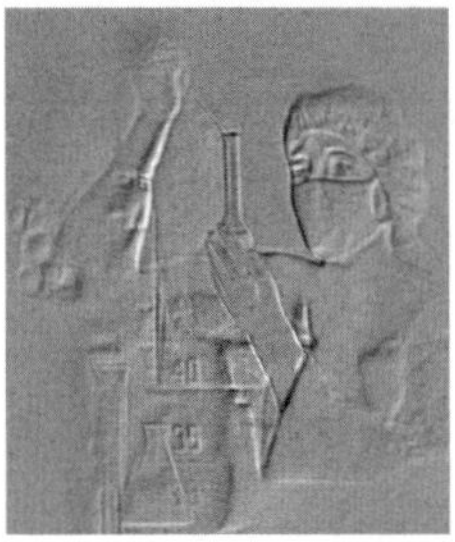

AGRADECIMENTOS

Minha gratidão aos meus pais Luiz *(in memoriam)* e Ana, minha esposa Jacira e meus filhos Rafael, Letícia e Luciana, pelo amor, carinho, dedicação e compreensão com que sempre entenderam a minha ausência.

Aos meus padrinhos Marino *(in memoriam)* e Noemi, à minha avó Nede *(in memoriam)* e aos meus tios Ayr *(in memoriam)* e Cyra, pelo carinho, incentivo, apoio e orientação dispensados, meu mais profundo agradecimento.

Ao Grande Arquiteto do Universo, fonte de toda a minha existência, rendo graças pela obra que realizo. A Ti pertencem os louros da vitória.

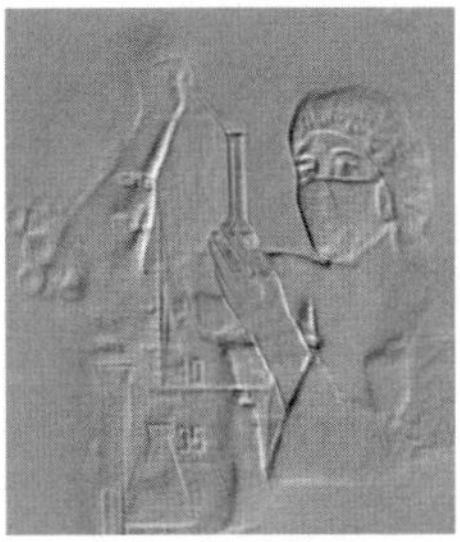

SUMÁRIO

TOXICOLOGIA OCUPACIONAL

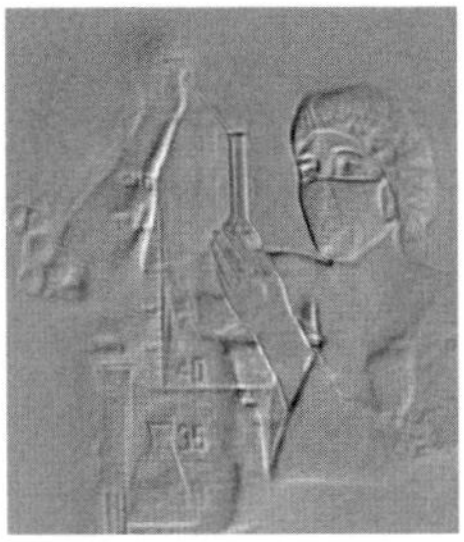

CAPÍTULO 1

TOXICOLOGIA OCUPACIONAL

APRESENTAÇÃO

A preocupação em evitar o surgimento de doenças decorrentes da exposição dos indivíduos a agentes químicos no ambiente de trabalho conduziu à tomada de medidas de prevenção. Estas são a base da monitorização biológica e consistem em verificar se a concentração destes agentes ou de seus metabólitos no organismo dos trabalhadores está dentro dos níveis estabelecidos por órgãos governamentais ou pela comunidade científica. Os indicadores biológicos de exposição e os índices biológicos máximos permitidos são determinados por meio de estudos epidemiológicos, experimentais e casos clínicos. No Brasil, a Norma Regulamentadora Nº 7 (NR-7), de 29 de dezembro de 1994, da Secretaria de Segurança e Saúde no Trabalho estabelece os parâmetros biológicos para controle da exposição a agentes químicos. Conforme esta Portaria, todos os empregados e instituições que admitam trabalhadores como empregados são obrigados a elaborar e implementar o Programa de Controle Médico de Saúde Ocupacional (PCMSO). O referido programa tem por objetivo promover e preservar a saúde dos trabalhadores.

A monitorização biológica complementa o monitoramento ambiental e a vigilância à saúde, considerando-se que determina a exposição global diretamente no indivíduo e detecta efeitos precoces e reversíveis, proporcionando melhor estimativa de risco.

Nova Redação — A mudança no texto da NR-7, através da Portaria 8 da SSST, da mesma forma que a interação entre o PCMSO (Programa Controle Médico Saúde Ocupacional) e o PPRA (Programa de Prevenção de Riscos Ambientais), é avaliada diretamente pelos especialistas. Basicamente, a revisão desta NR desobrigou algumas empresas, segundo seu grau de risco e número de empregados, de manterem um médico coordenador do programa. O vice-presidente da ANAMT Sul, Luiz Oscar Schneider, está convicto de que a nova NR-7 trouxe avanços saudáveis porque, além de não ter isentado as empresas de terem um PCMSO, obrigou o médico a se atualizar, a conhecer os ambientes de trabalho que avalia. "A responsabilidade civil que está por trás da norma obrigou a isto. Antes, os médicos emitiam atestados de saúde ocupacional (ASOs) sem ter idéia, sem conhecer o ambiente de trabalho", observa.

FORNECIMENTO

O equipamentos de proteção individual (EPI) devem ser fornecidos, gratuitamente pelo empregador. Trata-se de uma norma legal. Por isso as cláusulas inseridas em acordos ou convenções coletivas de trabalho estabelecendo essa mesma obrigatoriedade são disposições redundantes e desnecessárias.

COMPORTAMENTOS

Divergindo das normas legais, são freqüentes as seguintes atitudes de algumas empresas:

1. A empresa adquire o EPI e entende que a simples constatação de sua existência, pela fiscalização, é o suficiente para isentá-la de qualquer implicação legal.
2. A empresa exige do trabalhador sua assinatura em uma declaração adrede preparada, por meio da qual o trabalhador fica sendo o único responsável pela utilização do EPI, livrando a empresa da responsabilidade de zelar pelo seu uso adequado.
3. A empresa adquire o EPI sem constatar a viabilidade de implantação de medidas de proteção coletiva que possam eliminar as condições de risco.
4. A empresa adquire lotes de EPI, sem qualquer critério de seleção de tipos, qualidade e quantidade, entregando-os ao trabalhador, indiscriminadamente, sem orientação e treinamento.
5. A empresa demite sumariamente o trabalhador que se recusa ao uso do EPI, como se ele estivesse cometendo falta grave.

Esses comportamentos são os mais usuais. Todos eles são nulos de pleno direito. O art. 9º da CLT considera "nulos de pleno direito os atos praticados com o objetivo de desvirtuar, impedir ou fraudar" a aplicação dos preceitos consolidados.

ORDEM PÚBLICA

A proteção da saúde e da integridade física do trabalhador, dada sua relevância social, é matéria de ordem pública. A Constituição vigente (Emenda Constitucional n° 1, de 17 de outubro de 1969) estabelece o princípio de que compete ao Estado assegurar ao trabalhador condições de higiene e segurança do trabalho (art. 165, IX). É princípio constitucional que a ordem econômica e social tem por finalidade o desenvolvimento da justiça social, fundamentada na valorização do trabalho como condição da dignidade humana. O Estado desenvolveu suas atribuições constitucionais através da expedição de leis, instituindo as normas de segurança e medicina do trabalho. Cabe ao Estado, também, coordenar, orientar, controlar e supervisionar a fiscalização e as demais atividades relacionadas com a segurança e medicina do trabalho, em todo o território nacional (art. 155, 1, CLT).

Dentro desse contexto, o Estado transferiu à empresa a responsabilidade de "cumprir e fazer cumprir as normas de segurança e medicina do trabalho" (art. 157, 1, CLT).

Essa delegação de competência veio realçar a posição social da empresa, responsabilizando-se não só pelo cumprimento dos dispositivos que diretamente a atinge, como assumindo também a responsabilidade pelo acatamento das obrigações legais que afetam seus empregados. Daí o entendimento exato do preceito "cumprir e fazer cumprir".

EMPREGO DO EPI

O emprego do EPI não é indiscriminado em quaisquer situações. A própria norma legal estabelece um critério de prioridade, de tal forma que o EPI só será fornecido nas seguintes circunstâncias (NR-6, 6.2):

a) quando as medidas de proteção coletiva forem, tecnicamente, inviáveis ou não oferecerem completa proteção contra os riscos de acidentes ou doenças profissionais;
b) no espaço de tempo em que as medidas de proteção estiverem sendo implantadas;
c) para atender a situações de emergência.

A regra é o emprego de medidas de proteção coletiva, porque estas eliminam os riscos ou os reduzem abaixo dos limites de tolerância. O recurso ao EPI só se justifica quando falharem as medidas de proteção coletiva, atenuando, mas não eliminando os riscos ambientais.

OBRIGAÇÕES DO EMPREGADOR

As disposições legais consideram como obrigações do empregador, quanto ao fornecimento de EPI:

a) adquirir o tipo adequado à atividade do empregado, ou seja, ao risco existente;
b) adquirir somente o EPI aprovado pelo Ministério do Trabalho;
c) promover o treinamento do trabalhador, demonstrando não apenas como se usa o EPI, mas também convencendo-o da necessidade de utilizá-lo obrigatoriamente;
d) substituir desde logo o EPI danificado ou extraviado;
e) promover a higienização e a manutenção periódica do EPI.

Corresponde, ainda, a uma obrigação do empregador, a colaboração com o Ministério do Trabalho. Neste ponto, a empresa desenvolve quase uma atuação fiscalizadora, porquanto lhe cabe denunciar ao Ministério do Trabalho qualquer irregularidade encontrada no EPI adquirido. Tal irregularidade, como se vê, poderá ser desde a falta de inscrição da empresa fabricante e o número da CA até defeitos de fabricação, má qualidade do material, indícios de falsificação etc.

INDICAÇÃO DO EPI

O empregador deve cercar-se de uma orientação técnica especializada, a fim de adotar o EPI adequado à condição de risco da atividade exercida. Essa orientação técnica deve ser proporcionada, num primeiro plano, pelo Serviço Especializado em Segurança e Medicina do Trabalho, cujos componentes — Engenheiros e Supervisores de Segurança no Trabalho e Médicos do Trabalho — têm essa obrigação instituída na NR-4 (4.12, letra "b" — determinar, quando esgotados todos os meios conhecidos para a eliminação do risco e este persistir, mesmo que reduzido, a utilização pelo trabalhador de equipamentos de proteção individual (EPI), de acordo com o que determina a NR-6, desde que a concentração, a intensidade ou característica do agente assim o exija). Nas empresas desobrigadas da manutenção de Serviços Especializados em Segurança e Medicina do Trabalho, a responsabilidade da indicação, ao empregador, do EPI adequado a cada risco encontra-se afeta, num segundo plano, à CIPA, recaindo mais diretamente sobre a pessoa de seu presidente, a quem cabe coordenar todas as atribuições do órgão (NR-5, 5.17, letra "e"). Mas há empresas desobrigadas da manutenção de Serviços Especializados em Segurança e Medicina do Trabalho e de Comissões Internas de Prevenção de Acidentes. Neste caso, a responsabilidade de fornecer e determinar o uso do EPI adequado à proteção da saúde e da integridade física do trabalhador se encontra afeta diretamente ao empregador. É claro que o empregador poderá procurar uma orientação técnica especializada, podendo obtê-la do próprio Ministério do Trabalho, já que compete ao MTb, através das Delegacias Regionais do Trabalho, assim como das Delegacias do Trabalho Marítimo, "orientar quanto ao uso do EPI, quando solicitado ou nas inspeções de rotina" (NR-6, 6.10.2, "a").

CONTROLE DE FABRICAÇÃO

Não é qualquer empresa que pode fabricar ou comercializar o EPI. Adverte o art. 167 da CLT que a fabricação e a comercialização do EPI encontram-se sob o controle do Ministério do Trabalho. Para tanto, o MTb conta com a SSMT — Secretaria de Segurança e Medicina do Trabalho, órgão de âmbito nacional encarregado da coordenação e controle das atividades do setor.

Todo e qualquer EPI só pode ser fabricado e colocado à venda se tiver o CA — Certificado de Aprovação. Para obter o CA, o fabricante deve requerer à SSMT a aprovação e o registro do EPI. Antes, porém, a empresa fabricante deve estar devidamente cadastrada na SSMT, sendo portadora do CRF — Certificado de Registro de Fabricante. Para a obtenção do CRF é exigida uma documentação completa, devendo o contrato social da empresa expressar claramente que um dos objetivos sociais é a fabricação do EPI. Esta foi uma medida saneadora visando evitar que qualquer empresa viesse a fabricar, com seus próprios recursos, o EPI de que necessitasse, como, aliás, vinha sucedendo. Para que o CA possa ser expedido, a SSMT exige da empresa alguns requisitos essenciais: amostra do EPI, junto com memorial descritivo com as características técnicas principais e a indicação dos materiais empregados na sua fabricação; indicação do uso a que se destina e laudo de ensaio (LE) do EPI, por laboratório devidamente credenciado pela SSMT.

O fabricante assume, também, uma série de obrigações, tais como:

a) comercializar somente o EPI portador de CA, sendo obrigatório cada EPI conter, em caracteres bem visíveis e indeléveis, o nome comercial da empresa fabricante e o número do CA;
b) renovar o CA quando vencido o prazo de validade de 5 (cinco) anos, podendo esse prazo ser reduzido, a critério da SSMT;
c) responsabilizar-se pela manutenção da mesma qualidade do EPI padrão que deu origem ao CA, requerendo novo CA assim que houver alteração das especificações do EPI aprovado.

RECUPERAÇÃO DO EPI

Se o empregador deve substituir imediatamente o EPI danificado que não se presta mais para o uso normal, cabe-lhe também promover a higienização e a manutenção periódica do EPI. Essa tarefa, às vezes, deixa de ser feita diretamente pelo empregador, por faltar-lhe recursos técnicos específicos. Considerando essa faceta do problema e demonstrando preocupação quanto ao aspecto qualitativo do EPI, a Secretaria de Segurança e Medicina do Trabalho regulou a forma de recuperação. Através da Portaria n° 005, de 07/05/1982, a SSMT configurou duas situações distintas:

1. A empresa fabricante do EPI poderá, ela mesma, recuperar os equipamentos de sua própria fabricação, sendo necessário atender integralmente à NR-6.
2. A empresa fabricante do EPI pode credenciar outras empresas para a recuperação de seu próprio equipamento.

No caso de credenciamento de outras empresas, deverá ser encaminhado requerimento à SSMT, com cópia do contrato entre a empresa fabricante e a recuperadora, constando estas declarações:

a) de que a recuperadora seguirá estritamente os requisitos da NR-6;
b) que será mantido o mesmo Controle de Qualidade que o fabricante do EPI;
c) de que, em caso de substituição de peças, serão utilizadas peças originais da empresa fabricante.

A validade desse contrato é de um ano, silenciando a portaria quanto à possibilidade de prorrogação ou renovação.

Sendo recuperado pela empresa fabricante ou pela empresa recuperadora, todo o EPI em tal condição deverá ter uma inscrição — **EPI recuperado.**

Corre, assim, ao critério da empresa adquirente a determinação dos EPIs cujo estado de conservação permite um processo de recuperação — a chamada "meia sola", como corre sob a responsabilidade da empresa fabricante ou da recuperadora conservar intactos os requisitos previstos na NR-6. Cheia de falhas, a Portaria SSMT 005/1982 não especifica quem deve ser penalizado em caso de infringência: o empregador, a empresa fabricante ou a empresa recuperadora? Ou nenhuma?

FISCALIZAÇÃO

A fiscalização deve ser considerada sob dois aspectos:

1. A fiscalização para controle de qualidade de qualquer tipo de EPI é realizada pelos Agentes de Inspeção do Trabalho. Poderão eles recolher amostras de EPI junto ao fabricante, a seu representante ou diretamente nas empresas que utilizam o equipamento. Essas amostras são encaminhadas à SSMT. A FUNDACENTRO deverá realizar os ensaios necessários, elaborando laudo técnico também remetido à SSMT. Se o laudo entender que as especificações do EPI não correspondem às características originais, a SSMT cancelará

o CA. Em conseqüência da infração constatada, haverá aplicação de multa, variando de 56 a 95 vezes o valor de referência.
2. A fiscalização quanto às obrigações do empregador. A fiscalização, no caso, tem a primeira fase caracterizada pelo sentido de orientação, daí resultar na aplicação de notificação, indicando

OBRIGAÇÕES DO EMPREGADO

As obrigações do empregado quanto ao EPI que lhe foi entregue são as seguintes:

a) usá-lo apenas para a finalidade a que se destina, ou seja, sem que se desvirtue do seu uso correto;
b) responsabilizar-se por sua guarda e conservação, zelando para que não se extravie ou sofra danos;
c) comunicar ao empregador qualquer alteração que o torne impróprio para o uso.

A Consolidação das Leis do Trabalho (art. 462, 1°) autoriza o desconto, em salário, do dano causado pelo empregado. Os danos deverão ser considerados com absoluto critério. Os danos conseqüentes do uso diário são normais, não devendo ser levados em conta. Quando o dano for provocado conscientemente pelo empregado (e aí fica caracterizado o dolo), será lícito o desconto em salário, se comprovada a desídia, e poderá resultar na qualificação de falta grave ensejadora da dispensa por justa causa (art. 482, "e" (CLT)). Poderá, ainda, ser caracterizada culpa envolvendo critérios de negligência, imprudência e imperícia. Imprudência seria utilizar o EPI para outras finalidades; negligência seria deixar de guardar o EPI em lugar seguro ou não conservá-lo sob sua responsabilidade; na imperícia — o trabalhador não sabe como usar o EPI e o inutiliza ou provoca acidentes —, poderá ser envolvida a responsabilidade da empresa, se comprovada a falta de orientação e de treinamento adequado.

A fim de que o empregado fique ciente dessas disposições, sempre será útil mencioná-las nas ordens de serviço sobre segurança e medicina do trabalho (art. 151, 11, CLT, NR-1, 1.7 "B"). No recibo que o empregado deve assinar por ocasião da entrega do respectivo EPI é nulo de pleno direito tentar transferir a ele a responsabilidade pela utilização correta e adequada do EPI. Alguns itens podem constar do recibo:

a) declaração que recebeu o EPI, mencionando: tipo de EPI, estado em que se encontra e, rapidamente, para que deverá ser utilizado: obrigação do empregado, desconto em salário;
b) que, pela presente melhor forma de direito, declara estar ciente das obrigações que passa a assumir em relação ao EPI mencionado, constantes na Norma Regulamentadora — NR-6 da Portaria n° 3214/78, inscritas nos

subitens 6.7.1, a saber: usar o EPI apenas para finalidade a que se destina; responsabilizar-se pela guarda e conservação do EPI; comunicar ao mencionado departamento da empresa qualquer alteração que torne o EPI impróprio para uso;

c) que se encontre ciente que coloca sua anuência a disposições do art. 462 e 1° da CLT, autorizando o desconto salarial proporcional ao custo da reparação do dano que eventualmente vier a provocar no EPI em questão, já que atesta pelo recebido em perfeitas condições;

d) que está ciente da disposição legal constante na NR-1, mormente do subitem 1.8.1, de que constitui ato faltoso a recusa injustificada de usar o EPI ora fornecido pela empresa, incorrendo nas penalidades previstas em lei (data e assinatura do empregado).

ATO FALTOSO

O art. 158 da CLT considera como obrigações dos empregados observar as normas e instruções de Segurança e Medicina do Trabalho que colaborem com a empresa na aplicação dos dispositivos legais pertinentes. O parágrafo único do artigo, cuja redação foi dada pela lei n° 6.514, de 22 de dezembro de 1977, vem introduzir a figura controvertida do ***ato faltoso***.

Comete ato faltoso o empregado que se recusa, injustificadamente, ao uso dos equipamentos de proteção individual fornecidos pela empresa. A obrigatoriedade de o trabalhador usar o EPI que lhe é fornecido pela empresa encontra-se condicionada, assim, a um fator de ordem individual. Entende-se que o ato faltoso não se configura simplesmente pela recusa. Esta tem que ser ***injustificada***. Considera-se recusa legítima e justificada a rejeição de um EPI danificado ou em péssimo estado de conservação. O trabalhador míope pode rejeitar óculos de segurança cujas lentes não se adaptem ao grau de deficiência visual, um calçado de segurança apertado, um protetor auricular que causa irritação. Estas e outras causas legitimam a recusa do trabalhador em usar o EPI e não ensejam a aplicação de qualquer penalidade, dada a inexistência do ato faltoso.

FALTA GRAVE

Constitui rigor excessivo da empresa equiparar "ato faltoso" a uma "falta grave" e, assim, promover a rescisão do contrato de trabalho, por justa causa, do trabalhador que simplesmente se recusou a utilizar o EPI.

O ato faltoso se completa quando a recusa do trabalhador em usar EPI é injustificada. O primeiro passo, portanto, em cada caso, é averiguar os motivos da recusa. Mesmo quando suficientemente configurado, o "ato faltoso" está longe de ser equiparado a uma "falta grave". A começar pelo enunciado diferente. Se o legislador tencionasse qualificar como falta grave a recusa do trabalhador, bastaria incorporar a infração a uma das justas causas previstas no art. 482 da CLT. Já que o legislador resolveu criar a figura do ato faltoso, compreende-se que não pretendeu chegar ao rigorismo da falta grave. Preferiu permanecer no campo da penalidade disciplinar. Mais cauteloso e prudente, compreende que a atitude do trabalhador geralmente não chega às raias da indisciplina ou da insubordinação, a menos que agravada pela reincidência. O ato faltoso não passa, assim, de uma penalidade disciplinar. Numa primeira instância, admite a advertência.

O trabalhador flagrado sem o uso do EPI pode ser advertido verbalmente ou por escrito, tomando-se o cuidado de verificar a razão da recusa e instruí-lo quanto a necessidade de utilização do equipamento. Flagrado uma segunda vez, então a medida correta é a suspensão, a ser comunicada por escrito.

Nesse comunicado, além do prazo de suspensão, a empresa deve deixar claro que uma nova reincidência imporá rescisão do contrato de trabalho por justa causa. Será invocado, então, o art. 482, tanto a alínea "e" — desídia no desempenho da função — quanto a alínea "h" — atos de indisciplina ou insubordinação. Assim documentada, a empresa poderá promover a rescisão unilateral do contrato de trabalho, em função da falta grave alcançada pelo agravamento da penalidade disciplinar.

INSALUBRIDADE

O art. 191 da CLT procura esclarecer a diferença entre eliminação e neutralização da insalubridade. A eliminação do agente insalubre depende da "adoção de medidas que conservem o ambiente de trabalho dentro dos limites de tolerância". Enquanto a neutralização será possível "com a adoção de equipamentos de proteção individual ao trabalhador que diminuam a intensidade do agente agressivo a limites de tolerância". Fica claro que eliminar o agente insalubre é adotar medidas de proteção coletivas, conservando o ambiente de trabalho dentro dos limites de tolerância. Não é por outra razão que a NR-6 da Portaria 3124/78 condiciona o fornecimento do EPI a três circunstâncias:

1. Sempre que as medidas de proteção coletiva forem tecnicamente inviáveis ou não assegurarem completa proteção à saúde do trabalhador.
2. No espaço de tempo em que as medidas de proteção coletiva estiverem sendo implantadas.
3. Para atender situações de emergência.

Enquanto não for eliminado, é evidente que o agente insalubre continua acima do limite de tolerância às irregularidades apuradas e concede-se um prazo para que sejam corrigidas.

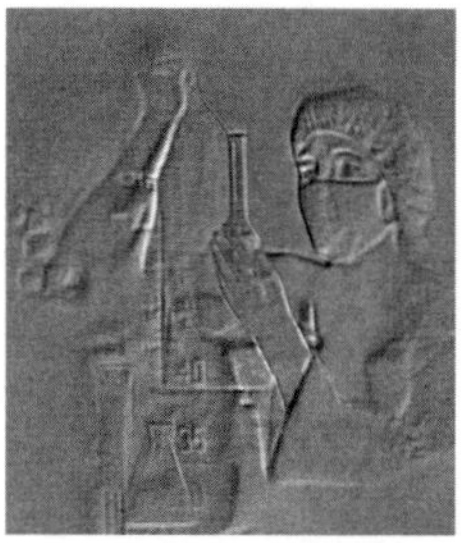

CAPÍTULO 2

EQUIPAMENTOS DE PROTEÇÃO INDIVIDUAL

João Emílio de Bruin, Secretário Geral do Instituto Brasileiro de Segurança (IBS), advogado e jornalista, dedica-se ao setor de Segurança e Medicina do Trabalho, desde 1969, tendo permanecido, durante dez anos, como Diretor Administrativo da FUNDACENTRO — Fundação Jorge Duprat Figueiredo — de Segurança e Medicina do Trabalho, participando de sua criação e organização. É também assessor jurídico da Associação Brasileira dos Profissionais de Higiene e Segurança do Trabalho (ABRAPHISET), da Associação Profissional dos Técnicos de Segurança do Estado de São Paulo (APROSSETESP) e da Associação Paulista de Engenheiros de Segurança do Trabalho (APAEST), bem como professor de Legislação Infortunística em cursos especializados do Instituto Brasileiro de Segurança, Fundação Armando Alvares Penteado (FAAP) e Faculdades Oswaldo Cruz. Jornalista profissional, mantém há sete anos a coluna "Acidentes do Trabalho", no jornal "Notícias Populares" de São Paulo. Desempenha ainda as funções de assessor para assuntos de Segurança do Trabalho Policial, da Associação dos Funcionários da Polícia Civil do Estado de São Paulo, coordenador geral de congressos e seminários, conferencista e palestrante.

FUNDAMENTO LEGAL

O princípio legal encontra-se expresso no art. 186 da Consolidação das Leis do Trabalho:

a) ao determinar a obrigatoriedade de a empresa fornecer o EPI aos empregados;
b) ao estabelecer que esse fornecimento é gratuito;

c) ao indicar que o EPI deve ser adequado ao risco em perfeito estado de conservação;
d) ao firmar a regra de que só é cabível o fornecimento do EPI sempre que as medidas de ordem geral não ofereçam completa proteção contra os riscos de acidentes e danos à saúde dos trabalhadores.

O art. 167 veio firmar o princípio de que o EPI só pode ser fabricado, posto à venda e utilizado, se contar com o Certificado de Aprovação (CA) do Ministério do Trabalho.

Conceito

Equipamento de Proteção Individual — EPI é todo dispositivo de uso individual destinado a proteger a integridade física do trabalhador. É a definição dada pela Norma Regulamentadora NR-6, da Portaria Ministerial n° 3214, de 8 de junho de 1978. Essa definição não é completa:

a) é redundante quando se conceitua o Equipamento de Proteção Individual como sendo de uso individual;
b) é parcial, quando considera o EPI como sendo destinado a proteger a integridade física, exclusivamente, visto que existem tipos que protegem a saúde do usuário, como é o caso dos protetores auriculares.

Dir-se-ia melhor que Equipamento de Proteção Individual é todo dispositivo destinado a proteger a saúde e a integridade física do usuário.

Prevenção

Somente as medidas de proteção coletiva eliminam as condições de risco e evitam a ocorrência de acidentes. Todo programa prevencionista visa, basicamente:

a) a eliminação das condições inseguras de trabalho;
b) o treinamento e a conscientização do trabalhador, para que não cometa atos inseguros.

Dentro desse quadro, o EPI não funciona como meio de prevenção de acidentes do trabalho. A não ser no aspecto muito relativo de a sua utilização exercer uma ação psicológica, induzindo o trabalhador a não praticar atos inseguros. Recusando-se a utilizar o EPI adequado às condições de risco e em perfeito estado de funcionamento que a empresa lhe fornece gratuitamente, o trabalhador estará cometendo um ato inseguro. Se o EPI não evita a ocorrência de acidente, ameniza suas conseqüências, evitando lesões ou reduzindo sua gravidade.

Assim se justifica a utilização de EPI, desde que:

a) seja efetivamente utilizado pelo trabalhador, dentro do princípio de vigilância inerente à empresa ("cumprir e fazer cumprir");
b) tenha efetivamente a capacidade de neutralizar o agente insalubre que, no caso, afeta diretamente o trabalhador, dentro dos limites de tolerância;
c) se torne, em vez de uma medida definitiva, uma forma provisória de amenizar o problema da insalubridade, não eximindo a empresa da obrigatoriedade legal de eliminar o agente insalubre com medidas de proteção coletiva.

É duvidoso, por isso mesmo, o acerto enunciado da Súmula n° 80, do Tribunal Superior do Trabalho, quando afirma textualmente: "A eliminação da insalubridade, pelo fornecimento de aparelhos protetores aprovados pelos órgãos complementares do Poder Executivo, exclui a percepção do adicional respectivo".

A crítica que pesa sobre o texto baseia-se na impropriedade de alguns termos que comprometem sua conclusão final. Primeiro que, ocupando o agente insalubre todo o ambiente de trabalho, sua eliminação só se fará com o uso do EPI adequado, que excluiria a percepção do adicional respectivo. Sendo enunciado um ordenamento jurídico amplo e genérico, essa determinação simplesmente desconhece que a neutralização da insalubridade poderá ser gradativa. Se o uso do EPI ameniza sua intensidade, poderá reduzir (mas não excluir) o adicional, por exemplo, de 40% (grau máximo) para 10% (grau mínimo).

Sentenças de Tribunais Regionais do Trabalho vêm dando um novo rumo ao caso. Merece ser estudada essa nova e significativa tendência. O exame da legislação, feito até aqui, evidencia que o uso do EPI se reveste de caráter precário, transitório, já que a lei concede inegável prioridade à medida de proteção coletiva. O uso do EPI demonstra:

a) o reconhecimento tácito, por parte da empresa, de que o trabalho se desenvolve em meio de agentes insalubres, obrigando-a ao pagamento do adicional;
b) que o agente insalubre continua persistindo no ambiente de trabalho, acima dos limites de tolerância fixados em lei.

Em síntese: a presença do agente nocivo é que gera o direito. Essa tendência se encontra manifesta na seguinte decisão do TRT da 3ª Região, Belo Horizonte, no RO 2141/81, de 27 de maio de 1982: "Mesmo comprovado o fornecimento do EPI, cumpre à empresa zelar pela sua adequada utilização, até mesmo com aplicação de penalidades empregadas ao infrator, mas não impede a aquisição do adicional de insalubridade, isto porque a presença do agente nocivo é que gera o direito. Só com a eliminação do agente nocivo (com medidas de proteção coletiva) é que cessará o pagamento do adicional". A decisão acima conduz a um verdadeiro divisor de águas:

— a eliminação ou a neutralização da insalubridade são medidas de ordem técnica;
— o exercício do trabalho em condições insalubres (acima dos limites de tolerância estabelecidos pelo Ministério do Trabalho) é que gera o direito do trabalhador de perceber o adicional de periculosidade.

Adquiriu, no entanto, caráter definitivo, o entendimento de que não basta o empregador fornecer EPI para se isentar do pagamento do adicional. A responsabilidade da empresa se estende à utilização do EPI pelo trabalhador. Surge aí, novamente, o encargo da empresa em "cumprir e fazer cumprir as normas de segurança e medicina do Trabalho". Não diz outra coisa a seguinte decisão do TRT da 2ª Região, São Paulo, no RO 7955/81, de 31 de maio de 1982:

> "É dever do empregador fiscalizar o uso, pelo empregado, de protetores contra a insalubridade. Se não fizer, sujeita-se ao pagamento do adicional de insalubridade". No mesmo sentido, a decisão do TRT da 3ª Região (Belo Horizonte), no RO 101/83, afirmando que "é devido o adicional de insalubridade se o empregador, embora fornecendo o equipamento de proteção individual, não exige o seu uso pelo empregado".

RESPONSABILIDADE CIVIL E CRIMINAL DO EMPREGADOR E PROPOSTAS

Até 1967, vigia, no Brasil, o sistema indenizatório segundo o qual o empregador, por criar o risco do acidente, era o responsável primário pelo dever de reparar infortúnio incapacitante. A indenização era tarifada. Não se indagava mais, como se exige no Código Civil, a demonstração de conduta culposa por parte do empregador. A responsabilidade era objetiva. Só a conduta dolosa do empregado excluía a reparação acidentária.

Tornou-se obrigatória a constituição do seguro de acidentes do trabalho realizado por companhias seguradoras privadas, que sub-rogavam nas obrigações do empregador.

Todavia, a partir de 1967, ocorreu radical transformação no sistema infortunístico do trabalho no Brasil. A inflação, a falta de educação do operário brasileiro, dentre outras, contribuíram para a alteração do sistema até então vigente.

O acidente do trabalho passou a ser, por determinação constitucional, mais um benefício previdenciário. Adotou-se o risco social, passando o INPS a ser o órgão autárquico encarregado do pagamento dos benefícios e auxílios acidentários.

Na prática, benefícios maiores ocorreram para os empregados vitimados, que passaram a ter reabilitação profissional e assistência médica com maior elasticidade, recebendo menos, mas sempre. Por outro lado, os empregadores, com, louváveis exceções, passaram a se omitir no tocante às normas de higiene e segurança do trabalho previstas como garantias mínimas dos trabalhadores na Constituição Federal.

Responsabilidade Civil

Segundo a estatística oficial fornecida pelo INPS, no ano de 1986, foram registrados 1.154.480 acidentes, abarcando os de trajeto e as doenças profissionais, faltando dados do Rio Grande do Sul, do período de agosto a dezembro.

Frise-se que este número alarmante não corresponde à realidade, por várias razões, tais como: ausência de comunicação dos acidentes, do não reconhecimento do nexo causal nas doenças profissionais e do trabalho (leucopenia, tenossinovite — doenças dos digitadores), empregados não registrados, inclusive menores de 12 anos, e portanto, "administrativamente", não considerados seguros obrigatórios da Previdência Social.

As Leis de Acidentes do Trabalho sempre equipararam, para efeito de indenização, aos acidentes de trabalho típicos, a moléstia profissional.

Nada mais lógico e equânime, no dizer de *Miguel Augusto Gonçalves de Sousa, Acidentes do Trabalho, 2° Volume, Ed. Revista dos Tribunais, 1964, pág. 10*, que, "em se tratando de doença profissional, responderão pelas obrigações resultantes da Lei de Acidentes todos os empregadores sob cuja dependência houver trabalhado o operário, na mesma profissão e proporcionalmente, ao tempo de serviço a cada um prestado".

Não há razão para se entender diferentemente na esfera do direito comum tal qual ocorria à época em que a indenização acidentária era tarifada.

Efetivamente, "se os serviços, sucessivamente prestados a vários empregadores, solidariamente, pela indenização, na proporção dos respectivos períodos de trabalho" (RT 338/216).

E que "insidiosa que é a moléstia, de processo lento, difícil negar-se a contribuição dos serviços de qualquer das empregadoras, seja à sua eclosão, seja ao seu agravamento". (RT 338/217).

São independentes as ações de acidente do trabalho, de responsabilidade civil e penal. Cabe a cumulação das ações civis e acidentárias, sem qualquer compensação (Incidente de Uniformização de Jurisprudência, na Apelação Cível n° 38.705-1, de São Paulo).

O Colendo Supremo Tribunal Federal, em recentíssimos pronunciamentos, confirmou a vigência da Súmula 229, cujo enunciado diz:

> ***"A indenização acidentária não excluía do direito comum, em caso de dolo ou culpa grave do empregador".***

Nesse sentido pronunciou-se o STF na tragédia que envolveu inúmeras pessoas, inclusive operários, no incêndio do Edifício Joelma (RE n° 107.773-3, 2ª Turma, unânime).

"Se não houvesse a legislação especial para o acidente do trabalho, o operário poderia pedir a indenização pelo direito comum, nos termos do art. 159 do CCB".

Ora, da legislação especial, não pode resultar desfavor para o operário que a lei visa proteger (RTJ 101/1; RTJ 114, págs. 921/922).

Por outro lado, é orientação cediça que a ação de acidente do trabalho, por ser de natureza alimentar, é compensatória, e a de responsabilidade civil é indenizatória, visando restabelecer a situação existente e anterior ao dano.

Anota Sá Pereira: "A indenização não empobrece nem enriquece. O responsável é obrigado a repor os beneficiários da vítima na situação em que estariam, sem o dano".

Assim, a reparação atende à perda e, como notou brilhante arresto ao Tribunal de Apelação do Distrito Federal, quase essa perda é a morte de uma pessoa da família, não há que demonstrar que ela representa prejuízo. Este deflui, isso fato, do acontecimento danoso.

Por essa parte, outro eminente juiz assinalou que a expressão alimentos, "não pode ser tomada no sentido puramente técnico, sob pena de restringir o ressarcimento do dano, contra toda a doutrina aceita em matéria de responsabilidade civil, ao estritamente necessário para a subsistência e só deferi-lo àqueles dos parentes que não pudessem prover a própria manutenção" (cf. da Responsabilidade Civil, vol. II, pág. 802, Forense, 4ª edição).

Não se admite, por outro lado, compensação do que foi pago acidentariamente.

Na apelação cível de n° 13.214-1, o eminente Desembargador Macedo Costa reproduz acórdão da Egrégia Sexta Câmara Cível, nestes termos: "Da indenização fixada não se deduz qualquer parcela relativa à pensão providenciaria porque é paga a título diverso do evento lesivo culposo".

Na esteira do entendimento aqui sustentado, o Recurso Extraordinário de n° 43.984-GB: "O empregador fica obrigado à indenização do direito comum, se tiver culpa no acidente do trabalho" (*in* Jardel Noronha e Odaléa Martins, *in* Referências da Súmula do STF, vol. 12, pág. 29).

Nesse mesmo sentido, nos ERE 49.462-SP, decidiu a Corte, em arresto com a seguinte emenda: "Acidente do Trabalho e responsabilidade civil. Ação de direito comum. Em caso de falta inescusável do empregador, se há prova de que este não se preocupa com a segurança do operário ou do público, dá causa ao acidente, pode vitimar e correr à ação de direito comum. Embargos rejeitados. Nem caberia falar em enriquecimento sem causa do empregado, que se tornou inválido e sem condições de pretender, na vida, qualquer outra melhoria, o que antes era presumivelmente de admitir".

Não se pode olvidar que a responsabilidade civil envolve a empresa, ou patrão ou seus prepostos. Efetivamente, a Súmula 341 do Colendo Supremo Tribunal Federal edita:

> "É presumida a culpa do patrão ou comitente pelo ato culposo do empregado ou preposto".

É corolário do disposto nos arts. 159, 1518, 1521, 1522, todos do CCB.

Art. 159 — Aquele que por ação ou omissão voluntária, negligência ou imprudência, violar direito, ou causar prejuízo a outrem, fica obrigado a reparar o dano.

Art. 1518 — Os bens do responsável pela ofensa ou violação do direito de outrem ficam sujeitos à reparação do dano causado e, se tiver mais de um autor à ofensa, todos responderão solidariamente pela reparação.

Parágrafo Único — São solidariamente responsáveis com os autores, os cúmplices e as pessoas designadas no art. 1521.

Art. 1521 — São também responsáveis pela reparação civil:

1. Os pais, pelos filhos menores que estiverem sob seu poder e em sua companhia.
2. O tutor e o curador, pelos pupilos e curatelados, que se acharem nas mesmas condições.
3. O patrão, amo ou comitente, por seus empregados, serviçais e prepostos, no exercício do trabalho que lhes competir, ou por ocasião dele (art. 1522).

Art. 1522 — A responsabilidade estabelecida no artigo antecedente abrange as pessoas jurídicas que exercerem exploração industrial.

Na hipótese de menor, ainda que não exerça trabalho remunerado, é indenizável o acidente, nos termos da Súmula 491 do Colendo STF. "É indenizável o acidente que cause a morte de filho menor, ainda que não exerça trabalho remunerado".

A responsabilidade civil I abarca todos os acontecimentos que extravasam o campo de atuação do risco profissional. Quando a empresa não cumpre a obrigação implícita concernente à segurança do trabalho de seus empregados, tem o dever de indenizar por inexecução de sua obrigação. Aqui, a culpa é de natureza contratual. É a que se "revela por meio de falta inescusável, no tocante à segurança do empregado, ou a sua exposição a perigo, no desempenho do serviço".

No dizer do Ministro Rafael Mayer, "o acidentado sofreu em virtude de imprudência do empregador. Não foi o risco que ele corria no trabalho. O ressarcimento do dano há de consistir, em virtude da inexecução de sua obrigação, por falta grave".

Assim, determinando, o empregador ou prepostos a mecânica de manutenção, a remoção de pesadíssima peça sem o equipamento técnico e as cautelas necessárias de sorte que o deslizamento ocorreu, ocasionando no operário epilepsia pós-traumática que lhe acarretou incapacidade total e permanente para o trabalho. O fato verificado era perfeitamente previsível, gerando inexecução de sua obrigação ensejadora do ressarcimento (RE n° 94.429-0).

Configura-se, por outro lado, o ilícito civil quando a conduta do empregador ou preposto "revela negligência, imprudência, omissão de precauções elementares, despreocupação e menosprezo pela segurança do empregado, dando causa ao acidente" (AI n° 94.140, DJU de 11/05/84), segundo a regra geral da responsabilidade subjetiva, prevista no art. 159 do Código Civil, presumindo-se a culpa do patrão por ato culposo do empregado ou preposto (Súmula 341, do STF). Age com culpa grave o empregador que permite o trabalho em prensas sem proteção (RT 333/406), em máquinas defeituosas e perigosas (RT 36011501152). No setor siderúrgico: a mestres ou fiscais arriscado procedimento na retirada de cargas de sucata, acarretando explosão das caçambas que transportavam escória liqüefeita em alta temperatura (RT 614, pp. 69/70).

— na construção civil: em soldagem de chaminés sem condições de segurança (RJTJESP, Lex, v. 81, págs. 139/142);

— em soldagem de tanque de álcool (AR em Al n° 94.140/84, DJU de 11/05/84) a simples carpinteiro a exercer atividade de operador de máquina de rebocar paredes (RT 597/211);

— para fazer reparos em caldeira que aquecia água (TJPR, Ap. Civ. 666/86);

— a pedreiro que foi chamado pelo mestre de obras para ser operador de máquina elétrica, atividade a ser exercida por carpinteiro (TJPR, Ap. 873/85);

— a superintendente que exige a empreiteiro esgotamento de tanque de combustível com bomba movida a motor de gasolina (TJPR, Ap. 450/83);

— a novato, para trabalhar como operador de maquina com sistema elétrico danificado e que funcionava, há dias, com ligação direta (TJPR, Ap. 1979/84);

— em edifício em construção, no décimo nono andar, a executar serviço altamente perigoso, sem usar cinto de segurança (RJTJESP, Lex, v. 101, pp. 135/141);

— em plataforma, a cinco metros do chão, sem qualquer proteção (RJ — ATARJ, Lex, págs. 280/281);

— a engenheiro que, por má supervisão, contrata eletricistas bisonhos, dando causa a violento incêndio (RTJ 11419191922);

— a engenheiro e mestre-de-obras que não fiscalizam a construção de taludes devidamente escorados com pranchas metálicas ou de madeira (JACSRP, Lex, 8014991503);

— na lavoura, com defensivo agrícola, sem as precauções necessárias (RE 96.364-2, SP, 2a Turma, STF);

— junto a fios de alta tensão (JTACSP, v. 6511961197);

— em local onde havia emanação de gases altamente tóxicos, com total omissão da empregadora no que tange à segurança (JTACSP, v. 6612151218, Lex);

— a tuberculoso, clinicamente curado, com o retorno à anterior atividade com recidiva da moléstia (JTACSP, v. 2411221124).

Configura-se, também, o dever de indenizar por responsabilidade objetiva ou sem culpa, aplicando-se a teoria do fato da coisa, com destaque para a guarda e utilização de coisa perigosa.

A empresa que explora serviços e atividades perigosas, fruindo lucros e proveitos que acarretam riscos e perigos diversos deve responder, objetivamente, pelos danos decorrentes da falta de cautela, de manutenção, de cuidados, de precauções acima das elementares, visando a segurança dos empregados e de terceiros. Na esteira deste entendimento, a decisão proferida pela Egrégia Câmara do Tribunal de Justiça de São Paulo, no episódio do incêndio de Vila Socó: "Quem exerce atividade perigosa e coloca em risco a vida de terceiros tem a obrigação de tomar as providências necessárias à manutenção da margem de segurança para que a incolumidade alheia não seja atingida" (RT vol. 604, págs. 51/53).

Daí haver o dever de indenizar pelo simples fato de existir a atividade, evitando-se a impotência do operário em provar a culpa nesses casos, nao se aplicando as excludentes do caso fortuito e da força maior, ensejando, por outro lado, um adequado seguro de responsabilidade civil que exigirá maior rigor junto às empresas no cumprimento do mandamento constitucional, no que concerne às normas de segurança e higiene do trabalho.

"A noção da guarda da coisa, em que repousa a responsabilidade pelos danos em cujo evento intervém a coisa como instrumento, não pode ser a noção comum de obrigação de vigiar". Ripert esclarece bem a questão, ao observar que se deve tomá-la como noção nova, criada para definir uma obrigação legal que pesa sobre o possuidor, em razão da detenção da coisa: "Se qualificamos uma pessoa de guarda, é para encarregá-la de um risco. Assim, o responsável é, no caso, a pessoa que assume o risco criado pela coisa que tem a seu serviço, por ou para sua recreação" (cf. José de Aguiar Dias, "Da Responsabilidade Civil", Ed. Forense, 5ª edição, vol. 11, p. 32).

"Há dever de evitar perigos, sempre que a falta de atividade para que a danosidade se afaste seria transgressão de direito de outrem. O responsável deixa que o dano ocorra, pois, se tivesse intervindo, o dano não existiria. A causa está naquilo que estabelece a periculosidade, mas não teria havido o resultado maléfico se o que devia praticar o ato excludente do risco, ou omitir algum ato, para que o dano não se desse, tivesse cumprindo o seu dever (...). Quem cria ou mantém em tráfego, movimento, ou irradiação, ou escoamento, algo que seja fonte de perigos, tem o dever de segurança do tráfego, ou o dever de evitar pancadas, golpes, contaminações, inundações" (cf. Pontes de Miranda, Tratado de Direito Privado, vol. 111, pp. 209/210).

E Aguiar Dias acrescenta: "O guardião é responsável não em virtude do ilusório poder de direção, mas porque, tirando proveito da coisa, deve, em compensação, suportar-lhe os riscos" (obra citada, p. 33).

O valor da indenização, por ato ilícito, chega a ser, em alguns casos, vultoso.

Havendo perda do chefe da família, privando seus membros dos alimentos que o falecido lhes prestava, a indenização corresponderá a dois terços dos ganhos da vítima, consoante iterativa jurisprudência (RT 261/260, 217/251, RTJ 105/865), incluindo-se o décimo terceiro salário (RTJ 861343, 84/515, 891662).

Havendo perda de filho solteiro que auxiliava os genitores, a indenização consistirá numa pensão de dois terços dos ganhos da vítima (RTJ 86/343, RT 303/271), devendo abranger um período que vai desde o evento até o limite de sobrevida provável da vítima, estimado em 65 anos (RE 97.241-2, RJ-DJU 25/11/83).

A indenização pelo dano estético ou morfológico não se contunde com a indenização devida à vítima, pela sua incapacitação para o trabalho.

A indenização pela incapacidade laborativa não engloba a indenização do dano estético (RT 571/137).

Igualmente, o STF admite cumulação da reparação da incapacidade laborativa com o dano estético (RTJ 89/660, 83/172, 88/163, RT 4851230, 489192).

Também o tratamento médico que se fizer necessário deverá ser incluído na condenação.

Havendo danos estéticos ou necessidade de cirurgias reparadoras, por despesas de tratamento, devem ser entendidas não apenas aquelas destinadas a restabelecer o bem-estar da vítima, mas a própria aparência física anterior, pelo menos quando isso seja possível e razoável (RJTJESP, 25/198).

Não se deve olvidar também que, além das despesas de tratamento, há a indenização pelos lucros cessantes até o fim da convalescença, nos termos do art. 1539 do Código Civil.

Havendo incapacidade total e permanente para o trabalho, a indenização será durante a vida da vítima descabendo estabelecer limite com base na presunção de vida provável (RE 44.429-0, 1ª Turma do STF de 30/08/84).

Aplicam-se, ainda, os seguintes dispositivos do Código Civil:

Art. 1059 — As perdas e danos devidos ao credor abrangem, além do que ele efetivamente perdeu, o que razoavelmente deixou de lucrar.

Art. 1537 — A indenização, no caso de homicídio, consiste:

1. No pagamento das despesas com tratamento da vítima, seu funeral e o luto da família.
2. Na prestação de alimentos, às pessoas a quem o defunto os devia.

Art. 1538 — No caso de ferimento ou outra ofensa à saúde, o ofensor indenizará o ofendido das despesas de tratamento e dos lucros cessantes até o fim da convalescença, além de lhe pagar a importância da multa no grau médio da pena criminal correspondente.

Parágrafo Primeiro — esta soma será duplicada, se do ferimento resultar aleijão ou deformidade.

Parágrafo Segundo — Se o ofendido, aleijado ou deformado, for mulher solteira ou viúva, ainda capaz de se casar, a indenização consistirá em dotá-la, segundo as posses do ofensor, às circunstâncias do ofendido e a gravidade do defeito. Sempre é bom lembrar que a prescrição, no caso, é vintenária.

Incide à espécie a regra jurídica do art. 177 do Código Civil. Trata-se de ação pessoal.

Responsabilidade Penal

Na esfera criminal pode-se configurar o crime previsto no art. 132 do Código Penal, que é crime de perigo, originariamente criado objetivando a prevenção de acidentes do trabalho.

Já em 1940 a Exposição de Motivos esclarecia que o dispositivo em questão visava prevenir os inúmeros acidentes ocorridos naquela época, na construção civil.

Art. 132 — Expor a vida ou a saúde de outrem a perigo direto e iminente. Pena: detenção de três meses a um ano, se o fato não constitui crime mais grave.

Como observa Thormann, citado por Nelson Hungria (Comentários ao Código Penal — Art. 132, Ed. Forense, 5ª Edição, pp. 416/417), "O ponto de partida para a incriminação na espécie foi a consideração do grave perigo a que, freqüentemente, os empreiteiros ou mestres de obras, para poupar-se as despesas com medidas técnicas de precaução, conscientemente sujeitam seus operários".

O anteprojeto do código suíço, inspirador do nosso antigo art. 132, "visava tornar-se um complemento da lei de proteção aos operários, isto é, mais um recurso preventivo contra acidentes de trabalho" (obra citada, p. 416).

"O exemplo freqüente típico desta espécie criminal (a do art. 132), diz a Exposição de Motivos do Código Penal de 1940, ainda em vigor nesta parte, é o caso do empreiteiro que, para poupar-se ao dispêndio com medidas técnicas de prudência, na execução da obra, expõe o operário ao risco de grave acidente".

O que informa o dispositivo penal em questão é a "consciência e vontade de expor à vítima o grave perigo", bastando, como diz Hungria, "que o agente acarrete para a vítima uma situação de fato em que sua vida ou saúde é exposta a um perigo direto e iminente" restando suficiente "a vontade ou consciência no sentido de tal situação de perigo".

O perigo deve apresentar-se direto e iminente, isto é, como realidade concreta, efetiva, presente, imediata (exposição a substância alimentícia tóxica, sílica em suspensão, benzeno, cloro, máquinas perigosas sem proteção, operários em grandes alturas sem equipamentos de proteção etc.).

Como nos ensina o emérito penalista, "o dolo específico pode ser direto ou eventual: ou o agente pratica a ação (ou a omissão) com o intuito positivo de criar o perigo ou, inescrupulosamente, não se abstém dela, apesar de prever a possibilidade do dano".

Podemos exemplificar a aplicação deste artigo com outros casos concretos:

— objetos lançados dos edifícios em construção, sem a proteção determinada pelas normas regulamentadoras, expondo a vida dos operários ou de transeuntes a perigo direto e iminente;
— médicos do trabalho da empresa, da Previdência Social ou de clínicas autorizadas, consideram operários acometidos de leucopenia ou de saturnismo, com alta, aptos para o retorno à anterior atividade, nas mesmas condições de trabalho geradoras do afastamento;
— empregador que, visando motivação econômica, permite que engenheiros de segurança, mestres ou fiscais exponham a saúde, integridade física e a própria vida de seus empregados adotando como rotina, no setor siderúrgico, que caçambas com umidade recebam escória liqüefeita em alta temperatura, sendo iminente o risco de explosão (RT vol. 614169170);
— motorista e empreiteiro que transportam "bóia-frias" em precárias condições de segurança.

Se, porventura, o dano ocorrer, responderá o agente, por ação ou omissão, por homicídio, lesões corporais, incêndio, explosão, uso de gás tóxico ou asfixiante, na forma dolosa ou culposa, conforme vários precedentes publicados (RT vol. 435, pp. 412/413; 437, p. 365; JTACRSP, Lex. 78, pp. 359/360; 79, pp. 449/451; 80, pp. 499/502; 558, p. 25 etc.).

Homicídio Culposo

- Acidente do Trabalho — Morte dos dois operários decorrente de deslizamento de terra em obra em construção — Responsabilidade do engenheiro e do mestre-de-obras, bem caracterizadas (JTACRSP, Lex, 8014991502).
- Morte de recém-nascido, por causa de incêndio em incubadora, em berçário de hospital. Manutenção precária de aparelhagem, responsabilidade do encarregado de manutenção. Negligência também da atendente de enfermagem. Culpa criminal de ambos, bem caracterizada (JTACRSP, Lex, 7914491451).
- Empregador que manda menor pulverizar sua lavoura com inseticida "Super Radiatox". Morte do mesmo pela elevada toxicidade do produto. Condenação decretada (RT 4371364).
- Agente que transporta passageiros em carreta de trator em total estado de insegurança. Condenação mantida (JTACRSP, 7813591360).

Lesão Corporal Culposa

- Empregador que admite como empregado menor de 14 anos de idade. Trabalho deste junto a máquinas perigosas. Acidente de que lhe resultou a perda do terço médio do antebraço, imprudência manifesta. Condenação decretada (RT, 43514121413).

Devem se acautelar, portanto, os engenheiros e técnicos de segurança, os médicos e enfermeiros do trabalho, os supervisores, os mestres-de-obras, os superintendentes, diretores, cipeiros e todos aqueles que têm sob sua responsabilidade trabalhadores, vítimas potenciais de acidentes. Devem atentar para a observância rigorosa das normas de segurança e higiene do trabalho, impedindo a execução de atividade em que haja possibilidade de eventuais acidentes, comunicando por escrito ao supervisor hierárquico os perigos detectados, fazendo inseri-los nas atas das CIPAs, munindo-se de testemunhas, com o fito de demonstrar que agiram com as cautelas necessárias e não se omitiram no cumprimento de seu dever profissional.

Com isso procuramos reviver o ensinamento do eminente ***Costa Manso*** que se amolda à realidade dos nossos dias, contido no V. Acórdão n° 95.298, de 28/06/60:

> "Postes e tijolos, fios, chaves, instalações e aparelhos não valem a vida humana, as penas da viuvez, a falta de um pai aos filhos. Está no 'Gênesis' que as criaturas deste mundo foram feitas para servir ao homem. Neste sentido, o homem é a medida de todas as coisas. Só se justificam a posse, o uso, o gozo, a exploração e o desenvolvimento dos bens, forças e engenhos materiais enquanto na sua captação, invenção, domínio ou emprego se respeitarem os valores humanos do trabalho".

Auxiliando no PPRA
Antecipação no Programa e Reconhecimento de Riscos Implantado pela Nova NR-9

O PPRA (Programa de Prevenção de Riscos Ambientais) da nova NR-9 é uma atividade permanente das empresas que já deve estar sendo exigida. Isto significa que sua implementação já deve ter sido realizada pelas empresas. O PPRA é, na realidade, um Programa de Higiene Ocupacional abrangente, com uma série de provisões visando a preservação da saúde dos trabalhadores. Possui etapas a serem vencidas. Uma delas, de importância fundamental, é o que se chamou de *antecipação e reconhecimento de riscos*. Trata-se da atividade que permitirá a identificação e explicitação de todos os riscos ambientais existentes no sistema.

Este artigo visa oferecer uma metodologia de apoio para esta fase, para que possa ser realizada de forma completa, ágil e coerente. É importante frisar que a partir do reconhecimento dos riscos, deve-se ter uma estrutura de decisão que permita a seleção de prioridades de avaliação e de controle dos riscos, bem como a definição de metas e cronogramas de ação. Isto também pode ser conseguido com a metodologia que iremos apresentar.

Finalizando esta nota introdutória, vale lembrar que o aproveitamento do que irá se apresentar será máximo, se acompanhado da leitura atenta e completa da NR-9.

Necessidades. Ao realizar-se a antecipação ou o reconhecimento de riscos, e o seu competente registro dentro do PPRA, algumas necessidades são claras e, dentre o mínimo a ser informado, tem-se:

- O risco identificado.
- As fontes existentes nos ambientes de trabalho.
- Eventuais trajetórias dos agentes até os expostos.
- A existência de efeitos, queixas existentes, indicadores biológicos de exposições ou alterações de saúde existentes relacionados com o agente.
- As medidas de controle existentes.

Podem ser adicionados dados de avaliação ambiental que tenham sido obtidos. Observe-se que a fase de reconhecimento pode ocorrer com ou sem avaliação ambiental preexistente. Mais do que isso, a fase de reconhecimento, segundo requerida no primeiro PPRA que a empresa realiza, é o registro completo do inventário dos riscos que os ambientes possuem, independentemente de já existirem atividades de higiene ocupacional, com ou sem avaliações realizadas.

É claro que essa primeira fotografia da situação pode e deve incluir tudo o que já vem sendo ou está feito em termos de medidas de controle em geral e/ou avaliações. É no mínimo justo que a empresa, assim como se autodeclara quanto aos riscos que possui, possa demonstrar o que vem realizando para controlá-los.

Todas essas provisões podem e devem estar incluídas na etapa do reconhecimento, justificando as prioridades adotadas e as metas a que se propõe o empresário no controle dos riscos ambientais. A Análise Preliminar de Riscos para Saúde Ocupacional (APRHO) é uma sistemática que pode ser utilizada para tal, incluindo as necessidades comentadas.

APRHO — ANÁLISE PRELIMINAR DE RISCOS PARA A SAÚDE OCUPACIONAL

É um documento de feitura ágil e fácil interpretação que simplifica a documentação envolvida e dá uma idéia geral e completa da situação. Desde já, todavia, observamos que tudo que mostramos é feito no sentido de sugestão, sendo um trabalho técnico que não possui conotação ou uso oficial. Acrescente-se que pode e deve ser modificado para configurar-se adequadamente a cada empresa, atividade ou circunstância. Baseia-se, é claro, na metodologia na APR tradicional que introduzimos na prevenção há quase 20 anos e que nesta versão foi transubstanciada para a Higiene Ocupacional. Esperamos que possa ser de utilidade.

Categorias de Risco

As definições para as categorias e os exemplos dados são meramente ilustrativos, para facilitar a compreensão. Os exemplos não pretendem esgotar as possibilidades de inclusões nas categorias. Nenhuma explanação pode substituir o bom senso técnico e a experiência em Higiene Industrial necessários a uma adequada classificação. Havendo dúvidas entre duas categorias, selecionar a mais alta (condições de pior caso).

I. Irrelevante (controle de rotina)

Para situações não-avaliadas:

— quando o agente não representa risco potencial de dano à saúde nas condições usuais industriais descritas em literatura, ou pode representar apenas um aspecto de desconforto, e não de risco;

— quando as condições de trabalho aparentes correspondem às do item anterior.

Para situações avaliadas:

— quando o agente foi identificado mas é quantitativamente desprezível frente aos critérios técnicos;

— quando o agente se encontra sob controle técnico e abaixo do nível de ação.

II. De Atenção (preferencial/monitoramento — 9.3.6)

Para situações não-avaliadas:

— quando o agente representa um risco moderado para a saúde, nas condições usuais industriais descritas na literatura, não causando efeitos agudos;

— quando o agente não possui LT valor-teto, e o valor de LT média ponderada é consideravelmente alto (centenas de ppm);

— quando não há queixas aparentemente relacionadas com o agente.

Para situações avaliadas:

— a exposição se encontra sob controle técnico a acima do nível de ação, porém abaixo do limite de tolerância.

III. Crítica (controle prioritário)

Para situações não avaliadas e quando o agente pode causar efeitos agudos/possui LT valor-teto, ou valores de LT muito baixos (alguns ppm):

— quando as práticas operacionais/condições ambientais indicam aparente descontrole de exposição;

— quando há possibilidade de deficiência de oxigênio;
— quando não há proteção cutânea específica no manuseio de substâncias com notação-pele;
— quando há queixas específicas/indicadores biológicos de exposição excedidos (vide PCMSO).

Para situações avaliadas:
— a exposição não se encontra sob controle técnico e está acima do LT — média ponderada, porém abaixo do valor máximo ou valor-teto.

IV. Emergencial (controle de urgência)

Para situações não avaliadas:
— quando envolve exposição a carcinogênicos;
— nas situações aparentes de risco grave e iminente;
— quando há risco aparente de deficiência de oxigênio;
— quando o agente possui efeitos agudos, baixos LT e IDLH (concentração imediatamente perigosa para a vida/saúde) e as práticas operacionais/situações ambientais indicam aparente descontrole de exposição;
— quando as queixas são específicas e freqüentes, com indicadores biológicos de exposição excedidos;
— quando há exposição cutânea severa a substâncias com notação-pele.

Para situações avaliadas:
— a exposição não se encontra sob controle técnico e está acima do valor-teto/valor máximo/IDLH.

Pontos Importantes

O formato básico da APRHO é dado como sugestão, a ser adequadamente configurado para cada empresa segundo suas características: atividades contínuas (industriais), ou por fases (construções), sazonais etc. Mais uma vez, enfatize-se que os exemplos dados como ilustrativos para o enquadramento nas categorias de risco não pretendem esgotar as possibilidades de inclusão. Certamente os higienistas experientes podem complementar estas idéias básicas, detalhando os critérios para agentes específicos, operações e atividades.

As categorias de risco são utilizadas primordialmente para definir prioridades de ação. Dessa forma, pode-se ter um sistema coerente de alocação de recursos e definição de metas (as quais podem ser também de médio e longo prazos, segundo a natureza do problema).

O nível de ação, um conceito novo em nível legal e relativamente recente também do ponto de vista técnico, é importante indicador ocupacional utilizado no texto legal como em outros países. Uma vez excedido, certas ações devem ser desencadeadas no programa em nível preventivo.

Tecnicamente, quando o NA é excedido para uma avaliação de exposição diária, há evidências, dentro de certas premissas estatísticas, de que em outros dias de trabalho o limite de tolerância esteja sendo excedido (mais precisamente, mais de 5% das demais jornadas, com 90% de confiança).

Considerações Finais. Ferramenta boa é aquela que é utilizada. A APRHO é uma sugestão que visa agilizar a etapa de antecipação e reconhecimento de riscos do PPRA (especialmente, do primeiro PPRA) e reunir em um único formato de fácil leitura todos os principais dados requeridos, além de direcionar na seleção de prioridades e definição de metas. Segundo entendemos, pode perfeitamente integrar o documento base requerido na NR.

A APRHO tem sido acolhida e adotada em empresas onde estamos apoiando a implementação do PPRA, assim como por profissionais higienistas, e espera-se que possa ser útil devido a seu potencial de sistematização. Terá atingido seu objetivo se auxiliar as empresas e os profissionais na prevenção dos riscos ambientais a que estão expostos os trabalhadores, objetivo final do próprio PPRA como instrumento.

Controle de Riscos

O objetivo da Higiene Industrial é fazer com que a atividade laboral não represente um risco para a saúde e o bem-estar dos trabalhadores, quebrando o círculo vicioso "ambiente X doença", no qual um trabalhador são permanece exposto a um risco potencial em seu ambiente de trabalho que, com o tempo, afetará sua saúde, provocando-lhe um dano temporário ou permanente. Com seu afastamento, dá-se início à fase de tratamento, até que o mesmo recupere sua capacidade, e após a cura retorne ao ambiente de trabalho onde o mesmo risco está presente. Para a ACGIH (American Conference of Governmental Industrial Hygienists), a higiene Industrial é "a ciência voltada ao reconhecimento, avaliação e controle dos riscos ambientais ou tensões originados nos locais de trabalho que podem provocar doenças, prejuízos à saúde ou ao bem-estar, desconforto significativo e ineficiência nos trabalhadores ou entre as pessoas da comunidade".

Sendo assim, através da Portaria n° 25, de 29 de dezembro de 1994, a Secretaria de Segurança e Saúde no Trabalho, do Ministério do Trabalho, aprovou uma substancial alteração no texto da Norma Regulamentadora n° 9, da Portaria n° 3214/78 — MTb, estabelecendo a obrigatoriedade da elaboração e implementação do Programa de Prevenção de Riscos Ambientais (PPRA). De acordo com o exposto na nova redação da NR-9, este programa deve ser feito pelos empregadores, objetivando a prevenção da saúde e da integridade física dos trabalhadores, através da conceituação clássica de Higiene Industrial. Desta forma, partindo-se da premissa de que o primeiro Programa de Prevenção de Riscos Ambientais de qualquer empresa trata-se de um "inventário de riscos" e que, conforme o item 9.2.2 da NR em questão, há a necessidade de elaboração de um documento-base onde estejam firmados seus aspectos estruturais, o objetivo do presente trabalho é apresentar a sugestão de um documento-base que possa ser utilizado por empresas de qualquer ramo de atividade.

Documento-Base. O presente documento tem por objetivo estabelecer critérios a serem abordados no Programa de Prevenção de Riscos Ambientais (PPRA) por meio do estudo dos agentes internos causadores de prejuízos à saúde dos trabalhadores, identificados através das condições de trabalho no relacionamento com o processo e o meio de produção, tendo em consideração a proteção do meio ambiente e dos recursos naturais. A concepção tomada como base para a implantação do PPRA possui características clássicas de Higiene Industrial, ou seja, abordar os aspectos de antecipação, reconhecimento, avaliação e controle dos riscos. Desta forma, o PPRA é parte integrante do conjunto mais amplo das iniciativas no campo da preservação da saúde e da integridade física de seus trabalhadores.

O Serviço Especializado em Engenharia de Segurança e em Medicina do Trabalho (SESMT) é o responsável pela elaboração geral e gestão do PPRA, sendo sua chefia delegada pela diretoria como representante das ações de Segurança, Higiene e Medicina do Trabalho. Sua implantação envolverá toda a equipe de comando da empresa.

CoPRA. Fica criada a Comissão de Prevenção de Riscos Ambientais (CoPRA), que avaliará, periodicamente, o desenvolvimento do PPRA, estabelecendo estratégias e metodologias de ação. Em sua composição participarão representantes das seguintes áreas: Produção, Qualidade, Projetos, Manutenção, Relações Humanas, Medicina e Segurança do Trabalho — trimestralmente a Comissão de Prevenção de Riscos Ambientais fará uma análise global do programa, a fim de avaliar seu desenvolvimento e realizar os ajustes necessários, havendo, quando requerido, o estabelecimento de novas metas e prioridades.

Todas as reuniões serão registradas em ata e a divulgação dos dados ocorrerá através das reuniões da Comissão Interna de Prevenção de Acidentes (CIPA). Todas as informações levantadas durante o desenvolvimento do PPRA serão mantidas em registros apropriados, formalmente aprovados, arquivados no Serviço Especializado em Engenharia de Segurança e em Medicina do Trabalho com uma temporalidade mínima de 20 anos.

Para efeito deste documento, consideram-se riscos ambientais os agentes físicos, químicos ou biológicos existentes nos locais de trabalho que, em função de sua natureza, concentração ou intensidade e tempo de exposição, são capazes de causar danos à saúde dos trabalhadores.

Antecipação. Esta etapa envolverá a análise de projetos de novas instalações, métodos ou processos de trabalho ou de modificação dos já existentes, visando identificar os riscos potenciais e introduzir medidas de proteção para sua eliminação, minimização ou controle. Sempre que alguma dessas situações ocorrer, a Comissão de Prevenção de Riscos Ambientais se reunirá para discussão da estratégia e metodologia de ação a serem adotadas.

Reconhecimento. A etapa de reconhecimento dos riscos envolve o estudo do processo, matérias-primas e intermediárias, produtos finais e formas de energia utilizadas nas transformações que podem gerar agentes de risco para os trabalhadores.

O preenchimento do formulário de Análise Preliminar de Riscos Ambientais possibilitará a obtenção das seguintes informações:

— identificação dos agentes físicos, químicos ou biológicos;
— determinação e localização das possíveis formas geradoras;
— identificação das possíveis trajetórias e dos meios de propagação;
— identificação das funções e determinação do número de trabalhadores expostos;
— caracterização da atividade e do tipo de função;
— descrição das medidas de controle existentes ou previstas;
— possíveis danos à saúde relacionados com os riscos identificados, disponíveis na literatura técnica.

Levantamento de dados relativos a doenças ocupacionais:

— conhecimento das variações dos exames médicos coordenados pelo Programa de Controle Médico de Saúde Ocupacional (PCMSO), conforme a NR-7, através de relatório anual emitido pela Medicina do Trabalho, com o objetivo de verificar as conseqüências, buscando os agentes causadores.

Levantamento dos insumos utilizados:

— cadastramento de todas as substâncias/compostos utilizados no processo ou auxiliares do processo, bem como os subprodutos intermediários, visando conhecer sua agressividade e toxicologia, com a montagem das Fichas de Segurança do Produto, onde estarão todas as informações de cada insumo utilizado no processo.

A fase de reconhecimento dos riscos encerrará com a análise de todos os dados contidos nas Análises Preliminares de Riscos Ambientais e nos Levantamentos de Doenças Ocupacionais e dos Insumos Utilizados. As informações levantadas possibilitarão a normalização e a tomada de decisões em relação aos seguintes aspectos:

— treinamento, reciclagem e seleção do pessoal que irá, em qualquer circunstância, manusear os produtos levantados;
— metodologia de descarregamento e estocagem;
— sistemas de risco e de alarme;
— análise das principais reações esperadas no sistema;
— descarte dos produtos derivados, rejeitos e tratamento de efluentes.

Avaliação. Encerrado o mapeamento qualitativo dos riscos, o procedimento a ser adotado será o de avaliações quantitativas. Porém, para a realização de monitoramentos ambientais quantitativos de um determinado agente, este deverá ter sido reconhecido na etapa anterior. Quando os resultados das avaliações quantitativas da exposição dos trabalhadores excederem os valores dos Limites de Tolerância previstos na NR-15 ou, na ausência destes, os valores limites de exposição ocupacional adotados pela ACGIH, com a devida correção para a jornada adotada no país, deverão ser adotadas as medidas necessárias e suficientes para a eliminação, minimização ou controle do risco ambiental analisado. Sempre que houver o dimensionamento do grau de exposição a determinado risco ambiental, a Comissão de Prevenção de Riscos Ambientais se reunirá para estabelecer um plano de ação.

Controle. O controle dos riscos identificados visa à obtenção das melhorias nas condições de Higiene e de Saúde Ocupacional nos diversos locais de trabalho. Através de procedimentos de engenharia serão estudadas medidas de controle, de acordo com a aplicação do método mais viável, respeitando as limitações do processo e recursos econômicos.

O planejamento e a implantação de medidas de controle priorizarão:

1. Medidas que eliminem ou reduzam a utilização ou formação de agentes prejudiciais à saúde dos trabalhadores.
2. Medidas que previnam a liberação ou disseminação destes agentes no ambiente de trabalho.
3. Medidas que reduzam os níveis ou a concentração destes agentes no ambiente de trabalho.

Monitoramento. A avaliação sistemática de um determinado agente somente será feita quando os resultados ao longo da etapa de avaliação identificarem valores de amostragem que ultrapassem os níveis de ação, ou seja:

— metade dos limites de exposição a agentes químicos mencionados na Norma Regulamentadora n° 15 ou na ACGIH;

— dose de 0,5 para a exposição a ruído, conforme critério estabelecido na NR-15, Anexo 1, item 6.

Conclusão. A Norma Regulamentadora n° 9 estuda todas as fases a serem desenvolvidas no nível de planejamento, metodologia de ação, registros e avaliação, solicitando que todo tipo de informação do programa esteja integrada dentro de um documento-base. Desta forma, o presente trabalho procurou estabelecer uma estrutura básica de atendimento à NR-9, levando em consideração todos os aspectos estruturais e de cumprimento à nova legislação.

Outrossim, deve-se levar em consideração que o documento-base do PPRA trata-se da estruturação de um programa com objetivos de duração viável. Portanto, mesmo representando o Programa, ele não é o Programa, no sentido de atendimento à legislação, já que existe uma ênfase arraigada no documento que vai atender a uma disposição, sentindo-se as partes (empresa/inspeção do trabalho) satisfeitas quando existe o documento, cessando aí as preocupações com o assunto (Fantazzini — 1996).

Sendo assim, os profissionais que atuam na área devem ficar atentos aos problemas trabalhistas ou à responsabilização cível e/ou penal, já que, documento-base seja cumpridor de alguns aspectos legais, o ambiente ficará intocado.*

* Edmundo Mayer é arquiteto pós-graduado em Engenharia de Segurança do Trabalho, com especialização na área de Higiene Industrial. Atua desde 1985 como técnico de Segurança do Trabalho.

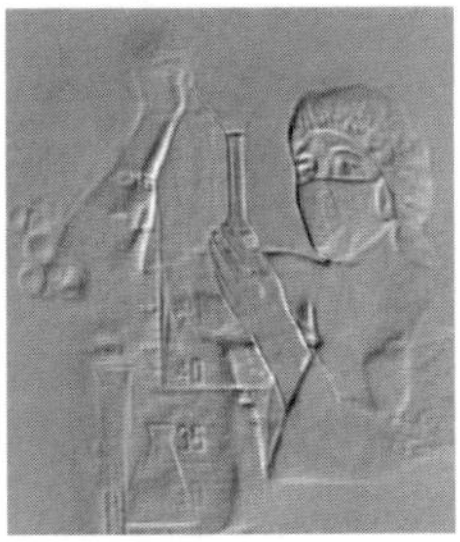

CAPÍTULO 3

QUALIDADE DE VIDA

UMA NOVA ABORDAGEM EM BUSCA DA SAÚDE E DA SEGURANÇA NAS EMPRESAS

Atuar sobre a saúde e a segurança do trabalho é uma das mais conhecidas preocupações ligadas à preservação e integridade da vida dos que trabalham, quer por uma questão legal, quer pela busca de maior produtividade. Com a retomada da responsabilidade e do desenvolvimento conseqüente, renasce, de forma irreversível, esta valorização prioritária do ser humano nas empresas.

Nesta perspectiva de vida, vem sendo tema central de muitos projetos e mudanças nas organizações. Difícil é compreendê-la na forma e em um contexto que permita ações reais, e não apenas um discurso de bons meninos. Este artigo traz algumas indicações sobre essa nova tendência mundial e estabelece algumas relações entre o negócio da empresa e a busca da qualidade de vida e do trabalho.

Por Que Qualidade de Vida no Trabalho?

As empresas consolidaram-se, adquiriram bons patamares de estrutura socioeconômica. Capacitaram-se para diagnóstico de problemas. Criaram modelos de implementação de planos de ação, intervenção, avaliação e várias formas de controle de sua produtividade. No entanto, é raro encontrar-se nas práticas gerenciais e administrativas metas que envolvam melhorias efetivas das condições de trabalho ou padrões de saúde. Mesmo inerente a qualquer tarefa ou ação gerencial, a saúde representa apenas uma questão secundária, em especial devido a falsos valores sobre o que é sadio no trabalho. Por exemplo: o de trabalhar sempre, sem parar, representa força, dedicação e eficiência. E que o desgaste decorrente deste esforço é a perda necessária para se obter bons resultados de produtividade.

Com relação à segurança, a outra face da mesma moeda, as referências culturais não são mais realistas. Um exemplo é a convivência passiva e adaptativa com insalubridade, ritmos e cargas extenuantes e penosas de trabalho, riscos que necessitam de altos índices de resistência física e mental. Encontram-se também problemas de cultura organizacional associados ao controle de postura e redimensionamento de postos de trabalho. Nesses casos, tais demandas freqüentemente são interpretadas como formas de escapar do serviço pesado que podem esperar um momento mais oportuno.

Por essas razões aparentemente marginais ao negócio da empresa, a qualidade de vida no trabalho, unidade das duas faces saúde e segurança, está longe de ocupar, verdadeiramente, os planos de desenvolvimento e competitividade empresarial.

Fatores que Fragilizam

Desde a falta de pessoal treinado, obsoletismo de máquinas e equipamentos, desinteresse pela qualidade do produto e da própria vida funcional até a completa desinformação sobre o processo e a finalidade empresarial, combinados com problemas de disponibilidade, pressão e falta de perspectivas para repensar metas do trabalho ou compromissos pessoais-profissionais fragilizam a inter-relação empresa-empregado, fato que se reflete nos resultados da própria empresa.

Esses fatores formam complexas redes de relacionamento e influência. São mantidos através de contratos psicológicos, velados ou não. As pessoas em busca de autonomia, realização e identidade no seu cotidiano de trabalho . As empresas moldadas para obter produção em larga escala através de tecnologia, mecanização ou burocratização. Freqüentemente essas dimensões estão em confronto. O resultado é baixa auto-estima, sensação de insignificância social, queda da produtividade, conflito de vários tipos e descaso com relação a insalubridade e condições de trabalho.

Planejamento Compartilhado

Todo planejamento estratégico resulta de uma série de diretrizes que especificam a posição da empresa no seu ambiente externo, as direções de crescimento e mudança, os recursos competitivos e as formas de exploração do seu crescimento.

O planejamento estratégico envolve mobilização em todos os níveis e processos. A real capacidade de sua implementação ocorrerá somente a partir da capacitação, integração e harmonização desses elementos. O sucesso efetivo do planejamento vai depender das pessoas, agentes de ação, mudança e sobrevivência de cada organização.

Nesse processo, a conquista simultânea de um novo padrão de saúde e segurança requer mudança de atitude e envolvimento qualitativo dos níveis táticos, operacionais e diretivos. A criação de planos de ação visando à qualidade de vida ocorre a partir da compreensão dinâmica da vida na organização, no seu ambiente, no mercado consumidor e no resgate da pessoa de forma completa, isto é, com suas potencialidades biopsicossociais. Esta perece ser a garantia da competitividade, eficácia e sobrevivência das organizações e da qualidade de vida das pessoas.

O enfoque biopsicossocial considera cada pessoa com suas potencialidades físicas, psíquicas e sociais. Pessoas capazes, portanto, de mobilizarem-se em metas significativas com emoções, responsabilidades e experiências combinadas com suas expectativas e crenças individuais e culturais. Pode-se estabelecer e renovar o tipo de envolvimento no planejamento estratégico. Via enfoque da preservação da vida, têm surgido em países de primeiro mundo, especialmente os mais amadurecidos social e economicamente, metas consolidadas no consumo responsável, nos movimentos preventistas e na universalização do direito à saúde. Nesse cenário, emerge o fato e o direito à qualidade de vida dentro da questão empresarial. No Brasil, há situações que requerem revisão das políticas e práticas da saúde e segurança, ou melhor, da saúde ocupacional. Existem reais abismos socioeconômicos, alimentares, educacionais, de transporte e habitação. Na maioria das pequenas e médias empresas, o problema potencializa-se com o não registro dos empregados.

Choque do Presente

Diante das condições precárias de vida, gerando acidentes, doenças e grandes prejuízos financeiros, o choque do presente aponta para a iminência da abertura de caminhos organizacionais voltados para o crescimento responsável, participativo e com enfoque estratégico na qualidade de vida. Essa necessidade pode ser percebida no nível macroeconômico, na identificação e na preparação de mercados consumidores, nas mobilizações para preservação do planeta Terra e nos programas de desenvolvimento sustentado. A ECO-92 não teve sua grande dimensão política internacional por acaso.

Esses caminhos influenciam as organizações modernas, muitas com resultados positivos concretos, obtidos através de participação compartilhada nos negócios da empresa, envolvimentos individuais e grupais na qualidade de decisões, busca de eficácia e capacitação nas tarefas, maior compreensão dos objetivos organizacionais, mobilização na implementação de projetos, realização de necessidades psicológicas e até mesmo maior pressão social para mudança e abordagem construtiva dos conflitos.

Processos são desencadeados com propostas de mudanças efetivas na política de relações industriais, em que os serviços de saúde e segurança deixam de ser apagadores de fogo e passam a fazer parte do negócio da empresa.

Afinal, cada ser humano é ele mais as suas circunstâncias. E o que será do indivíduo organizacional se ele mesmo não preservar tais circunstâncias no próprio ambiente de trabalho que faz parte de sua vida como um todo?

SAÚDE & PRODUTIVIDADE

Importância da Valorização do Homem no Processo de Qualidade das Empresas

O ser humano dedica no mínimo 65% do tempo de sua vida ao trabalho. O trabalho pode ser um importante meio de realização do ser humano e de desenvolvimento de sua auto-estima. É no trabalho que a pessoa tem a oportunidade de aprender tudo que não aprendeu na escola ou no convívio com a família. É no trabalho que o ser humano pode manifestar os valores que assimilou no âmbito da vida familiar.

Através do trabalho o ser humano pode manifestar suas potencialidades, se conhecer melhor, se mostrar, participar e se sentir capaz de realizar, cooperar e produzir resultados a partir do próprio empenho.

É a relação do homem consigo mesmo e com a família que constitui a fonte da qual ele obtém os recursos para sustentar as relações interpessoais no trabalho. Por outro lado, o trabalho é a fonte da qual o ser humano obtém os recursos financeiros para o sustento e o desenvolvimento necessários ao bem-estar pessoal e familiar.

Nesse contexto, a saúde — entendida pela Organização Mundial de Saúde como estado de completo bem-estar físico, mental, social e espiritual, ou, ainda, de acordo com nosso ponto de vista, como estado de plena realização do potencial do ser humano — tanto depende das condições de vida e trabalho a que o indivíduo está exposto quanto é fator determinante da produtividade e do desenvolvimento empresarial.

Condições Interdependentes

São as boas condições de vida e trabalho, a educação e o treinamento que promovem o desenvolvimento pessoal e a saúde, condições estas necessárias para que haja satisfação, motivação, energia para o trabalho e conseqüente produtividade e desenvolvimento empresarial. Cada vez fica mais evidente que, para manter o bem-estar econômico, as organizações empresariais têm que desenvolver o seu patrimônio humano e preservar seu bem-estar.

Com a abertura do mercado internacional, vivendo-se na era da informatização e das telecomunicações, mais mudanças ocorrem a cada dia. Novos paradigmas se estabelecem. A prática do *benchmarketing* está cada vez mais presente. O compromisso com a melhoria contínua da qualidade é uma questão estratégica.

O processo de enfrentamento e ajustamento a uma nova ordem, o começar de novo, antes mesmo que se tenha adaptado à última mudança, tudo isso gera um estado de estresse muito significativo para a maioria das pessoas, as quais, por falta de visão de futuro ou acomodação, não estão em processo contínuo de preparação para se ajustar aos valores e estilo de vida atuais.

Sobreviverão no mercado as pessoas e empresas que conseguirem, com seu trabalho, oferecer ao seu cliente a melhor qualidade, o menor custo, o melhor atendimento e a maior garantia de segurança. Sobreviverão no mercado as empresas que perceberem que a sustentação da qualidade depende essencialmente do desenvolvimento do ser humano.

Qualidade Pessoal

A quantidade de pessoas despreparadas que vêm sofrendo com esse ritmo de mudanças é muito grande. Não bastasse isso, com o redimensionamento dos quadros de funcionários e processos de terceirização, os que permanecem empregados queixam-se de sobrecarga de trabalho. Se considerarmos que, nessas condições, a capacidade dessas pessoas de contribuir no processo produtivo tende a ficar comprometida e que, por isso, a sua auto-estima fica em baixa e cresce o sentimento de insegurança no emprego, compreenderemos por que a prevalência do estresse vem aumentando progressivamente. Com a auto-estima em baixa, apesar de se dispor de informações suficientes, falta motivação para agir no sentido da preservação da saúde. Falta vontade, decisão e ação. Compreendemos por que é essencial que se desenvolva a qualidade pessoal. Cabe à empresa disponibilizar os recursos e as informações a todos que estejam interessados. Ao funcionário cabe manifestar sua vontade, sua decisão e agir, porém...

Auto-Estima

Estou com vontade de começar a praticar exercícios físicos porque estou informado de que isso faz bem à saúde. Decidi começar na segunda-feira. No domingo à noite coloco o relógio para despertar uma hora mais cedo. O relógio não falha. Na hora certa, toca! Eu acordo, porém minha mão dirige-se ao despertador e o desliga. Faltou a ***ação***.

Um sabotador inconsciente sabota a minha vontade sempre que a minha auto-estima estiver baixa. Freud explica!

No nosso inconsciente, durante todo o tempo, estão atuando duas forças com poderes contrários. Na verdade são mais que forças, são pulsões ou impulsos. Um positivo e outro negativo. Freud denominou a pulsão positiva de Eros, ou tesão pela vida, motivação (motivo para a ação), pulsão de vida, força de vontade, ou também denominada *energia positiva...*; denominou de Tanatos a pulsão negativa, ou pulsão autodestrutiva, *pulsão de morte*. Aquele sabotador inconsciente nada mais seria do que a manifestação de Tanatos na nossa vida.

Relações Afetivas

O que determina a auto-estima? É a nossa capacidade de acertar nas relações afetivas e profissionais. De nada adianta você se perceber como sendo o máximo se descobre que as outras pessoas com as quais você convive acham você uma droga como pessoa. Em outras palavras, o que determina a nossa auto-estima é a nossa qualidade pessoal. Mas o que determina a nossa qualidade pessoal? A qualidade pessoal é como uma edificação cujo último andar está por ser construído. Construímos a nossa qualidade pessoal ao longo de toda a vida. O alicerce ou base da qualidade pessoal nesse nosso modelo de raciocínio é representado pelo que denominamos Perfil de Aptidões Inatas, ou seja, o que se traz de bagagem potencial ao nascer. É como se fosse um "hardware" com características específicas de aptidão. Todo o restante desta construção equivale ao desenvolvimento da formação do ser humano, ou seja, o que a pessoa aprenderá no convívio com a família, na escola, na rua e na empresa onde trabalha, isto é, que "software" aquele "hardware" rodará ou produzirá ao longo da sua existência. A qualidade pessoal será tão mais desenvolvida quanto mais perfeita for a adequação entre o perfil e a qualidade da formação do ser humano.

Desenvolvimento

Onde se completa o desenvolvimento da qualidade pessoal? O líder moderno vem assumindo cada vez mais para si a responsabilidade e a missão — que outrora eram apenas do pessoal de RH das empresas — de desenvolver a qualidade pessoal das pessoas que fazem parte do seu grupo.

Se a família ou o Estado, através das escolas, têm falhado na missão de desenvolver a qualidade pessoal dos seres humanos, cabe à empresa assumir este papel. As empresas que têm investido nesse sentido vêm percebendo os benefícios que tal iniciativa proporciona, pois, afinal, quem faz a diferença é o ser humano.

Se a qualidade de vida e a saúde da maioria das pessoas estão se deteriorando, não é por falta de informação. É porque a auto-estima e a motivação das pessoas andam muito baixas. Para desenvolver a qualidade de vida, além de programas de promoção da saúde e incentivo à manutenção de hábitos e estilo de vida mais saudáveis, é preciso estimular as pessoas e oferecer-lhes os recursos necessários à promoção do autodesenvolvimento da qualidade pessoal e a elevação de sua auto-estima.

Qualidade de Vida nas Empresas

É elevada a prevalência de fatores que refletem as baixas auto-estima e motivação que, indubitavelmente, comprometem o potencial produtivo da pessoa e agravam seu risco de adoecer e gerar custos com assistência médica.

Valores e a Questão da Ética nas Relações

Valoriza-se cada vez mais o ser humano e a sua qualidade de vida.

Questão Estratégica

É preciso que se comece a levar mais a sério esta questão da qualidade de vida da população. O posicionamento internacional de um país, em relação ao status do seu desenvolvimento e sua competitividade, depende fundamentalmente da criatividade, da produtividade e da qualidade de servir, viver, conviver e existir do seu povo.

Qualquer processo de desenvolvimento, para manter sua sustentação, precisa valorizar necessariamente a estratégia de promoção da educação, do treinamento e do desenvolvimento da qualidade de vida das pessoas das quais depende.

Quando refletimos um pouco mais profundamente sobre a metodologia de análise e solução de problemas na busca de identificar as causas determinantes de um determinado efeito, constatamos que por trás de cada variável causal está o ser humano.

Momento de Mudanças

Acreditamos que nunca o ser humano esteve exposto simultaneamente a tantos estímulos e mudanças e tenha sido tão exigido e desafiado no trabalho quanto atualmente. Na busca de maior eficácia e competitividade, as empresas se reorganizam e controlam o desperdício. Diminui o número de cargos e funcionários. Mudam as relações e a metodologia de trabalho. Implanta-se o processo de gestão que valoriza a participação, a produção de qualidade, a criatividade e a produtividade. A sobrecarga de trabalho e o estresse de adaptação são inevitáveis.

Qualidade no Brasil

Ao adotar a estratégia de desenvolver seus fornecedores, o Japão vem desempenhando papel muito importante no processo de difusão do valor da qualidade no Brasil. Várias organizações e profissionais brasileiros têm participado desse movimento. O grupo de consultores e instrutores da Fundação Cristiano Ottoni já implantou o modelo do TQC (TOTAL QUALITY CONTROL) no estilo japonês e o vem desenvolvendo junto a empresas brasileiras que contribuem para cerca de 40% do nosso PIB. A partir do momento em que mais da metade assimilar o valor da qualidade, o Brasil estará em outra posição no *ranking* mundial.

Manter o Processo

Já não se discute mais sobre a validade da implantação do processo de gestão através da qualidade. Em todos os congressos e encontros com relatos de casos, o que mais se questiona é como conseguir manter as pessoas motivadas e comprometidas com a continuidade e o desenvolvimento do processo.

Aquele tapinha nas costas acompanhado de parabéns e outros recursos de demonstração de reconhecimento, como premiações, representam sem dúvida um estímulo, mas não são suficientes para manter a motivação contínua. A experiência mostra que, tal qual bonecos de corda, quando cessa o estímulo, a motivação da pessoa diminui e mais corda é preciso se dar para que aquela motivação volte a se manifestar. Motivação não é um processo de fora para dentro. No nosso ponto de vista, a motivação é uma manifestação de energia mobilizadora que surge naturalmente, de dentro para fora, sempre que conseguimos manter uma relação de qualidade com todos e tudo que existe ao nosso redor, ou seja, quando percebemos que estamos acertando em nossas relações afetivas, profissionais, sociais. Para que isto ocorra, é preciso que se desenvolva a qualidade pessoal.

Ciclo Virtuoso

Não há dúvidas de que, com a oportunidade de participação de todos os níveis de funcionários no processo de gestão da qualidade e o desenvolvimento dos sensos de utilização, ordenação, limpeza, preservação da saúde física e mental e autodisciplina (programa 5S), promovidos pelo modelo de gestão do TQC, a auto-estima do trabalhador se desenvolve e ele acaba absorvendo o conceito da qualidade na sua vida pessoal.

Entretanto, na prática, observamos que muitas pessoas continuam resistentes. Muitos gerentes ainda estão desenvolvendo estilo de gestão do tipo tem que ser (manda quem pode, obedece quem tem juízo). Muitos funcionários ainda se percebem tão ignorantes e despreparados que, mesmo diante da oportunidade de opinar e participar, preferem se manter calados e não-reativos.

Acreditamos e defendemos a tese de que é preciso desenvolver a qualidade pessoal da população. Esta missão de desenvolvimento da qualidade dos recursos humanos é essencial.

Uma pessoa de qualidade desenvolvida + outra + outra = equipe de qualidade que contribui para o desenvolvimento de uma cultura de qualidade, que por sua vez faz com que os processos tenham mais qualidade, gerando a produção de bens ou serviços de qualidade e a satisfação do cliente. A percepção de que o cliente ficou satisfeito, independentemente do seu reconhecimento, é suficiente para elevar a auto-estima do fornecedor. Como o alimento da motivação é a auto-estima, fecha-se assim o ciclo virtuoso, já que um ser humano motivado sente o desejo de melhorar ainda mais a sua qualidade pessoal, fato que contagia o grupo.

Integração

Muitos engenheiros que percebem a realidade predominantemente com o hemisfério cerebral esquerdo, com seu modo de pensar estruturado, que detêm o poder decisório e influenciador, preocupados basicamente com a elaboração de planos, desenvolvimento e controle e controle de processos capazes de garantir a lucratividade e o crescimento do seu negócio, têm tido certa dificuldade em perceber a importância do desenvolvimento da qualidade pessoal simultaneamente ao desenvolvimento dos processos e produtos de qualidade. Por outro lado, alguns responsáveis pelo desenvolvimento dos recursos humanos que percebem a realidade predominantemente com o hemisfério direito, mais subjetivo, poético, sonhador e humanista, ainda têm dificuldade de perceber o quanto a necessidade de obtenção de resultados econômicos é essencial para a sustentação e o crescimento da empresa. Tudo isso ocorre por causa da percepção fragmentada e da formação especializada que assimilamos na escola.

É muito importante que as pessoas, especialmente os que detém o poder decisório e influenciador, integrem mais os seus hemisférios cerebrais para perceber melhor o todo como um todo indissociável. Quando isto ocorrer, a sociedade estará mais harmonizada, produtiva e feliz.

Quatro Dimensões da Qualidade

Como esta questão do desenvolvimento da qualidade surgiu de uma necessidade de sobrevivência e competitividade, na prática tem sido enfatizada quase que exclusivamente a dimensão da qualidade de servir, que estabelece as relações entre clientes e fornecedores de bens e serviços.

Em outras palavras, embora muitas empresas refiram-se a seus programas de qualidade denominando-os de qualidade total, porque toda empresa está envolvida no programa, este é mais um exemplo de dissociação e valorização de uma parte do todo. Enquanto as outras três dimensões da qualidade não forem integradas e desenvolvidas, não cabe tal denominação nem a expectativa de sucesso pleno do programa.

A outra dimensão é a da qualidade de viver, em que o indivíduo é ao mesmo tempo fornecedor e cliente de si mesmo. Em relação a esta dimensão cabe questionar: quem é você, onde você quer chegar, como, com quem, com quanto? Essas questões referem-se ao projeto de vida pessoal. Quando consideramos o cliente não mais como a fonte de remuneração de nossos produtos ou serviços, mas em uma visão mais ampla, como qualquer outra pessoa com a qual convivemos no nosso dia-a-dia, estamos nos referindo a outra dimensão, a da qualidade de conviver, tão importante no desenvolvimento das relações interpessoais (comunicação, liderança, habilidades de negociação).

Ao refletirmos mais profundamente sobre qual seria o desejo universal e o objetivo essencial da existência humana, nos defrontamos com a questão do ser feliz. Denominamos esta dimensão transcendental de qualidade, comprometida com o alcance da felicidade pessoal, de qualidade do existir.

Evolução da Qualidade Pessoal

Estas quatro dimensões de qualidade precisam ser desenvolvidas simultaneamente, sem o que fica difícil supor que alguém possa servir ao outro com qualidade, sem que suas expectativas pessoais estejam de alguma forma sendo também atendidas.

Do mesmo modo que se tem valorizado o cliente externo, coroando-o simbolicamente como um rei, é chegada a hora de considerarmos a importância de também coroarmos o nosso cliente interno (representante legítimo de cada fornecedor), pois, afinal, é com ele que a empresa conta como recurso para viabilizar a produção e o atendimento de qualidade.

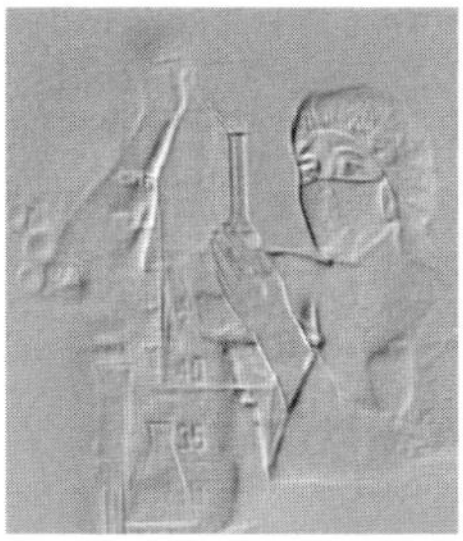

CAPÍTULO 4

DOENÇAS OCUPACIONAIS

No século XVI, já se descreviam as primeiras relações entre trabalho e doença, mas apenas em 1700 quando o italiano Bernardino Ramazzi publicou o livro ***De Morbis Artificum Diatriba*** ("As Doenças dos Trabalhadores"), as doenças profissionais receberam atenção. Nessa obra, o autor descreve, com extraordinária precisão para a época, uma série de doenças relacionadas com mais de 50 profissões diferentes. Diante disso, Ramazzi foi cognominado o "Pai da Medicina do Trabalho", e às perguntas clássicas que o médico faz ao paciente na anamnese clínica foi acrescentada mais uma: "Qual a sua ocupação?".

O advento da Revolução Industrial ocasionou o surgimento das fábricas, que passaram a empregar grande parte da população, multiplicando as ocupações e trazendo, como conseqüência, uma série de problemas de saúde. Com isso, surge também a necessidade de o médico entrar nas fábricas e dedicar atenção ao trabalhador e às condições de trabalho.

Na Inglaterra, berço da Revolução Industrial, já em 1830 apareciam os primeiros médicos de fábrica.

SEGURANÇA E QUALIDADE — A CONSTRUÇÃO DE UM SOFISMA

Nada mais atual que falar de qualidade e frisar que a preocupação com a segurança do trabalho é parte do trabalho de certificação da qualidade. Entretanto, alguns aspectos merecem uma análise mais aprofundada. Em primeiro lugar, a palavra ***qualidade*** usada nos processos de certificação é um neologismo que, na verdade, vem dando espaço a mudanças conceituais de forma rápida e descontrolada. Coexistem hoje interpretações e paradigmas diversos da qualidade, e muitos escondem a mesma antiga visão das relações de mercado e papéis das instituições da sociedade atrás de uma pintura clara, atraente, mas estéril. Cita-se o trabalho de Deming e de muitos outros sem que muitas vezes o conhecimento destes vá além da leitura de citações tiradas de forma parcial e até mesmo alteradas por interpretações que atendem desejos de ganho em termos de projeção e clientes. Até mesmo em universidades foram criados setores para cuidar da implantação de sistemas de qualidade, esquecendo-se do papel da reflexão plural que deve fazer parte do trabalho universitário. Mais grave ainda é que isto ocorra em instituições públicas que deveriam ser, mais do que quaisquer outras, contrárias à exclusão quer de pessoas ou idéias dos seus trabalhos ou estudos.

Agora, com o apelo da questão da segurança, multiplicam-se cursos e iniciativas de buscar clientes e lucros tendo-se como mercadoria o acidente, a seqüela, a morte.

A segurança deve ser construída como ciência dentro das universidades. Deve-se sistematizar o conhecimento ao lado da geração de informações e técnicas; deve-se produzir a dúvida ao lado da certeza; estudar o erro lado a lado com o acerto. Os paradigmas e a estética da sociedade vêm se transformando, e aliado à capacidade e à velocidade de transmissão de informações atuais, o rótulo da modernidade adapta-se ao tradicional mascarado pela centralização dos setores de decisão e com a adoção de ações compensatórias. Repare quantas vezes as mesmas imagens e comentários se repetem em diversos canais de comunicação; como supostos especialistas se esmeram em tornar verídicas visões particulares.

FICHAS DE DADOS DE SEGURANÇA DE MATERIAIS — FONTE DE SEGURANÇA OU CONFUSÃO?

Em recente artigo de Cynthia Washam para o jornal *Chemistry* da Sociedade Americana de Química, as fichas de dados de segurança de materiais (MSDS, em inglês) foram analisadas como sendo fontes inadequadas de informações. Os principais argumentos são que as informações são vagas, que exigem conhecimentos de toxicologia para interpretação e não incluem, em muitos casos, informações sobre o que fazer para reduzir os riscos.

Algumas informações, em especial, foram questionadas: "use luvas com apropriada resistência química", "use equipamento de proteção individual adequado" como sendo absolutamente vagas.

Larry Klein, da E.I. duPont de Nemours & Co., disse que a maior parte dos trabalhadores não possui o tempo nem o conhecimento necessários para decifrar as informações das MSDSs. Fay Thompson, da Universidade de Minnesota, comentou que o que os trabalhadores desejam é ter *com quem falar,* e não *um documento para ler* sobre o assunto. Henry Sauer, da ANSI, comentou o esforço do American National Standards Institute para usar uma fraseologia comum, criando um modelo de MSDS em 16 sessões. Outros modelos equivalentes, como os Cartões Internacionais de Segurança Química (ICSCs) são menores e publicados em inúmeras línguas pela Organização Internacional de Saúde. Alguns fabricantes produzem MSDSs para diversos produtos que, inclusive, não se enquadram em nenhum critério de periculosidade.

Toda esta discussão mostra quão difícil tem sido buscar o consenso, não devido a falta de conhecimento e capacidade dos interlocutores, mas devido às diferentes abordagens em relação ao problema da segurança. Os esforços e propostas apresentadas para a revisão dos modelos e linguagem das fontes de informação sobre segurança nunca serão a solução do problema, simplesmente porque o problema é diferente para cada um dos interlocutores. Alguns chamam isso de arrogância acadêmica, uma vez que cada um se julga plenamente competente para definir o problema e apresentar as soluções.

A avaliação toxicológica é multidisciplinar e apenas um dos elementos a serem considerados na avaliação de risco, não podendo nunca ser tomada como elemento único que defina normas e procedimentos de segurança. Além disso, a toxicologia não pode ser desenvolvida utilizando-se modelos de estimação paramétricos "tomados por empréstimo" da metrologia, principalmente.

O universo da avaliação de risco pode ser imaginado como um rio congelado. A camada superior de gelo, sólida e estática, seriam as obras de referência, que representam uma parte visível menor que mascara a visão da corrente de conhecimentos e informações que flui embaixo da superfície. Não há como se acompanhar o fluxo do rio sem quebrar esta camada que logo depois se refaz de forma diferente. Mesmo assim, a corrente estará adiante.

A segurança está em se saber navegar mais do que em qualquer instrumento de navegação. Em editorial anterior comentamos a respeito de duas visões diferentes do problema, cujos codinomes são Armadura e Corda Bamba.

O maior problema não está exatamente nas MSDSs, mas na falta de uma política de segurança nas empresas e instituições, agravado pela falta de políticas claras e formuladas de forma independente nas esferas federais, estaduais e municipais do poder executivo. Além disso, há falta de conhecimento e habilidade dos poderes legislativo e judiciário para lidar com questões da área de segurança.

Alguns propõem que existam órgãos independentes compostos de especialistas para tratar da questão, outros acreditam que os próprios fabricantes e usuários podem definir diretrizes e normas. Qualquer que seja o caso, parece que o maior problema é evitar a influência sobre as decisões de parte dos interessados subjugando as partes de menor poder de pressão. Mexer nos formatos das fichas é uma decisão operacional e deve ser o final de um processo decisório. A linguagem técnica busca a precisão que não pode ser perdida num processo de alteração de linguagem com vistas a facilitar a leitura das fichas.

Bachelard definiu a expressão Cidade Científica, em que os argumentos submetidos a polêmica passavam do vero ao verídico, sendo novamente polemizados em um ciclo infindável. Devemos compreender que a "segurança" é constituída para um tempo e espaço e tem sua efetividade definida em função da adequação, mais do que da forma.

Apesar de nossa opinião contrária ao que foi exposto no artigo, sem dúvida é parte de uma polêmica que será positiva somente se forem contrapostas as diversas versões provenientes de todas as classes de trabalhadores e empregadores.

Segurança — A Armadura e a Corda Bamba

Algumas decisões em nível do plenário departamental serão necessárias em curto e médio espaço de tempo, de maneira que a implantação do sistema de segurança prossiga. Entre estas, a necessidade de que antes do final de outubro, início da segunda etapa de implantação do sistema, estejam definidos os cargos e seus ocupantes, na estrutura gerencial do departamento. Assim como é preciso que seja aprovado o mais cedo possível o processo de implantação de diretrizes.

Para fundamentar essa necessidade, o texto a seguir foi escrito, na forma de editorial, e esperamos que sirva de auxílio na discussão dos rumos da proposta do sistema no departamento.

A segurança vem se tornando um aspecto determinante em qualquer empreendimento ou atividade atual. Ao mesmo tempo, diversos cursos e serviços na área vêm sendo criados com o suposto objetivo de melhorar as condições de segurança atualmente vigentes.

Nada mais atual e moderno do que falar em segurança e qualidade. Entretanto, nada mais tradicional do que a forma como vem sendo tratado o assunto.

Em primeiro lugar, a qualidade e a segurança têm sido apresentadas como um fim, uma meta terminal. Poucas vezes comentam-se as bases ideológicas e o paradigma sobre os quais é apresentado o processo de certificação e os paradigmas sobre os quais se baseiam os programas de segurança. Infelizmente, mesmo em universidades, pouco se comenta sobre como este movimento, pertinente a segurança e qualidade, se encaixa nos grandes movimentos globais da estrutura de financiamento mundial dominante.

Há muitos anos existem documentos dos órgãos financiadores mundiais (Banco Mundial, ONU etc.) que tratam destes movimentos e como se deve dar a estrutura de financiamento dos projetos no mundo, incluindo as áreas de segurança e qualidade. Estes documentos definem de forma (quase) explícita a necessidade de serem estabelecidos níveis diferenciados de qualidade e segurança procurando direcionar os investimentos. A estrutura dos níveis é piramidal, com a base tendendo cada vez mais a diminuir em relação aos lados da pirâmide. Isso implica que os investimentos deverão ser concentrados nos níveis mais altos, criando-se um ambiente de competição pela ascensão de níveis. A certificação e auditorias mudaram o seu caráter estrito inicial e passaram a servir de instrumentos de manutenção dessa nova política.

Em segundo lugar, as premissas desta política retomam idéias antigas a respeito do trabalho e a estrutura empresarial, que pouco têm de modernas, mas muito de clássicas. A principal diferença está na educação e treinamento, que passaram a servir de instrumentos de controle das variações de níveis de segurança e qualidade. A educação para tal se torna cada vez mais clara, precisa, exata, voltada para o pleno atendimento das demandas do mercado, resguardando a minimização de custos e o controle sobre este atendimento. Em outras palavras, o treinamento e estudo se volta para "atender" o que se deseja atender, com a maior precisão possível. Frases como "ensinar para a vida", "ensinar para o cotidiano", "ensinar para o trabalho" passaram a ser usadas de forma cada vez mais freqüente, reforçando a idéia de que se deve atender ao necessário para se atingir o nível posterior e somente quando desejado politicamente na estrutura global de financiamento.

Em terceiro lugar, ciências como a Toxicologia e aquelas associadas às práticas de segurança, perdem cada vez mais o caráter complexo e subjetivo para serem trabalhadas como um conjunto de regras de adequações aos níveis.

Estranhamente, instituições de ensino, empresas e outras entidades, em um passe de mágica, tornaram-se modelos de qualidade e produtividade sem qualquer processo histórico e científico que justificasse tal mudança. Se ocorreu o fenômeno, este foi falseado pela forma da apresentação, algumas vezes pitoresca.

O título deste texto fala em *armadura* e *corda bamba* como dois paradigmas da abordagem de problemas de segurança e qualidade. No primeiro, iria-se buscar garantir a segurança com o aumento extremo de salvaguardas, que apesar de criar um ambiente de maior segurança aparente, possui grande inércia para mudanças e implementação de novos modelos de solução. Imagine um técnico de laboratório que usasse uma armadura medieval. No segundo, o conhecimento aliado à habilidade seria a chave do controle do risco, permitindo maior agilidade de decisões, mas criando uma forte dependência das atuações individuais e da polemização das ações. Imagine alguém andando em uma corda bamba ou equilibrando-se em um trapézio. Nesse caso, o saber e a habilidade constituiriam a "salvaguarda" real do sistema, e os mecanismos de polemização e sistematização do conhecimento devem ser mantidos a todo custo. Entre um e outro extremo podem-se imaginar diferentes abordagens que façam associações lineares ou de outras naturezas. Um dos grandes perigos encontra-se na chamada redução do sistema quando o "real e concreto" é reduzido a um sistema por decisões arbitrárias ou mesmo limitações impostas pelo estágio atual do conhecimento. Esta redução não pode ser evitada mas, controlada.

É muito comum iniciar programas de segurança procurando caracterizar através de diagnósticos o que deve ser atendido para que se tenha uma condição segura. Aparentemente nada mais lógico, entretanto o que deve ser atingido é colocado dentro de limites bem definidos que omitem outras soluções que não aquelas que se encaixam no grande modelo de financiamento e investimentos. No fundo teríamos um modelo de armadura em que as crises tendem a ser falseadas para que não seja abalada a confiança no modelo, dado como certo e exato.

Conceitos

Ácido: são compostos constituídos de hidrogênio e um ou mais elementos e que, em presença de alguns solventes ou água, reage com a produção de íons hidrogênio (H^+).

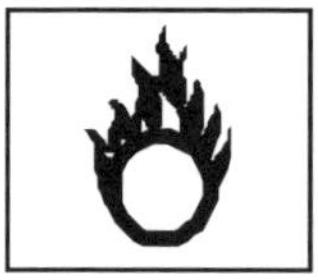

Agentes Oxidantes: são agentes químicos que desprendem oxigênio e favorecem a combustão.

Barreira Química: são dispositivos ou sistemas que protegem o operador do contato com substâncias químicas irritantes, nocivas, tóxicas, corrosivas, líquidos inflamáveis, substâncias produtoras de fogo, agentes oxidantes e substâncias explosivas.

Base: são substâncias capazes de liberar íons hidroxilo (OH^-), quando em reação.

Equipamentos de Proteção Coletiva – EPC: são equipamentos de uso coletivo, utilizados para prevenir e/ou minimizar acidentes (extintores de incêndio, lava-olhos etc.).

Equipamentos de Proteção Individual – EPI: são equipamentos, de uso estritamente pessoal, utilizados para prevenir e/ou minimizar acidentes (botas, luvas, protetores faciais etc.). É regulamentado pela Portaria 3214-NR-6 do Ministério do Trabalho de 08/06/78, que prevê a distribuição gratuita desses equipamentos, competindo ao trabalhador usá-los e conservá-los.

Líquidos Inflamáveis: são agentes químicos que, a uma temperatura igual ou inferior a 93°C, desprendem vapores inflamáveis.

Ponto de Auto-Ignição: é a temperatura mínima em que ocorre uma combustão, independentemente de uma fonte de calor.

Ponto de Combustão: é a menor temperatura em que vapores de um líquido, após inflamarem-se pela passagem de uma chama piloto, continuam a arder por cinco segundos, no mínimo.

Ponto de Fulgor: é a menor temperatura em que um líquido libera suficiente quantidade de vapor para formar uma mistura com o ar passível de inflamação, pela passagem de uma chama piloto. A chama dura no máximo um segundo.

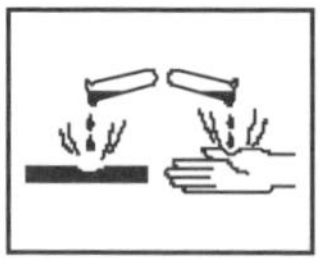

Substâncias Corrosivas: são agentes químicos que causam destruição de tecidos vivos e/ou materiais inertes.

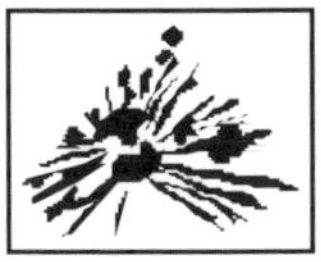

Substâncias Explosivas: são agentes químicos que, pela ação de choque, percussão, fricção, produzem centelhas ou calor suficiente para iniciar um processo destrutivo através de violenta liberação de energia.

Substâncias Irritantes: são agentes químicos que podem produzir ação irritante sobre a pele, olhos e trato respiratório.

Substâncias Nocivas: são agentes químicos que, por inalação, absorção ou ingestão, produzem efeitos de menor gravidade.

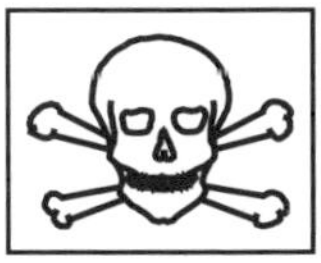

Substâncias Tóxicas: são agentes químicos que, ao serem introduzidos no organismo por inalação, absorção ou ingestão, podem causar efeitos graves e/ou mortais.

Substâncias Produtoras de Fogo: são agentes químicos sólidos, não explosivos, facilmente combustíveis, que causam ou contribuem para a produção de incêndios.

Substância Química: (agente químico, agente tóxico, toxicante, substância tóxica, xenobiótico): é todo o agente que contém uma atividade potencial intrínseca, capaz de interferir em um sistema biológico levando a um dano, lesão ou injúria, quando absorvido pelas diversas vias de penetração.

A atividade biológica intrínseca de uma substância pode ser modulada por diversos fatores, como dose, formulação, vias de penetração, duração da exposição e interação com outras substâncias químicas. A forma da substância também contribui para a modulação de seu efeito potencial intrínseco, à medida que aquelas que se apresentam como gases, vapores e líquidos voláteis são facilmente absorvidas pela via respiratória.

As substâncias químicas são classificadas de diversos modos. Além do estado físico, elas podem ser classificadas, segundo Casarett, em:

1. *Órgão-alvo* (órgão de afinidade da substância com o qual ela interage). *Exemplo*: cérebro, rim, medula óssea (órgão formador das células sangüíneas). Órgãos ricos em gorduras, como o cérebro, sofrem a ação de diversas substâncias, como, por exemplo, solventes orgânicos que têm grande afinidade por tecidos gordurosos.
2. *Uso*: solventes, pesticidas (agrotóxicos), aditivos de alimentos etc.
3. *Efeitos:* cancerígenos, hepatotóxicos (lesão ao fígado), neurotóxicos (lesão ao sistema nervoso), mutagênicos etc.
4. *Fonte*: animal, planta tóxica etc.

5. *Grupo químico*: amina aromática, hidrocarboneto aromático, hidrocarboneto alifático, hidrocarboneto halogenado.
6. *Requisitos de rótulos de segurança*: explosiva, inflamável, oxidante.

Segundo a National Institute for Occupational Safety and Health (NIOSH-EUA), entende-se também por substância química aquela que apresenta potencial tóxico para:

1. Provocar irritação ou hipersensibilidade da pele, das membranas mucosas, dos olhos e das vias respiratórias.
2. Provocar câncer.
3. Provocar mutações genéticas.
4. Provocar malformações congênitas.
5. Diminuir o estado de alerta ou alterar o comportamento humano.
6. Provocar a morte em animais de experimentação por diversas vias de penetração
7. Provocar dano à saúde do homem, levando a lesão reversível ou irreversível, produzindo perigo para a vida, ou morte, pelas diversas vias de absorção, em qualquer concentração ou quantidade e em qualquer tempo de exposição.

Aerossóis: partículas sólidas ou líquidas dispersas por um longo período de tempo no ar.

Fumaças: partículas de carvão e fuligem.

Fumos: são partículas sólidas geradas pela condensação de compostos metálicos, geralmente após volatilização de metais fundidos. Menor do que 0,5 micra de diâmetro. Exemplo: óxidos metálicos (ZnO, CuO, FeO).

Neblina: são partículas líquidas em suspensão no ar, formadas pela passagem rápida do ar nos líquidos ou pela condensação de umidade atmosférica em torno de moléculas de gases ou vapores. As neblinas difundem-se em maior extensão do que os fumos. Menor do que 0,5 micra de diâmetro.

Névoa: gotículas resultantes da dispersão de líquidos — ação mecânica — mais de 0,5 micra de diâmetro.

Poeiras: são partículas sólidas que podem se apresentar em suspensão no ar, geradas de materiais orgânicos ou inorgânicos, como rochas, minérios, metais, carvão, madeira, produzidos por desintegração, trituração, pulverização e impacto. Elas não se difundem no ar, sedimentam-se sob a influência da gravidade.

Maior do que 0,5 micra de diâmetro.

Vapores: são formas gasosas das substâncias que estão normalmente em estado sólido ou líquido, em possível equilíbrio com sua fase líquida, e que podem voltar para o seu estado natural por aumento ou diminuição da temperatura. Os vapores difundem-se.

Toxicidade

É a capacidade latente, inerente, que uma substância química possui. É a medida do potencial tóxico de uma substância. Não existem substâncias químicas atóxicas (sem toxicidade). Não existem substâncias químicas seguras, que não tenham efeitos lesivos ao organismo. Por outro lado, também é verdade que não existe substância química que não possa ser utilizada com segurança, pela limitação da dose e da exposição ao organismo humano.

Os maiores fatores que influenciam a toxicidade de uma substância são: freqüência da exposição, duração da exposição e via de administração. Existe uma relação direta entre a freqüência e a duração da exposição na toxicidade dos agentes tóxicos. Uma substância administrada por via oral numa dosagem de 100 mg pode apresentar apenas sintomas leves, ao passo que 10 mg da mesma substância por via intravenosa podem levar a sintomas graves.

Para se avaliar a toxicidade de uma substância química, é necessário conhecer: que tipo de efeito ela produz, a dose para produzir o efeito, informações sobre as características ou propriedades da substância, informações sobre a exposição e o indivíduo.

A toxicidade de uma substância pode ser classificada de várias formas:

Segundo o Tempo de Resposta

Aguda

É aquela em que os efeitos tóxicos em animais são produzidos por uma única ou por múltiplas exposições a uma substância, por qualquer via, por um curto período, inferior a um dia. Em geral, as manifestações ocorrem rapidamente.

Subcrônica

É aquela em que os efeitos tóxicos em animais produzidos por exposições diárias repetidas a uma substância, por qualquer via, aparecem em um período de aproximadamente 10% do tempo de vida de exposição do animal ou alguns meses.

Crônica

É aquela em que os efeitos tóxicos ocorrem após repetidas exposições, por um período longo de tempo, geralmente durante toda a vida do animal ou aproximadamente 80% do tempo de vida.

Segundo a Severidade

Leve

É aquela em que os distúrbios produzidos no corpo humano são rapidamente reversíveis e desaparecem com o término da exposição ou sem intervenção médica.

Moderada

É aquela em que os distúrbios produzidos no organismo são reversíveis e não são suficientes para provocar danos físicos sérios ou prejuízos à saúde.

Severa

É aquela em que ocorrem mudanças irreversíveis no organismo humano, suficientemente severas para produzirem lesões graves ou a morte.

Segundo a graduação de toxicidade proposta por Irwing Sax e adotada pela Agência Americana de Proteção Ambiental (EPA), os níveis de toxicidade leve, moderada e severa são subdivididos, ainda, em toxicidade:

Local Aguda

Efeitos sobre a pele, as membranas mucosas e os olhos após exposição que varia de segundos a horas.

Sistêmica Aguda

Efeitos nos diversos sistemas orgânicos após absorção da substância pelas diversas vias. A exposição varia de segundos a horas.

Local Crônica

Efeitos sobre a pele e os olhos após repetidas exposições durante meses e anos.

Sistêmica Crônica

Efeitos nos sistemas orgânicos após repetidas exposições pelas diversas vias de penetração durante um longo período de tempo.

Outras Classificações

Desconhecida

É aquela em que os dados toxicológicos disponíveis sobre a substância são insuficientes.

Imediata

É aquela que ocorre rapidamente após uma única exposição.

Retardada

É aquela que ocorre rapidamente após um longo período de latência. Por exemplo, as substâncias cancerígenas.

Dose Letal (DL 50) e Concentração Letal (CL 50)

A informação da toxicidade de uma substância é obtida pelos dados de letalidade.

A Dose Letal (DL 50) é a dose de uma substância química que provoca a morte de 50% de um grupo de animais da mesma espécie, quando administrada pela mesma via.

A Concentração Letal (CL 50) é a concentração atmosférica de uma substância química que provoca a morte de 50% de um grupo de animais expostos, em um tempo definido.

Dose-Resposta

É a relação entre o grau de resposta do sistema biológico e a quantidade de tóxico administrada; muito usada em toxicologia experimental.

Reação Alérgica

É uma reação adversa a uma substância química resultante de uma sensibilização prévia do organismo àquela substância ou a uma estrutura similar. Para provocar uma reação alérgica, uma substância química ou um produto do seu metabolismo combina-se com uma proteína endógena (do próprio organismo) e forma um antígeno (alérgeno).

Este antígeno induz à formação de anticorpos (imunoglobulinas), num período de uma a duas semanas. Uma exposição subseqüente à substância resulta numa interação antígeno-anticorpo que provoca a reação alérgica, com liberação de histamina. A reação alérgica pode ser imediata ou retardada. Exemplos: rinite, asma, dermatite.

Enzima

É uma proteína secretada por células que atua como um catalisador para induzir alterações químicas em outras substâncias. As enzimas, através das reações de oxidação, redução e hidrólise, possibilitam a biotransformação dos agentes químicos.

Suscetibilidade ou Sensibilidade

É uma característica específica e inerente de um indivíduo em apresentar uma reatividade ou resposta na presença de um determinado agente ou antígeno.

Hipersensiblidade ou Hipersuscetibilidade

É um aumento da reatividade individual a agentes exógenos. Alguns organismos desenvolvem reações alérgicas e lesões ao contato com uma substância química, mesmo em baixas doses.

Idiossincrasia

É uma reação anormal a uma substância química, determinada geneticamente, em forma de uma extrema sensibilidade a baixas doses ou uma extrema insensibilidade a altas doses do agente químico.

Efeito Reversível e Irreversível

A reversibilidade ou irreversibilidade de um efeito tóxico é determinada pela capacidade que um tecido ou um órgão tem de se regenerar. Por exemplo: o fígado tem uma grande capacidade de regeneração e muitas lesões são reversíveis. O sistema nervoso central é constituído de células diferenciadas que não se dividem e não se regeneram; assim, lesões a este sistema são geralmente irreversíveis. Efeitos cancerígenos de substâncias químicas são também exemplos de efeitos tóxicos irreversíveis.

Mutagênese

É a capacidade de uma substância química de induzir mudanças ou mutações no material genético das células (cromossomos) que podem ser transmitidas durante a divisão celular. Se as mutações ocorrem no óvulo ou no espermatozóide, no momento da fertilização, a resultante combinação do material genético pode não ser viável e a morte pode ocorrer no estágio inicial de divisão celular na gênese do embrião.

A mutação no material genético pode não afetar a fase inicial da embriogênese, mas resultar em morte do feto no período posterior de desenvolvimento, surgindo o aborto. As mutações podem resultar em anomalias congênitas. Acredita-se que o evento inicial de carcinogênese das substâncias seja uma mudança nesse material genético.

Carcinogênese

É a capacidade específica que uma substância química tem de produzir câncer ou tumores em animais de laboratório e no homem.

A indução de câncer pelas substâncias químicas ocorre por meio de uma série complexa de reações individuais. Existem duas seqüências. Numa primeira fase, a célula normal se transforma numa célula neoplásica, através da ativação do metabólito químico carcinogênico, havendo uma combinação do DNA com o carcinogênico final. Numa segunda fase, a partir da célula neoplásica, ocorre o crescimento, surgindo o câncer.

Exemplos de substâncias reconhecidamente carcinogênicas para o homem:

- Aflatoxinas, asbestos, benzeno, benzidina, cloreto de vinila, entre outras.

Exemplos de substâncias provavelmente carcinogênicas:

- Acrilonitrila, formaldeído, sílica cristalina, brometo de vinila, entre outros.

Teratogenicidade

É a capacidade que uma substância tem de desenvolver uma malformação no embrião (feto) em desenvolvimento. A influência das substâncias químicas depende da fase da reprodução durante a qual a exposição à substância ocorre. As malformações ocorrem no primeiro trimestre da gestação. O feto é suscetível entre o 20º e o 40º dia de gestação. No quadro abaixo são apresentados órgãos e a fase da gestação em que podem ocorrer as anomalias.

Exemplos de substâncias com potencial teratogênico: mercúrio, chumbo, cádmio, solventes, inseticidas (pesticidas), agrotóxicos, monóxido de carbono, álcool, fumo, talidomida:

Órgão	*Fase da gestação (dias)*
Cérebro	15–25
Olho	24–40
Coração	24–40
Membros Superiores	24–36
Membros Inferiores	24–36

Fonte: Encyclopaedia of Occupational Safety and Health.

Interação Química

O uso crescente de substâncias químicas nas diversas atividades pelo homem aumenta a possibilidade de interação de efeitos dos agentes tóxicos. Segundo Casarett, a interação química pode ser classificada nos seguintes tipos:

Sinergismo

É quando o efeito combinado de dois agentes químicos é maior do que a soma de cada agente dado isoladamente. Por exemplo: o tetracloreto de carbono e o etanol (álcool etílico) são hepatotóxicos (tóxicos ao fígado), porém, quando combinados, provocam lesão hepática muito maior do que as lesões individuais de cada substância.

Potencialização

É quando uma substância que não tem efeito tóxico sobre um órgão ou um sistema é adicionada a uma substância que tenha efeito tóxico sobre esse órgão, surgindo então um efeito muito maior.

Adição

É quando o efeito combinado de duas substâncias químicas é igual à soma dos efeitos de cada agente isoladamente.

Antagonismo

É quando duas substâncias são administradas juntas, uma interferindo na ação da outra, e vice-versa. Este efeito é desejado em toxicologia e é a base para a formação de antídotos.

Risco

É a probabilidade do efeito tóxico inerente de uma substância química aparecer em um sistema biológico exposto. Os elementos para avaliação do risco são: propriedades físico-químicas da substância, vias de exposição, propriedades metabólicas, efeitos toxicológicos, resultados de exposições imediata e prolongada em animais e resultados de estudos no homem.

Exposição

É o contato do organismo com uma determinada substância tóxica. Estão relacionadas com a exposição: as diversas vias de penetração das substâncias, a freqüência, a duração e a dose.

Informações Gerais

Estas substâncias são classificadas como asfixiantes simples e, quando presentes em altas concentrações, reduzem a pressão parcial de oxigênio, deslocando da atmosfera de respiração o oxigênio disponível, provocando hipoxia (baixa oxigenação). Todos os gases asfixiantes são incolores. O argônio, o dióxido de carbono, o etano, o hélio, o hidrogênio, o metano e o nitrogênio não têm odor. O acetileno tem um odor fraco semelhante a alho. O teileno tem odor e sabor doces. O propileno, o butano, o propano e o GLP têm um odor leve de petróleo.

O GLP (gás liqüefeito de petróleo ou gás de cozinha) é uma mistura não especificada de propano, propileno e butano.

Vários desses gases estão presentes em diversos processos industriais e em várias atividades profissionais.

Sinônimos: a maioria dos asfixiantes simples tem sinonímia.

- Acetileno (etino).
- Butano (dietil, metiletilmetano).
- Dióxido de carbono (anidrido carbônico, gás carbônico).
- Etano (bimetil, dimetil, metilmetano).
- GLP (gás de cozinha, botijão de gás).
- Metano (metilidreto).
- Propano (dimetilmetano).
- Propileno (metileteno, metiletileno, propeno).

Grau de insalubridade (NR-15): não considerado, por serem asfixiantes simples.

Grau de risco para a saúde (API): Butano — fraco depressor do sistema nervoso central e asfixiante. Propano — baixo à exposição aguda e crônica. Propileno — baixo à exposição aguda e crônica.

Classificação de carcinogênese ocupacional (ACGIH/95-96): Etileno — não classificado como carcinogênico para o homem.

Propileno — não classificado como carcinogênico para o homem.

Limites de tolerância:

LT-MP ou TLV-TWA (ACGIH/95-96) = 800 ppm, 1.900 mg/m^3 (Butano)

LT-NR-15 (Brasil) = 470 ppm, 1090 mg/m^3

LT-MP ou TLV-TWA (ACGIH/96-96) = 5.000 ppm, 9.000 mg/m^3 (Dióxido de carbono)

LT-ECD ou TLV-STEL (ACGIH/95-96) = 30.000 ppm, 54.000 mg/m^3

LT-MP ou TLV-TWA (ACGIH/95/96) = 1.000 ppm, 1.800 mg/m^3 (GLP)

Para os outros asfixiantes simples é importante a concentração de oxigênio no ambiente, que deve ser igual ou superior a 18% por volume nas condições normais de temperatura e pressão.

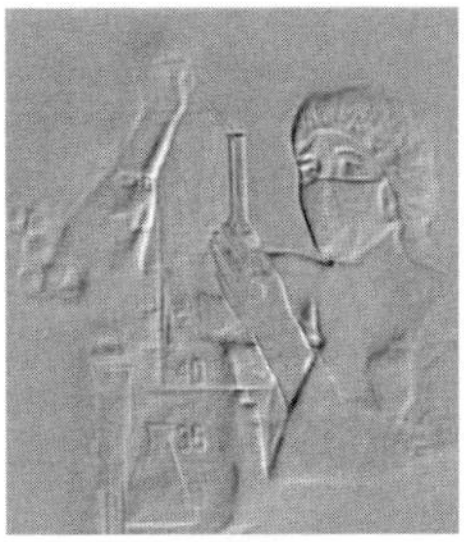

CAPÍTULO 5

PRODUTOS PERIGOSOS

ACETILENO (C_2H_2), ARGÔNIO (Ar), BUTANO (C_4H_{10}), DIÓXIDO DE CARBONO (CO_2), ETANO (C_2H_6), ETILENO (C_2H_4), GLP (GÁS LIQÜEFEITO DO PETRÓLEO OU GÁS DE COZINHA), HÉLIO (He), HIDROGÊNIO (H_2), METANO (CH_4), NEÔNIO (Ne), NITROGÊNIO (N_2), PROPANO (C_3H_8), PROPILENO (C_3H_6)

CLASSIFICAÇÃO

Os produtos perigosos são classificados em nove classes de risco. Dentro de cada uma podem existir divisões, nas quais os produtos também são agrupados pelo tipo de risco, como podemos acompanhar a seguir:

Classe 1 — Explosivos
Classe 2 — Apresenta três divisões:
  Classe 2.1 — Gases inflamáveis;
  Classe 2.2 — Gases não-inflamáveis comprimidos;
  Classe 2.3 — Gases tóxicos.
Classe 3 — Líquidos inflamáveis
Classe 4 — Apresenta três divisões:
  Classe 4.1 — Sólidos inflamáveis;
  Classe 4.2 — Espontaneamente combustíveis;
  Classe 4.3 — Perigosos quando molhados.
Classe 5 — Apresenta duas divisões:
  Classe 5.1 — Agentes oxidantes;
  Classe 5.2 — Peróxidos orgânicos.
Classe 6 — Apresenta duas divisões:
  Classe 6.1 — Tóxicos;
  Classe 6.2 — Infecciosos.

Classe 7 — Radiativos
Classe 8 — Corrosivos
Classe 9 — Miscelânea

TOXICOCINÉTICA E TOXICODINÂMICA

Exposição Aguda

Num ambiente com baixas concentrações de oxigênio, surgem efeitos no organismo. A concentração de oxigênio no ar para que não ocorram sintomas de asfixia não deve ser inferior a 18% por volume. Concentração de oxigênio inferior a 11% provoca perda de consciência. Concentração abaixo de 6% causa parada respiratória e morte.

Dependendo da saturação de oxigênio arterial, os efeitos da exposição aos asfixiantes simples podem ser classificados em quatro estágios.

Estágio Indiferente

A porcentagem de oxigênio saturado é de 90 a 98%, e o único distúrbio é uma diminuição na visão noturna.

Estágio Compensatório

A porcentagem de oxigênio saturado é de 82 a 90%, surgindo pequenos distúrbios funcionais, que são evidentes em pacientes portadores de doença pulmonar, cardíaca ou hematológica.

Estágio de Distúrbios

A porcentagem de oxigênio saturado é de 64 a 70%, surgindo dificuldade respiratória, alteração de sensibilidade nas extremidades, distúrbios no humor, dor de cabeça, confusão mental, diminuição na coordenação e no julgamento, cianose (extremidades arroxeadas).

Estágio Crítico

A porcentagem de oxigênio saturado é de 60 a 70% ou menos, surgindo deterioração da coordenação e do julgamento em 3 a 5 minutos e inconsciência.

A baixa concentração de oxigênio provocada pelos asfixiantes simples leva ao aparecimento de distúrbios em diversos sistemas orgânicos. No sistema cardiovascular, surgem arritmias, hipotensão, isquemia do miocárdio e parada cardíaca. No sistema respiratório, surgem hiperventilação e cianose.

No sistema nervoso central, surge dor de cabeça, sonolência, confusão mental, tontura, perda de memória e inconsciência. No sistema digestivo, surgem náuseas e vômitos. A exposição da pele a asfixiantes na sua forma liqüefeita provoca queimaduras por hipotermia.

Exposição Crônica

A acetona é considerada como de baixo risco para a saúde, face à existência de poucos relatos na literatura, apesar de seu largo uso há muitos anos. A intoxicação crônica resultante da exposição prolongada a baixas concentrações de acetona é rara.

Contudo, como com outros solventes que atuam sobre o sistema nervoso central, podem surgir dor de cabeça, tontura, irritação da garganta e tosse.

Em estudos com animais de laboratório, mostrou-se que a acetona é capaz de potencializar a toxicidade de outros solventes como etanol, tricloroetileno, acrilonitrila, tetracloreto de carbono e hexano.

Controle da Exposição e Prevenção da Intoxicação

Ventilação dos locais onde a acetona é utilizada. Uso de EPI: luvas e máscara.

Primeiros Socorros

Na Inalação

Remover da área de exposição para local com ar fresco. Administrar oxigênio 100% umidificado. Se houver desenvolvimento de tosse ou dificuldade para respirar, avaliar possível irritação do trato respiratório, bronquite e pneumonite. Medidas de ressuscitação se necessário.

Na Ingestão

Indução ao vômito pode ser indicada se grande quantidade do produto foi ingerida no período de 30 minutos. Usar xarope de ipeca. Se, após duas doses, não houver êxito, realizar lavagem gástrica com sonda de grosso calibre com o paciente em decúbito lateral e posição de Trendelemburg.

No Contato com a Pele

Remover roupas contaminadas. Lavar com água corrente.

No Contato com os Olhos

Lavar em água corrente por pelo menos 15 minutos.

Controle Biológico

Não estabelecido.

ACETONA (CH_3COCH_3)

Informações Gerais

É um líquido incolor, volátil, com odor pungente e característico.

Usos: solvente para gorduras, óleos, cera, plástico, borracha. Produção de óleos, indústria de tingimento, intermediário químico e removedor de tintas e vernizes. Solvente em análises laboratoriais etc.

Sinônimos: dimetil cetona, 2-propanona, éter piroacético.

Grau de Insalalubridade (NR-15)

Mínimo.

Grau de Risco para a Saúde (API)

Não estabelecido.

Classificação de Carcinogênese Ocupacional (ACGIH/95-96)

Não estabelecida.

Limites de Tolerância

LT-MP ou TLV-TWA (ACGIH/95-96) = 750 ppm, 1.780 mg/m^3
LT-ECD ou TLV-STEL (ACGIH/95-96) = 1.000 ppm, 2.380 mg/m^3
LT-NR 15 (Brasil) = 780 ppm, 1.870 mg/m^3

Toxicocinética e Toxicodinâmica

Exposição Aguda

A acetona é altamente volátil e, em conseqüência, é absorvida em grande quantidade pela via pulmonar. A exposição a concentrações elevadas, acima de 12.000 ppm, provoca sensação de cansaço, seguida de distúrbios respiratórios, depressão do sistema nervoso central, inconsciência e coma. Náuseas e vômitos também podem ocorrer. É um irritante dos olhos e das membranas mucosas.

Exposição Crônica

A acetona é considerada como de baixo risco para a saúde, face a existência de poucos relatos na literatura, apesar de seu amplo uso há muitos anos. A intoxicação crônica resultante da exposição prolongada a baixas concentrações de acetona é rara.

Contudo, como com outros solventes que atuam sobre o sistema nervoso central, podem surgir dor de cabeça, tontura, irritação da garganta e tosse.

Em estudos com animais de laboratório, mostrou-se que a acetona é capaz de potencializar a toxicidade de outros solventes como etanol, tricloroetileno, acrilonitrila, tetracloreto de carbono e hexano.

Controle da Exposição e Prevenção da Intoxicação

Ventilação dos locais onde a acetona é utilizada. Uso de EPI: luvas e máscara.

Primeiros Socorros

Na Inalação

Remover da área de exposição para local com ar fresco. Administrar oxigênio 100% umidificado. Se houver desenvolvimento de tosse ou dificuldade para respirar, avaliar possível irritação do trato respiratório, bronquite e pneumonite. Medidas de ressuscitação se necessário.

Na Ingestão

A indução do vômito pode ser indicada se grande quantidade do produto foi ingerida no período de 30 minutos. Usar xarope de ipeca. Se, após duas doses, não houver êxito, realizar lavagem gástrica com sonda de grosso calibre com o paciente em decúbito lateral e posição de Trendelemburg.

No Contato com a Pele

Remover roupas contaminadas. Lavar com água corrente.

No Contato com os Olhos

Lavar em água corrente por pelo menos 15 minutos.

Controle Biológico

Não estabelecido.

ÁCIDO ACÉTICO (CH_3-COOH)

Informações Gerais

É um líquido incolor com odor penetrante de vinagre. Limiar para o odor: 1 ppm.

Usos: produção de celulose e acetato de vinil, indústria farmacêutica, indústria de alimentos e conservas, produção de pigmentos, tinturas, reagente em análises laboratoriais etc.

Sinônimos: ácido etanóico, ácido metanocarboxílico, ácido etílico.

Grau de Insalubridade (NR-15)

Médio.

Grau de Risco para a Saúde (API)

Não estabelecido.

Classificação de Carcinogênese Ocupacional (ACGIH/95-96)

Não estabelecida.

Limites de Tolerância

LT-MP ou TLV-TWA (OSHA) = 10 ppm, 25 mg/m^3
LT-ECD ou TLV-STEL (ACGIH/95-96) = 15 ppm, 37 mg/m^3
IDLH = 1.000 ppm
MAC (Rússia) = 5 mg/m^3
LT-NR 15 (Brasil) = 8 ppm, 20 mg/m^3

Toxicocinética e Toxicodinâmica

Exposição Aguda

É um irritante cutâneo primário, podendo produzir eritemas (avermelhamento) e queimaduras. Em casos de ingestão acidental, têm sido observadas lesões ulceronecróticas do aparelho digestivo superior, com vômitos sanguinolentos, choque, diarréia, lesões renais com hemoglobinúria, anúria e uremia.

Os vapores de ácido acético têm uma ação irritante sobre as mucosas, especialmente sobre a conjuntiva, rinofaringe e o trato respiratório superior. Há relato de um caso de broncopneumonia em um paciente que inalou esses vapores.

Exposição Crônica

Exposição por vário anos a concentrações de ácido acético acima de 200 ppm causa edema palpebral, hipertrofia dos gânglios linfáticos, hiperemia conjuntival, faringite crônica, bronquite catarral crônica, bronquite asmática e erosão dos dentes. Distúrbios digestivos como azia e obstipação, alterações dermatológicas como ressecamento da pele das mãos, seguido de rachaduras e hiperceratose, são comuns na exposição crônica a ácido acético.

Controle da Exposição e Prevenção da Intoxicação

Para trabalhadores expostos a ácido acético puro ou a soluções concentradas, recomenda-se o uso de proteção para a pele (roupas impermeáveis, luvas e botas), para os olhos (óculos) e para a face (protetor facial), bem como equipamento de proteção respiratória.

Primeiros Socorros

Na Inalação

Remover o paciente da atmosfera contaminada para local com ar fresco. Administrar oxigênio, se necessário. Se houver parada respiratória, aplicar respiração artificial.

Na Ingestão

Estará indicado o vômito se houver ingestão recente de grande quantidade do produto. Usar xarope de ipeca. Não provocar vômito se o paciente estiver comatoso ou em convulsão. Se não houver êxito na indução do vômito, diluir o ácido ingerido dando ao paciente um ou dois copos de água, ou leite, ou antiácidos como leite de magnésia ou hidróxido de alumínio. A indicação para lavagem gástrica deverá ser avaliada face aos riscos de perfuração.

No Contato com a Pele

Remoção da roupa e lavagem da pele em água corrente pelo menos durante 15 minutos.

No Contato com os Olhos

Lavagem dos olhos em água corrente durante 15 minutos. Encaminhar ao oftalmologista.

Controle Biológico

Não estabelecido. Exames médicos periódicos, a fim de assegurar que trabalhadores com pneumopatias, com afecções de pele e com ceratoconjuntivite não estejam expostos a ácido acético.

ÁCIDO CLORÍDRICO (HCl)

Informações Gerais

O ácido clorídrico é um líquido incolor ou levemente amarelado e forma vapores com odor forte, irritante, sufocante, pungente, característico.

Usos: produção de substâncias químicas cloradas, produção de tinturas, fertilizantes, indústria fotográfica, indústria da borracha, produção do petróleo, análises de laboratório, indústria do sabão, indústria têxtil etc.

Sinônimos: ácido muriático, ácido hidroclórico.

Grau de Insalubridade (NR-15)

Máximo.

Grau de Risco para a Saúde (API)

Não estabelecido.

Classificação de Carcinogênese Ocupacional (ACGIH/95-96)

Não estabelecida.

Limites de Tolerância

LT-MP ou TLV-TWA (ACGIH/95-96) = 5 ppm, 7,5 mg/m^3
IDLH = 100 ppm
MAC (Rússia) = 5 mg/m^3
LT-NR-15 (Brasil) = 4 ppm, 5,5 mg/m^3

Toxicocinética e Toxicodinâmica

Exposição Aguda

Os vapores do ácido clorídrico são irritantes das membranas das vias respiratórias e provocam rinite, laringite, bronquite, edema de glote, espasmo da laringe, edema pulmonar e morte, em altas concentrações. Acidose metabólica hiperclorêmica ocorre em elevadas concentrações. Na via digestiva, surgem ulcerações na boca e gastrite. Nos olhos, os vapores do ácido provocam irritação.

No contato com a pele e os olhos, o ácido clorídrico é altamente corrosivo e causa queimaduras e úlceras.

Exposição Crônica

A exposição prolongada a concentrações acima dos limites de tolerância pode levar à irritação crônica das vias respiratórias, surgindo faringite e bronquite crônica. Surgem sintomas de infecção viral das vias respiratórias. Nos olhos ocorre conjuntivite.

Controle da Exposição e Prevenção da Intoxicação

Uso de equipamentos de proteção: luvas de borracha, aventais protetores, proteção facial, óculos de ampla visão e botas. Dotar os locais de chuveiros e lava olhos. Medidas ambientais, a exemplo de ventilação.

Primeiros Socorros

Na Inalação

Retirar a vítima do ambiente para local arejado. Administrar oxigênio 100% umidificado e ventilação assistida, se necessário. Broncodilatadores e corticóides podem ser úteis.

Na Ingestão

Lavar a boca copiosamente com água corrente. Não provocar vômito, administrar de imediato por via oral água ou leite. Em seguida, dar leite de magnésia. Conduzir ao gastroenterologista para avaliar extensão das lesões.

No Contato com a Pele

Lavar com água corrente em abundância até remoção total. Tratar queimaduras.

No Contato com os Olhos

Lavar em água corrente durante pelo menos 15 minutos. Encaminhar ao oftalmologista.

Controle Biológico

Não estabelecido.

ÁCIDO NÍTRICO (HNO_3)

Informações Gerais

É um líquido transparente, incolor a amarelo ou marrom, com odor sufocante e característico.

Usos: manufatura de nitratos metálicos, indústria de explosivos, produção de tinturas, indústria de gravuras, produção de ácido sulfúrico, ácidos nitrosos, nitritos, ácido ftálico, ácido oxálico etc.

Sinônimos: ácido azótico, nitrato de hidrogênio, fumos nitrosos.

Grau de Insalubridade (NR-15)

Não estabelecido.

Grau de Risco para a Saúde (API)

Alto à exposição aguda e moderado à exposição crônica.

Classificação de Carcinogênese Ocupacional (ACGIH/95-96)

Não estabelecida.

Limites de Tolerância

LT-MP ou TLV-TWA (ACGIH/95-96) = 2 ppm, 5,2 mg/m^3
LT-ECD OU TLV-STEL (ACGIH/95-96) = 4 ppm, 10 mg/m^3

Toxicocinética e Toxicodinâmica

Exposição Aguda

O ácido nítrico é altamente corrosivo e seus vapores são muito irritantes para as membranas dos olhos e das vias respiratórias. O contato com a pele provoca queimaduras. A severidade das lesões depende da duração da exposição e da concentração atmosférica da substância.

Elevadas concentrações de ácido nítrico produzem sensação de queimação na garganta, sufocação, tosse, edema pulmonar e morte. Os efeitos respiratórios da exposição aguda podem ser retardados em até 30 horas, ocorrendo dispnéia (dificuldade para respirar), tosse, dor torácica, pneumonite química e edema pulmonar. Os casos fatais são geralmente devidos a edema pulmonar fulminante, insuficiência circulatória, edema de glote e faringe.

No sistema nervoso central, a exposição a elevadas concentrações provoca dor e desconforto na cabeça.

Em condições ambientais favoráveis, com a presença de materiais orgânicos, o ácido nítrico pode formar óxido nítrico que, ao ser absorvido, provoca metemoglobinemia, surgindo tontura, hipoxia (baixa oxigenação), perda da coordenação motora, confusão mental, fraqueza e morte. A metemoglobinemia é provocada pela oxidação do ferro na hemoglobina para o estado de ferro 3+.

Nos olhos, a substância provoca irritação e lacrimejamento. A ingestão leva a queimaduras na boca e lesões no aparelho digestivo. O contato com a pele provoca manchas amarelas e de cor marrom.

Exposição Crônica

A exposição prolongada a concentrações acima dos limites de tolerância provoca, como outros irritantes, doenças crônicas das vias respiratórias, a exemplo de rinite, sinusite e bronquite. Sintomas de infecção viral das vias aéreas superiores podem surgir. Nos olhos surge conjuntivite. Nos dentes ocorre descoloração.

Distúrbios neurológicos, natimorto e atraso no desenvolvimento são alterações encontradas no feto, a partir do 3º trimestre da gravidez, provavelmente relacionadas à baixa oxigenação do sistema nervoso central devido à metemoglobinemia.

Controle da Exposição e Prevenção da Intoxicação

Medidas ambientais de exaustão e ventilação dos locais onde a substância é manuseada. Uso de EPI: proteção facial, óculos de ampla visão, luvas, botas, aventais.

Primeiros Socorros

Na Inalação

Remover a vítima para local ventilado. Administrar oxigênio 100% umidificado e ventilação pulmonar assistida, se necessário. A aminofilina e o isoproterenol diminuem a pressão arterial pulmonar e a permeabilidade vascular. Corticóides podem ser úteis na prevenção do edema pulmonar.

Na Ingestão

Não induzir o vômito. Administrar, por via oral, leite ou água para diluição e atenuação da ação corrosiva. A lavagem gástrica está indicada em pacientes comatosos ou com risco de convulsão e deve ser realizada criteriosamente, face ao risco de perfuração. Utilizar sonda de grosso calibre e injetar solução salina. Pacientes lúcidos devem se colocados em decúbito lateral esquerdo e na posição de Trendelemburg, para proteção da via respiratória.

No Contato com a Pele

Lavar com água corrente. Tratar queimaduras.

No Contato com os Olhos

Lavar em água corrente por pelo menos 15 minutos. Encaminhar ao oftalmologista.

Controle Biológico

Dosagem da metemoglobina. Avaliação radiológica pulmonar periódica.

ÁCIDO OXÁLICO

Sinônimo: ácido etanedióico.

Fórmula molecular: anidro; HOOC-COOH.

Fórmula molecular: diidratado (apresentação comercial); (COOH)2– $2H_2O$.

Aspecto: o ácido oxálico, anidro ou diidratado, aparece na forma de cristais higroscópicos, translúcidos, incolores. O ácido oxálico anidro é parcialmente solúvel em etanol e outros solventes. O ácido oxálico diidratado é parcialmente solúvel em água, em etanol e outros solventes.

Principais usos:

- Polimento, eliminação de ferrugem em metais, mármores e outras pedras.
- Branqueamento e curtição do couro.
- Branqueamento de têxteis; cortiça, palha e papéis.
- Fabricação de tintas.
- Produto antitártaro.
- Preparação de oxalatos.

Propriedades:

Anidro

Massa molar = 90,03
Ponto de fusão = 189,5ºC
Densidade = 1,901

Diidratado

Massa molar = 126,07
Ponto de fusão = 101,5ºC
Densidade = 1,653
Sublima-se a 150ºC

A partir de 160ºC decompõe-se em ácido fórmico + monóxido e dióxido de carbono + água.

As soluções aquosas de ácido oxálico são sensíveis à luz e ao ar, formando dióxido de carbono.

Sob ação de luz ultravioleta, tanto a forma anidra quanto a diidratada decompõem-se em ácido fórmico e dióxido de carbono.

Pode reagir violentamente com fortes agentes oxidantes.

Riscos de incêndio:

Na forma de poeira em suspensão no ar pode ser origem de incêndios e explosões, por efeito do calor ou fontes de ignição.

Durante a combustão há emissão de fumos tóxicos, devendo ser usados aparelhos respiratórios autônomos e vestimenta isolante, no combate ao fogo, com água sob pressão. O produto da combustão é caustico para a pele.

Risco Toxicológico

Intoxicação Aguda

Puro ou em soluções concentradas, produz lesões imediatas nos tecidos, que se agravam progressivamente. As soluções diluídas também são cáusticas, mas as lesões demoram mais a aparecer.

A ingestão provoca dores na boca, retroesternais e abdominais, vômitos, às vezes sanguinolentos. Hipocalcemia aparece na hora seguinte à ingestão, provocando parestesias, convulsões e perturbações na condução e repolarização cardíacas.

Lesões digestivas após quatro a 12 horas da ingestão, podendo haver perfuração esofágica ou gástrica, nos dias seguintes à ingestão.

As intoxicações letais, nos adultos, ocorrem, em geral, para ingestão a partir de 30 g de ácido oxálico. A morte geralmente é precoce, decorrente de perfuração digestiva, hemorragia maciça ou parada cardíaca por fibrilação ventricular ou assistolia.

Exposição a aerossóis de ácido oxálico provoca irritação das mucosas oculares e respiratórias. As lesões, mesmo após a interrupção da exposição, continuam a evoluir.

Projeções oculares de ácido oxálico não produzem dor imediata, exceto em caso de soluções concentradas. A dor aparece após um intervalo de alguns minutos a algumas horas, podendo a lesão evoluir para necrose, se não houver tratamento adequado.

É possível ocorrer intoxicação sistêmica após contaminação cutânea extensa.

Intoxicação Crônica

Sintomas: lesões cáusticas, unhas quebradiças e enegrecidas, astenia, ansiedade, irritabilidade, vômitos, emagrecimento, tosse, pele seca.

A oxalase é uma doença metabólica e caracteriza-se por perturbações da condução cardíaca, neuropatia periférica, depósitos de oxalato de sódio em todos os tecidos, nefrocalcinose, insuficiência renal, danos articulares, litíases urinárias oxálicas, osteomalacia, hiperparatireóide secundária.

Recomendações Gerais

- Proteger dos raios solares, de fontes de ignição e calor. Não armazenar junto com produtos oxidantes e inflamáveis. Deve existir hidrante próximo ao local de armazenagem.
- Usar luvas, vestimentas, óculos e proteção respiratória.
- Recomendar o uso de óculos protetores aos portadores de lentes de contato.
- Lavar vestimentas e EPIs após o uso.
- Observar higiene corporal rigorosa, lavando as mãos e o rosto antes das refeições, e tomando banho, com troca de roupas, após o turno de trabalho. Instalar chuveiros e lava-olhos nos locais de trabalho.
- Em caso de contato com a pele, lavar imediatamente com água em grande quantidade. Retirar as roupas sujas. Aplicar cloreto de cálcio ou gluconato de cálcio, em compressas
- Em caso de ingestão, não induzir o vômito. Encaminhar, com urgência, ao hospital, se possível em ambulância equipada para reanimação. Na espera por socorro, fazer a vítima ingerir cloreto de cálcio a 5%.
- Não despejar resíduos no esgoto.
- Etiquetar recipientes de acordo com a NR-26.

ÁCIDO SULFÚRICO (H_2SO_4)

Informações Gerais

É um líquido incolor à temperatura ambiente, e sob ação do calor forma névoas bastante irritantes. Possui um odor forte e sufocante. Solúvel em qualquer proporção de água ou de álcool etílico, com grande geração de calor.

Usos: produção de fertilizantes, produção de éteres, ésteres, ácido fosfórico, ácido acético, ácido cítrico e diversos outros produtos químicos, indústria de explosivos, indústria farmacêutica, reagente químico em análises, refino de petróleo, sistemas de tratamento de água como purificador, indústria de plásticos e fibras, limpeza de metais etc.

Sinônimos: vitríolo, ácido de bateria, espírito de enxofre, sulfato de hidrogênio.

Grau de Insalubridade (NR-15)

Não estabelecido.

Grau de Risco para a Saúde (API)

Moderado à exposição aguda e crônica excessiva.

Classificação de Carcinogênese Ocupacional (ACGIH/95-96)

Carcinogênico suspeito para o homem.

Limites de Tolerância

LT-MP ou TLV-TWA (ACGIH/95-96) = 1 mg/m^3
LT-ECD ou TLV-STEL = 3 mg/m^3
LT-TETO ou TLV-CEILING = não estabelecido
MAC (Rússia) = 1 mg/m^3

Toxicocinética e Toxicodinâmica

Exposição Aguda

O ácido sulfúrico é extremamente irritante e corrosivo, devido à sua reatividade com a água. É um severo irritante para as vias respiratórias e a pele. O ácido sulfúrico concentrado destrói os tecidos como resultado de sua importante ação desidratante.

Na pele, as soluções concentradas provocam queimaduras e feridas dolorosas.

O contato com os olhos ocasiona danos irreparáveis para a córnea, lesões ulcerativas e destrutivas do segmento anterior do olho, com conseqüente cegueira.

Nas vias respiratórias, o ácido sulfúrico atua como forte irritante. A inalação dos seus vapores, que são partículas aerodispersas, produz coceira no nariz e na garganta, espirros, tosse, aumento do reflexo da freqüência respiratória, diminuição da respiração profunda e constrição brônquica, com conseqüente aumento da resistência ao fluxo de ar para os pulmões.

Na via digestiva, os vapores do ácido sulfúrico causam gastrite e estomatite. A ingestão do produto provoca graves lesões ulceronecróticas do esôfago e estômago.

Por ser um ácido forte, a exposição a ele pode produzir acidose metabólica, especialmente após a ingestão.

Exposição Crônica

Exposições repetidas a longo prazo ocasionam: bronquite, conjuntivite, infecção respiratória, enfisema, erosão do esmalte dentário e da dentina. Vários estudos epidemiológicos de trabalhadores cronicamente expostos ao ácido sulfúrico mostraram risco maior de câncer respiratório (laringe e pulmão). Até o momento, a substância não foi considerada um cancerígeno confirmado para o homem.

Controle da Exposição e Prevenção da Intoxicação

É primordial o uso de roupas impermeáveis, luvas, óculos protetores, máscara facial e sapatos de borracha. Em locais onde haja concentrações com névoas ou gás, usar respiradores.

Primeiros Socorros

Na Inalação

Retirar a vítima imediatamente da área contaminada. Administrar oxigênio e realizar manobras de ressuscitação cardiopulmonar, quando necessário.

A aminofilina e o isoproterenol reduzem significativamente o aumento da pressão arterial pulmonar, a permeabilidade vascular e o broncospasmo. Tratar o edema pulmonar. Instituir medidas de suporte de vida quando necessário, a exemplo de intubação endotraqueal.

A administração de corticosteróide (prednisona) pode diminuir o desenvolvimento tardio de edema pulmonar após inalação e diminuir as seqüelas no aparelho digestivo após a ingestão, segundo alguns autores. O uso de corticosteróides é controverso e discutível.

Na Ingestão

Não provocar vômito, devido ao risco de aspiração para a via respiratória. Administrar imediatamente leite ou água, com o objetivo de diluir o ácido. A seguir, administrar leite de magnésia.

A lavagem gástrica, quando indicada, deverá ser realizada cuidadosamente, face aos riscos de perfuração esofagogástrica. Ela pode ser útil em pacientes comatosos ou em risco de convulsão. Realizar com uma sonda gástrica de grosso calibre, e colocar o paciente na posição de Trendelemburg e em decúbito lateral. Em adultos usar 150 a 200 ml de solução salina e em crianças 50 a 100 ml. Avaliação endoscópica e cirúrgica pode ser necessária.

No Contato com a Pele

Retirar as roupas contaminadas. Lavar as partes atingidas durante pelo menos 15 minutos. Tratar a área afetada como queimadura.

No Contato com os Olhos

Lavagem copiosa dos olhos com água corrente ou em jato durante 15 minutos. Colocar curativo estéril tipo bandagem, sedar a dor com analgésico e encaminhar imediatamente ao oftalmologista.

Controle Biológico

Não estabelecido. Exames médicos periódicos, com atenção a alterações na função pulmonar e avaliação do estado dos dentes.

ÁLCOOL (C_2H_5OH)

Informações Gerais

É um líquido claro, com odor característico.

Usos: na indústria, tem vários usos como solvente.

Sinônimos: etanol, álcool etílico, álcool anidro, etil hidróxido.

Grau de Insalubridade (NR-15)

Mínimo.

Grau de Risco para a Saúde (API)

Não estabelecido.

Classificação de Carcinogênese Ocupacional (ACGIH/95-96)

Não estabelecida.

Limites de Tolerância

LT-MP ou TLV-TWA (ACGIH/95-96) = 1.000 ppm, 1.880 mg/m^3

LT-NR 15 (Brasil) = 788 ppm, 1.480 mg/m^3

Toxicocinética e Toxicodinâmica

Exposição Aguda

O álcool etílico é um irritante dos olhos e das membranas mucosas, surgindo lacrimejamento e tosse. Ele provoca depressão do sistema nervoso central em concentrações elevadas acima de 20.000 ppm. Respingos nos olhos provocam queimadura, dor aguda em pontada com reflexo de fechamento das pálpebras e lacrimejamento.

Exposição Crônica

A exposição prolongada pode resultar em irritação das membranas mucosas, dor de cabeça e sintomas de depressão do sistema nervoso central, como perda da concentração e sonolência.

Contudo, o uso do etanol em indústria mostrou ser praticamente destituído de riscos sistêmicos por inalação. O contato prolongado e repetido com a pele leva a quadros de irritação leve.

Controle da Exposição e Prevenção da Intoxicação

Ventilação local exaustora. Uso de EPI: máscara, luvas.

Primeiros Socorros

Na Inalação

Retirar da exposição para local com ar fresco. Administrar oxigênio e medidas de ressuscitação, se necessário.

Na Ingestão

Provocar vômito se a ingestão for recente, no período de 30 minutos, e se o paciente não estiver comatoso em convulsão. Lavagem gástrica se não houver êxito. Administrar glicose por via endovenosa. Tratar convulsões. A hemodiálise pode ser necessária em pacientes com nível sangüíneo de etanol elevado.

No Contato com a Pele

Lavar em água corrente.

No Contato com os Olhos

Lavar com água corrente durante 15 minutos. Encaminhar ao oftalmologista se persistirem os sintomas.

Controle Biológico

Dosagem sangüínea de etanol.

ÁLCOOL ISOPROPÍLICO ($CH_3CH\ (OH)CH_3$)

Informações Gerais

É um líquido volátil, incolor, com odor característico.

Usos: como solvente na produção de acetona, usado em loções para a pele, cosméticos, indústria farmacêutica, solvente em análises laboratoriais etc.

Sinônimos: isopropanol, 2-propanol, dimetil carbinol.

Grau de Insalubridade (NR-15)

Não estabelecido.

Grau de Risco para a Saúde (API)

Não estabelecido.

Classificação de Carcinogênese Ocupacional (ACGIH/95-96)

Não estabelecida.

Limites de Tolerância

LT-MP ou TLV-TWA (ACGIH/95-96) = 400 ppm, 983 mg/m^3
LT-ECD ou TLV-STEL (ACGIH/95-96) = 500 ppm, 1.230 mg/m^3
LT-TETO ou TLV-CEILING = 800 ppm
LT-NR 15 (Brasil) = 310 ppm, 765 mg/m^3

Toxicocinética e Toxicodinâmica

Exposição Aguda

O álcool isopropílico é um irritante das vias aéreas superiores (nariz, garganta) e dos olhos, em concentração superior a 400 ppm. Em elevadas concentrações, é depressor do sistema nervoso central. Em contato com a pele provoca irritação leve.

À ingestão, ele é muito tóxico e provoca queda da pressão arterial, tontura, sensação de calor, parada respiratória e coma.

Exposição Crônica

Casos de intoxicação crônica não são relatados na literatura. Um excesso de câncer dos seios nasais e da laringe foi encontrado em trabalhadores de indústrias que produzem o álcool isopropílico.

Controle da Exposição e Prevenção da Intoxicação

Exaustão e ventilação dos locais de trabalho. Uso de EPI.

Primeiros Socorros

Na Inalação

Remover a vítima da exposição. Administrar oxigênio e ressuscitação, se necessário.

Na Ingestão

Provocar vômito se a ingestão for recente, num período de 30 minutos. Se não houver êxito, realizar lavagem gástrica com o paciente em decúbito lateral e posição de Trendelemburg.

No Contato com a Pele

Remover as roupas contaminadas. Lavar a área atingida com água.

No Contato com os Olhos

Lavar com água corrente por 15 minutos.

Controle Biológico

Não estabelecido.

AMÔNIA (NH_3)

Informações Gerais

É um gás facilmente liqüefeito quando comprimido, incolor, apresentando forte reação alcalina. Possui odor característico, pungente e penetrante. É muito solúvel em água, com a qual forma hidróxido de amônio (NH_4OH).

Usos: produção de vários compostos nitrogenados, indústria de fertilizantes, produção de ácido nítrico, uréia, indústria farmacêutica, indústria de explosivos, indústria de plásticos, refrigeração e produção de gelo, refino de petróleo como antioxidante e corretor de pH etc.

Sinônimos: gás amoníaco, hidreto de nitrogênio, amônia anidra.

Grau de Insalubridade (NR-15)

Médio.

Grau de Risco para a Saúde (API)

Moderadamente tóxico à exposição aguda e crônica.

Classificação de Carcinogênese Ocupacional (ACGIH/95-96)

Não estabelecida.

Limites de Tolerância

LT-MP ou TLV-TWA (ACGIH/95-96) = 25 ppm, 17 mg/m^3
LT-ECD ou TLV-STEL (ACGIH/95-96) = 35 ppm, 24 mg/m^3
LT-TETO ou TLV-CEILING = não estabelecido
IDLH = 500 ppm
MAC (Rússia) = 20 mg/m^3
LT-NR 15 (Brasil) = 20 ppm, 14 mg/m^3

Toxicocinética e Toxicodinâmica

Exposição Aguda

A amônia produz lesão tissular semelhante a um álcali corrosivo. É muito solúvel em água e, portanto, atua na mucosa umedecida das vias aéreas superiores e nos olhos. É um gás irritante para o nariz e para a garganta, levando à tosse e à dificuldade para respirar. Ao nível dos olhos leva a lacrimejamento, edema palpebral, úlcera da córnea, atrofia da íris e cegueira devido a catarata tardia e atrofia da retina.

A amônia é um severo irritante para os olhos, as vias respiratórias e a pele.

Nas vias respiratórias os seus vapores provocam faringite, laringite, broncospasmo, dor torácica, dispnéia (dificuldade para respirar) e traqueíte.

Em altas concentrações (2.400 a 6.500 ppm), a amônia atua sobre os pulmões, causando edema agudo, asfixia, devido ao envolvimento do sistema nervoso central, surgindo parada respiratória, alterações no ritmo e nos batimentos do coração.

O contato da pele e mucosas com a forma líquida provoca queimaduras graves.

Na via digestiva, a irritação provoca náuseas, vômitos, sensação de queimação e edema dos lábios, da boca e do nariz. À ingestão ocorrem queimaduras da boca, esôfago e perfuração gástrica.

Exposição Crônica

Na exposição a longo prazo a amônia pode causar bronquite crônica, enfisema pulmonar e asma, segundo alguns autores.

Controle da Exposição e Prevenção da Intoxicação

Uso de proteção para os olhos (óculos ou protetor facial), a pele (roupas impermeáveis, luvas e botas) e as vias respiratórias (máscara com filtro e até ar mandado em ambientes com altas concentrações).

Primeiros Socorros

Na Inalação

É imprescindível a remoção imediata da vítima da área contaminada, para local com ar fresco. Administrar oxigênio 100% umidificado, tratamento do edema pulmonar, intubação e ressuscitação cardiorrespiratória, se necessário. Broncodilatadores e antibióticos podem ser necessários, a depender das complicações.

Na Ingestão

Se a vítima estiver consciente, administrar água ou leite para diluição do álcali, que poderá ser neutralizado com a administração, logo após, de vinagre diluído em água ou suco de limão. Desaconselhável a lavagem gástrica, devido ao risco de perfuração esofagogástrica. Não induzir vômito.

No Contato com a Pele

Retirar imediatamente a roupa contaminada e remover a amônia através da lavagem com água corrente, para atenuar a ação irritante primária ou cáustica, que pode causar queimaduras de 1º e 2º graus. Tratar queimaduras.

No Contato com os Olhos

Qualquer quantidade do produto deverá ser removida rapidamente com a lavagem dos olhos em água corrente durante 15 minutos. Em caso de dor forte, instilar duas gotas de colírio anestésico (tetracaína, por exemplo). Encaminhar ao oftalmologista para tratamento adequado.

Controle Biológico

Não estabelecido. Realização de exames médicos periódicos, com atenção a alterações na função pulmonar.

ANIDRIDO SULFUROSO SO_2

Sinônimo: gás sulfuroso.

Principais usos:

- Fabricação de ácido sulfúrico
- Fabricação de pasta de papel
- Branqueador de fibras e de açúcar refinado
- Agente anticloro
- Agente anti-séptico, na indústria alimentícia
- Fabricação de sulfitos

Propriedades:

Gás incolor, odor picante, detectável pelo olfato a partir de 3,0 ppm, mais pesado que o ar (d = 2,264). Liqüefaz-se a –10°C, sob pressão atmosférica. Solidifica-se a –75°C.

Massa molar = 64,06

Densidade do líquido, a 0°C = 1,434

Temperatura crítica = 157,12°C

Pressão crítica = 77,65 bar

Tensões de vapor:

Pressão (bar)

Temperatura (°C)

1	–10
2	+6,3
5	32,1
10	55,5
30	102,6
60	141,7

TLV (ACGIH/1974) = 5 ppm ou 13 mg/m^3.

É solúvel em água, diversos álcoois e ácidos, gerando soluções corrosivas, conhecidas como ácido sulfuroso.

Reage com vários oxidantes: peróxidos, cromatos, bicromatos e permanganatos. Abaixo de 60°C os cloratos reagem com o anidrido sulfuroso e transformam-se em peróxido de cloro ClO_2. À medida que a temperatura aumenta, a reação torna-se explosiva, com formação de cloro. Em presença de umidade, age como corrosivo de metais alcalinos e não-alcalinos, o que não ocorre quando não há saturação de água.

Riscos de incêndio: não é inflamável nem explosivo, mas deve-se levar em conta a possibilidade de reações com os cloratos, em altas temperaturas, conforme citado no item anterior.

Risco toxicológico: irritante para olhos e vias respiratórias. Inalação de grandes doses provoca intoxicação subaguda, com sufocação (afonia). Raramente provoca morte imediata, mas pode haver edema agudo de pulmão, além de seqüelas brônquicas.

A intoxicação aguda ocorre, em geral, algumas horas após a exposição a doses elevadas e um período livre de exposição.

A intoxicação aguda é caracterizada por opressão torácica dolorosa, tosse, expectorações e síncope.

Na intoxicação crônica ocorrem perturbações no olfato, lesões do esmalte dentário, escurecimento da pele, manifestações irritativas respiratórias e oculares.

Jatos de anidrido sulfuroso podem causar queimaduras cutâneas e oculares.

Recomendações Gerais

— armazenar em local fresco, ventilado, ao abrigo do sol e da umidade;
— manter afastado de produtos oxidantes e de fontes de ignição;
— os recipientes não podem ser submetidos a temperaturas acima de 50°C, em nenhuma hipótese;
— fornecer e treinar para o uso de aparelhos de respiração autônomos, para uso em emergências;
— fornecer luvas e óculos de segurança;
— etiquetar recipientes de acordo com a NR-26.

ARSÊNICO

É utilizado na síntese orgânica de pesticidas, na fabricação de vidros, de cristais, de tintas, no empalhamento de animais etc.

A intoxicação crônica pelo arsênico provoca alterações neurológicas, gastrintestinais, de fígado, úlceras de pele etc. Pode também causar câncer de pele, de pulmão e na via digestiva.

O controle médico da exposição crônica profissional é feito por meio de dosagens de arsênico nas unhas e nos cabelos.

DOENÇAS CAUSADAS POR ARSÊNICO E SEUS COMPOSTOS

As doenças causadas pelo arsênico e seus compostos aplicam-se às seguintes profissões, processos e operações:

a) indústrias de vidro e cristais;
b) extração e preparação de arsênico e compostos;
c) fabricação e emprego de parasiticidas e inseticidas;
d) fabricação, preparo e emprego de tintas;
e) preparação e conservação de pele e plumas, empalhamento de animais;
f) metalurgia de minerais arsenicais;
g) processos que desprendam hidrogênio arseniado.

Os tóxicos arsenicais penetram no organismo através das vias respiratória e digestiva, principalmente, exercendo os derivados oxigenados do arsênico ação cáustica direta sobre o tegumento. Uma vez absorvido, é encontrado primeiramente no fígado, rins e coração, mais tarde nos ossos, tegumento e cérebro, onde tende a acumular-se.

O arsênico se comporta como verdadeiro veneno celular. Leva a um aumento da permeabilidade capilar, fragmentação da bainha mielínica, infiltração gordurosa do fígado, podendo levar a hepatite necrosante, encefalite, mielite e nefrite.

Na intoxicação aguda, exerce ação principalmente sobre o tubo digestivo (ação direta no caso de ingestão), secundariamente, sobre o fígado, rins e músculos cardíacos. Na intoxicação crônica, atua principalmente sobre o tegumento e sobre os nervos periféricos (polineurite arsenical) por sua afinidade com o sistema nervoso.

Estudo Clínico

A intoxicação crônica é a regra em patologia profissional. As intoxicações aguda e subaguda são encontradas em circunstâncias acidentais e só veremos aqui suas manifestações essenciais.

Intoxicação Aguda

Observa-se, geralmente, em conseqüência de falta de cuidado ou acidentes, mais raramente em casos de homicídios e suicídios. Pode provocar a morte em alguns dias, e caracteriza-se principalmente por transtornos gastrintestinais.

Os acidentes têm lugar meia a uma hora após a ingestão do tóxico, com salivação abundante, sabor metálico, sensação de queimação esofágica e epigástrica, aparecendo depois náuseas, vômitos alimentares, biliosos, acompanhados de dores abdominais, tenesmo com diarréia profusa, polidipsia, cãibras das extremidades inferiores, cianose na face e extremidades. Em geral, no segundo ou terceiro dia há remissão da sintomatologia que traduz a falta de defesa do organismo. O aparecimento de afeção hepática (subicterícia), renal (oligúria, albuminúria, edema) e cardíaca (lipotimia, síncope) demonstra agravação do quadro. Pode-se observar erupção cutânea de origem tóxica após alguns dias de intoxicação.

O indivíduo pode entrar em coma, com a morte ocorrendo por choque e parada cardíaca.

Nas formas agudíssimas, a morte pode acontecer nas 10 ou 15 primeiras horas com transtornos gastrintestinais intensos.

Nas formas subagudas, não-letais, os transtornos se reduzem a transtornos gastrintestinais sem gravidade, constituindo as manifestações cutâneas os sintomas mais característicos da intoxicação.

As manifestações cutâneas das intoxicações aguda e subagudas aparecem do sexto ao nono dia de evolução, sob a forma de erupções morbiliformes ou escarlatiniformes.

Às vezes, a erupção pode apresentar-se como verdadeira púrpura, outras, como eritema sucessivamente papuloso, vesiculoso e posteriormente pustuloso. A convalescença é longa, anunciada geralmente por poliúria e transtornos paraestéticos com sensação de fraqueza nos membros inferiores, sinais de comprometimento nervoso que se acentuam nas intoxicações repetidas.

Intoxicação Crônica

A intoxicação crônica dá lugar a sintomatologia confusa e múltipla, dominando, entretanto, os transtornos tróficos cutâneos, transtornos nervosos, ficando em plano secundário transtornos digestivos e desordem cardiorrenorrespiratória.

As manifestações digestivas são as primeiras a aparecer e caracterizam-se por salivação abundante, náuseas repetidas, alguns vômitos, faringite, sendo a mais freqüente a diarréia, indicando arsenicismo latente.

Os transtornos cardiorrenorrespiratórios se reduzem a extra-sístoles, dispnéia, catarro laríngeo e bronquial, traqueíte com tosse rebelde e albuminúria.

Os transtornos tróficos cutâneos são os mais freqüentes e variados. Citam-se a melanodermia, que aparece na face, colo, costas, nádegas, sob forma de placas irregulares que não se estendem jamais às mucosas (o que diferencia da M. de Addison).

A hiperceratose palmoplantar aparece geralmente após exposição de oito a dez anos, sendo discutido o fato de o arsênico ser agente cancerígeno, porém são descritos epiteliomas espinocelular e basocelular que incidem após exposição de 15 a 20 anos de trabalho, sendo os compostos trivalente do arsênico os responsáveis.

Devido a sua ação necrosante, o arsênico provoca ulcerações cutâneas principalmente nas mãos, pés e órgãos genitais, sendo rebeldes a tratamento.

Bastante freqüentes são as lesões do septo nasal como hiperemia, ulcerações e perfuração que pode atingir o tabique ósseo, o que não ocorre com o cromo, que atinge apenas o tecido cartilaginoso do septo nasal.

Conjuntivite, coriza crônica, queda de cabelos e alteração das unhas também são freqüentes no arsenicismo crônico.

O arsênico pode ocasionar alterações do sistema nervoso central e periférico. Diminuição da capacidade de trabalho, cefaléia, melancolia e impotência também são observadas, assim como alteração da sensibilidade (parestesias da língua e extremidades). As mais características são as neurites periféricas (polineurite tóxica, semelhante a polineurite alcoólica), em geral com início simétrico nas extremidades inferiores e seguindo curso centrípeto, instalando-se gradualmente paralisia que afeta principalmente os músculos extensores dos pés, podendo estender-se aos membros superiores, mas em geral limitando-se ao extensor comum dos dedos (garra arsenical).

O prognóstico das paralisias é bastante sombrio; uma vez instauradas, provocam atrofias musculares graves e persistentes, consideradas como incuráveis. Daí a importância do diagnóstico precoce da intoxicação.

O arsênico pode deprimir a medula óssea, causando anemia aplásica.

Em um estudo realizado na mina de ouro de Morro Velho, Minas Gerais, em 135 operários que trabalhavam na fabricação de arsênico, foram encontradas as seguintes lesões:

- Lesão do septo nasal como hiperemia, ulcerações e perfurações: 86,6% (117 casos), sendo essas as lesões mais freqüentes.
- Melanodermia na face, tórax e nádegas.
- Ulcerações dos pés e escroto rebeldes a tratamento.
- Coriza crônica, conjuntivite e diarréias. Quanto ao tempo e serviço, 45 operários trabalhavam há menos de um ano, 27 há um ano, 16 há dois anos e 47 há três a 20 anos.

As lesões do septo nasal foram encontradas precocemente, em um operário com apenas 4 meses de exposição.

Exames de Laboratório

O arsênico pode ser dosado na urina. Concentrações entre 0,1 mg a 0,5 mg por litro de urina indicam apenas um aporte acidental não-tóxico, incapaz de provocar intoxicação.

Concentrações acima de 1 mg por litro de urina indicam intoxicação crônica.

Na intoxicação aguda, os valores encontrados são acima de 1 a 2 mg por litro de urina.

Em indivíduo não exposto ao arsênico, a urina contém sempre, normalmente, baixas concentrações de arsênico, da ordem de 0,02 mg por litro provenientes da alimentação diária.

Tratamento

É empregado o B.A.L. (British Anti-Lewisite) ou dimercaprol, que é o 2-3 dimercapto-propanol, com atuação através de seus grupos tióicos (SH), os quais arrancam o arsênico dos complexos protoplasmáticos vitais, formando novo complexo eliminado pelos rins.

A dose é de 3 a 4 mg/kg peso, não devendo ultrapassar 300 mg em uma só dose. É encontrado em ampolas em solução oleosa para aplicação intramuscular.

Lavar os olhos com água se atingidos, água e sabão ou suspensão de hidróxido férrico nas partes contaminadas do corpo. Lavado gástrico se houver ingestão, seguido de purgante salino.

Completar com tratamento sintomático e de fortalecimento geral.

Medidas Preventivas

- Uso de métodos amidos quando possível.
- Ventilação adequada.
- Trajes protetores de algodão, lavados diariamente.
- Não comer nem fumar em área de trabalho.
- Máscaras com filtros mecânicos ou absorventes químicos.

- Exames médicos periódicos do pessoal exposto, incluindo análises sangüíneas completas, determinação do arsênico na urina, que não deve exceder 0,5 mg a 1 mg de arsênico por litro na urina.
- Excluir da exposição indivíduos com doenças da pele, fígado, rins e sistema nervoso central.

BENZENO (C_6H_6)

Informações Gerais

É um líquido incolor, volátil, com odor aromático caraterístico. O benzeno costuma ser referido como "benzol", que é uma mistura de benzeno com os outros hidrocarbonetos aromáticos (tolueno e xileno). Não deve ser confundido com benzina, que é uma mistura heterogênea de vários hidrocarbonetos alifáticos (pentano, hexano, heptano) e aromáticos (tolueno, xileno e pequenas quantidades de benzeno). A benzina é usada como solvente comercial.

Usos: matéria-prima e intermediário na produção de grande número de substâncias químicas, a exemplo do estireno, fenol, ciclo-hexano, anidrido maléico etc., indústria de detergentes, indústria de explosivos, indústria farmacêutica, indústria de inseticidas, indústria de fotogravura, indústria da borracha, indústria de plásticos, produção de solventes e removedores de tintas etc.

O benzeno pode estar presente como contaminante em diversos produtos, como tintas, colas e vernizes.

Na indústria do petróleo, é usado em forma pura nos laboratórios, para análise, e está presente como contaminante em diversos derivados, como gasolina, hexano, querosene, tolueno etc.

Sinônimos: benzol, ciclo-hexatrieno, bicarbureto de hidrogênio, nafta mineral.

Grau de Insalubridade (NR-15)

Máximo.

Grau de Risco para a Saúde (API)

Moderado à exposição aguda e alto à exposição crônica excessiva.

Classificação de Carcinogênese Ocupacional (ACGIH/95-96)

Confirmado como carcinogênico para o homem.

Limites de Tolerância

LT-MP ou TLV-TWA (ACGIH/95-96) = 10 ppm, 32 mg/m^3
LT-MP ou TLV-TWA (OSHA) = 1 ppm
IDLH (NIOSH) = 3.000 mg/m^3
MAC (Rússia) = 5 mg/m^3
VRT-MPT — NR-15 (Brasil) = 1 ppm (indústrias em geral)
Proposta de mudança:
LT-MP ou TLV-TWA (ACGIH/95-96) = 0,3 ppm, 0,96 mg/m^3

Toxicocinética e Toxicodinâmica

Exposição Aguda

O benzeno é altamente volátil. Sendo muito lipossolúvel, é rapidamente absorvido pela via respiratória ao ser inalado e, devido a sua grande afinidade por gordura, é distribuído e armazenado em tecidos ricos em gorduras, como o sistema nervoso central e a medula óssea.

Cerca de 50% do total de benzeno inalado são absorvidos. Do total absorvido, 10% a 50% são eliminados pela urina, após biotransformação em maior proporção no fígado, em metabólitos solúveis em água como fenol (30%), hidroquinona (1%) e catecol (3%), que são conjugados com a glicina e o ácido glucurônico (Fig. 5-1).

A eliminação do benzeno inalterado no ar exalado tem três fases:

— 1ª fase: muito rápida, que ocorre duas a três horas após a exposição; provém da fração de benzeno dissolvida no sangue.
— 2ª fase: intermediária, no período de três a sete horas; o benzeno provém dos demais tecidos, exceto o gorduroso.
— 3ª fase: lenta, no período de 30 horas; o benzeno provém do tecido gorduroso.

O efeito agudo na via respiratória é irritação de brônquios e laringe, surgindo tosse, rouquidão e edema pulmonar. Porém, o benzeno atua predominantemente sobre o sistema nervoso central como depressor, levando ao aparecimento de fadiga, dor de cabeça, tontura, convulsão, coma e morte em conseqüência de parada respiratória. O benzeno predispõe a arritmias cardíacas graves, como a fibrilação ventricular, devido à sensibilização do miocárdio. A exposição a altas concentrações (20.000 ppm) é rapidamente fatal (Quadro 5-1).

O benzeno na forma líquida pode ser absorvido através da pele, onde pode provocar efeitos irritantes como dermatite de contato, eritema (áreas avermelhadas) e bolhas, pelo efeito desengordurante.

O contato com os olhos provoca sensação de queimação, com lesão das células epiteliais.

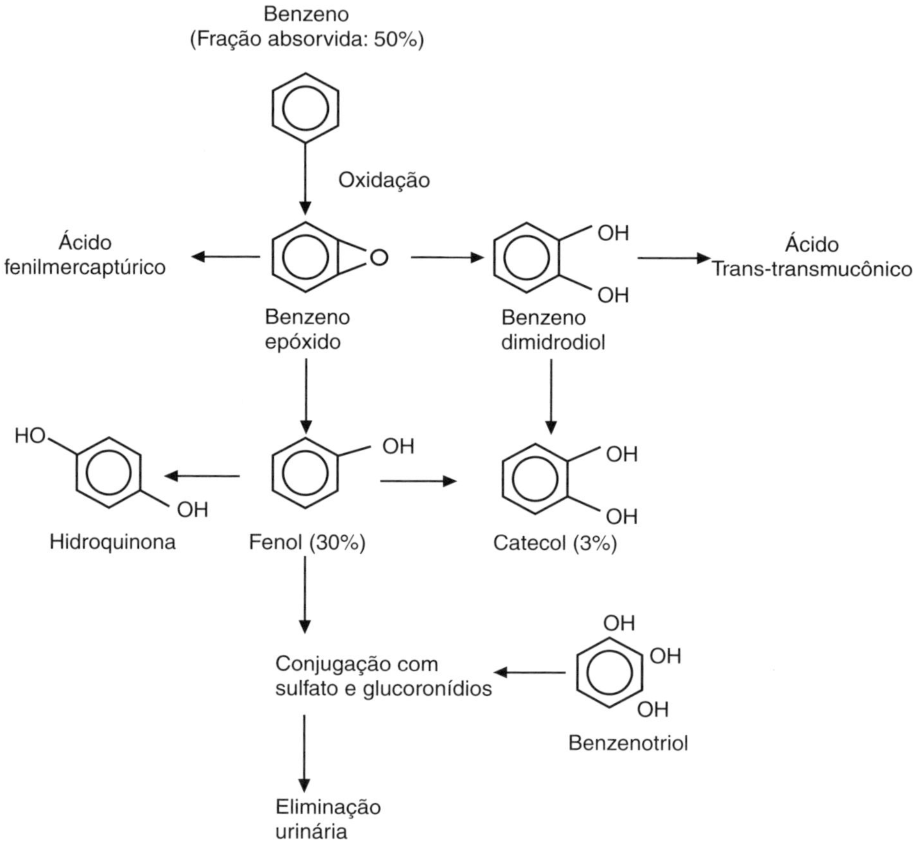

Fig. 5-1. Biotransformação do Benzeno.

A ingestão do benzeno provoca sensação de queimação na mucosa oral, faringe e no esôfago, dor retroesternal e tosse. A ingestão da substância na dosagem de 15 a 20 ml pode provocar a morte no adulto.

Exposição Crônica

A exposição crônica ao benzeno pode produzir toxicidade na medula óssea que pode traduzir-se em anemia aplásica e leucemia aguda. Aberrações nos cromossomos têm sido observadas em animais e homens expostos ao benzeno, tanto em células da medula óssea como em linfócitos periféricos da corrente sangüínea.

Essas doenças sangüíneas encontradas na exposição crônica ao benzeno têm sido atribuídas aos seus metabólitos. Através das reações de oxidação, principal via metabólica da biotransformação do benzeno, forma-se o benzeno epóxido,

Quadro 5-1. Efeitos do Organismo a Diferentes Concentrações do Benzeno

Concentração de vapores de benzeno (ppm)	*Tempo de exposição*	*Resposta*
25	8 h	Nenhuma
50–100	6 h	Leve sonolência e dor de cabeça leve
500	1 h	Sintomas de toxicidade aguda
7.000	30 min	Perigoso para a vida, efeitos depressores
20.000	5 min	Fatal

Fonte: American Petroleum Institute.

que é uma substância altamente reativa e cuja atuação sobre ácidos nucléicos de células da própria medula óssea explicaria a sua toxicidade.

O quadro de anemia plasmática em seu estágio inicial pode apresentar alterações hematológicas paradoxais: policitemia ou anemia, leucocitose ou leucopenia, trombocitose ou trombocitopenia. Com a continuidade da evolução, há redução dos eritrócitos (glóbulos vermelhos), dos leucócitos e das plaquetas, podendo se instalar pancitopenia (diminuição global das células sangüíneas). A trombocitopenia leva a manifestações hemorrágicas (púrpura, hemorragia nasal e gengival, equimoses etc.). A leucopenia favorece quadros infecciosos. A redução dos eritrócitos pode levar a quadros graves de anemia.

As leucemias por benzeno são, em sua maioria, leucemias mieloblásticas agudas. Elas ocorrem mais freqüentemente em indivíduos que apresentavam anemia aplásica. Por vezes a leucemia se instala muito tempo após cessar a exposição ao benzeno. O benzeno é classificado como cancerígeno pela IARC, NIOSH e ACGIH.

A exposição prolongada ao benzeno também pode produzir fadiga, náuseas, perda do apetite, vertigem, dor de cabeça, irritabilidade, nervosismo. O contato prolongado com a pele causa secura, fissura e dermatite.

O benzeno tem efeitos hepatotóxicos (tóxicos ao fígado), na exposição prolongada.

Controle da Exposição e Prevenção da Intoxicação

- Uso de roupas impermeáveis, luvas de PVC, máscara com filtro químico.
- Medidas de controle ambiental.

Primeiros Socorros

Na Inalação

Remover da área de exposição para local com ar fresco. Administrar oxigênio 100% umidificado. Ventilação assistida e ressuscitação, se necessário. Em caso de tosse e dificuldade para respirar, avaliar a existência de irritação pulmonar, bronquite e pneumonite. Vigilância para efeitos depressores do sistema nervoso central.

Na Ingestão

A indução do vômito poderá ser indicada na ingestão recente de grande quantidade de benzeno e se o paciente estiver consciente. Usar xarope de ipeca. Se não houver vômito com duas doses do xarope, poder-se-á optar pela lavagem gástrica como tentativa para o esvaziamento da quantidade absorvida. A lavagem gástrica deverá ser acompanhada de cuidados extremos, para prevenir a aspiração para os pulmões.

O carvão ativado em solução tem-se revelado útil pela diminuição da absorção do benzeno.

Tratar convulsões com diazepam e fenitoína.

No Contato com a Pele

Lavar com sabão e água em abundância.

No Contato com os Olhos

Lavar em água corrente durante 15 minutos. Se irritação, dor, edema, lacrimejamento ou fotofobia persistirem após 15 minutos, encaminhar ao oftalmologista.

Controle Biológico

- Dosagem do benzeno exalado.
- Dosagem urinária do ácido fenil mercaptúrico.
- Dosagem urinária do ácido Transtransmucônico.
- Dosagem do benzeno na urina.
- Hemograma.
- Contagem de plaquetas.
- Reticulócitos.

CLORETO DE BENZALCÔNIO

O cloreto de benzalcônio é um composto de amônio quaternário catiônico.

Os compostos de amônio quaternário são agentes de superfície usados como *umectantes, detergentes, emulsificadores e germicidas.*

Os agentes de superfície são aqueles cujos efeitos esperados limitam-se ao local de aplicação.

Os compostos de amônio quaternário são usados como germicidas, por sua capacidade de destruir microrganismos e desnaturar proteínas.

Os agentes de superfície podem ser aniônicos ou catiônicos. Os agentes aniônicos são antagonistas dos catiônicos, ou seja, neutralizam os seus efeitos. Sabões e outros agentes aniônicos (constituintes tissulares e pus) podem reduzir ou neutralizar o efeito de germicidas catiônicos. O etanol (álcool) intensifica o efeito germicida dos compostos de amônio quaternário, por isso as tinturas são mais eficazes que as soluções aquosas.

Destacam-se como agentes de superfície catiônicos:

1. Cloreto de benzalcônio (ALKYLBENZYLDIMETHYLAMMONIUM CHLORIDE 50% SOLN. AQU)

   Sinônimo: BENZALKONIUM CHLORIDE; QUARTERNARY AMMONIUM COMPOUND)

   Nome comercial: ZEPHIRAN
2. Cloreto de cetilpiridínio (CEEPRYN; CEPACOL)
3. Cloreto de benzetônio (CLORETO DE FEMEROL)
4. Cloreto de metilbenzetônio (DIAPARENE)
5. Brometo de domifen (BROMETO DE BRADOSOL)

O cloreto de benzalcônio é um líquido combustível, com ponto de fulgor igual a 40,5ºC, podendo formar misturas explosivas com o ar. Os vapores são mais pesados que o ar. Não há limite de tolerância à exposição ocupacional pela NR-15 ou pela ACGIH.

Aparece na composição de diversos produtos de uso doméstico, industrial e em medicamentos, por exemplo:

- Conservante, em soluções de cloreto de sódio, em fluidificantes nasais (0,1 mg de cloreto de benzalcônio/9 mg de cloreto de sódio) ("RINOSORO").
- Anti-séptico, em compressas de "curativos" ("BAND-AID").
- Anti-séptico, em colutórios ("COLUBIAZOL").
- Desodorantes de uso pessoal.
- Desinfetantes domésticos.

Informações de Toxicidade

Dose Letal (DL50)

Oral — ratos: 455 ± 10 mg/kg.

Oral — coelhos: 496 ± 70 mg/kg.
Intravenosa — ratos: 31 ± 2.4 mg/kg.

Obs.: DL50 é definida como a dose de uma substância química que provoca a morte de 50% dos indivíduos de um grupo de animais da mesma espécie, quando administrada pela mesma via.

Efeitos da Superexposição

Corrosivo: o contato com o produto, em concentrações maiores do que 1% pode causar irritação severa da pele e danos aos olhos. Exposição ao vapor do produto provoca irritação das membranas mucosas e paralisia respiratória. Pode ser fatal, se ingerido. Ingestão concomitante de álcool agrava os efeitos tóxicos.

Em Caso de Emergência

- *Olhos:* lavar com água em abundância, por 15 minutos no mínimo, procurar ajuda médica.
- *Pele:* lavar com água e sabão, procurar ajuda médica.
- *Inalação:* remover a vítima para local arejado, procurar ajuda médica.
- *Ingestão:* procurar ajuda médica.

Umectante: substância capaz de umedecer uma superfície, ao se diluir.
Detergente: substância capaz de limpar ou purificar uma superfície. Podem ser iônicos ou não e caracterizam-se por um equilíbrio hidrofóbico/hidrófilo.
Emulsificador: substância capaz de diminuir a tensão superficial entre duas fases líquidas de uma emulsão, tornando-a estável.
Germicida: agente que destrói microrganismos. Pode ser: bactericida, fungicida, virucida e amebicida.
Anti-séptico: substância que, ao ser aplicada ao tecido vivo, mata ou impede o crescimento de microrganismos.

CLORO (Cl_2)

Informações Gerais

O cloro é um gás mais denso que o ar, liqüefeito quando comprimido, de cor amarelo-esverdeada e de odor acre, irritante, sufocante, asfixiante e característico. É pouco solúvel em água. Pode se combinar com a água ou o vapor e produzir fumos tóxicos e corrosivos de ácido clorídrico.

Usos: produção de diversos compostos clorados orgânicos e inorgânicos, produção de compostos cloretos metálicos, indústria de pesticida, esterilização e desinfecção da água de beber, de piscinas e de sistemas industriais, agente alvejante na indústria de papel e celulose etc.

Grau de Insalubridade (NR-15)

Máximo.

Grau de Risco para a Saúde (API)

Não estabelecido.

Classificação de Carcinogênese Ocupacional (ACGIH/95-96)

Não estabelecida.

Limites de Tolerância

LT-MP ou TLV-TWA (ACGIH/95-96) = 0,5 ppm, 1,5 mg/m^3
LT-ECD ou TLV-STEL (ACGIH/95-96) = 1 ppm, 2,9 mg/m^3
LT-TETO ou TLV-CEILING = não estabelecido
IDLH = 25 ppm
MAC = 1 mg/m^3
LT-NR-15 (Brasil) = 0,8 ppm, 2,3 mg/m^3

Toxicocinética e Toxicodinâmica

Exposição Aguda

O cloro é um poderoso irritante das vias respiratórias, causando irritação da garganta, tosse intensa com espasmo brônquico (constrição dos brônquios), sensação de sufocação por espasmo dos músculos da laringe, dor retroesternal, depressão respiratória, sensação de queimação no nariz, escarro sanguinolento e edema agudo dos pulmões. Essa poderosa ação irritante nos pulmões é devida à formação de ácido hidroclórico. Em concentrações de 1.000 ppm, é fatal após algumas inspirações profundas. O cloro é corrosivo para os olhos, pele, vias respiratórias e membranas mucosas. A morte em elevadas concentrações ocorre principalmente por insuficiência respiratória e parada cardíaca devido a edema pulmonar agudo. A broncopneumonia é geralmente uma complicação letal (Quadro 5-2).

Exposição Crônica

O contato prolongado do organismo com concentrações acima de 5 ppm resulta em:

Quadro 5-2. Métodos de Manuseio e Utilização da Substância

Concentração do cloro (ppm)	*Efeitos*
0, 2–3	Limite de odor (pode surgir tolerância)
1–3	Moderada irritação de membranas
4	Máxima exposição no período de uma hora
5–15	Moderada irritação das vias superiores
6	Irritação da garganta
30	Tosse intensa com espasmos, dor torácica, vômito, dificuldade respiratória
40–60	Concentração perigosa em 30 minutos, pneumonia tóxica e edema pulmonar
50–100	Morte após uma hora de exposição
430	Fatal após 30 minutos
1.000	Fatal após algumas inalações

Fonte: Encyclopaedia of Occupational Healt and Safety.

- *Alterações pulmonares:* bronquite crônica, distúrbios da função pulmonar.
- *Alterações oculares:* conjuntivite, queratite, blefarite.
- *Alterações digestivas:* erosão do esmalte e da dentina, falta de apetite, vômitos e pirose.
- *Distúrbios gerais:* emagrecimento, anemia, dor de cabeça e vertigens.
- *Alteração na pele:* acne clorada.

Controle da Exposição e Prevenção da Intoxicação

— programa de treinamento em higiene, visando esclarecer sobre os métodos de manuseio e utilização da substância e os riscos à saúde;

— uso de equipamento de proteção: máscaras faciais, óculos, luvas de borracha, roupa adequada como aventais, mangas compridas etc;

— dotar os locais com lava-olhos, chuveiros e respiradores com filtros em locais com possibilidade de altas concentrações.

Primeiros Socorros

Na Inalação

Remoção imediata do paciente para local com ar fresco. Administrar oxigênio 100% umidificado em pacientes com dispnéia (dificuldade para respirar) e aperto no tórax. Se houver tosse ou dispnéia, será recomendável avaliação pulmonar com o objetivo de identificar irritação, bronquite ou pneumonite. Manobras de ressuscitação, se houver parada respiratória. Tratar o edema pulmonar.

Na Ingestão

Não considerado.

No Contato com a Pele

Lavar com água corrente e sabão durante no mínimo 15 minutos.

No Contato com os Olhos

Lavar copiosamente em água corrente, pelo menos durante 15 minutos. Colocar curativo estéril oclusivo. Analgésico oral. Encaminhar ao oftalmologista.

Controle Biológico

Exame médico periódico.

DIETANOLAMINA (DEA) (HO $(CH_2)_2OH$)

Informações Gerais

É uma amina alifática e tem estado físico de um líquido viscoso, claro, com odor levemente amoniacal.

Usos: produção de agentes dispersantes, emulsificantes e alcalinizantes e de limpeza, cosméticos, detergentes etc. Na indústria do petróleo é usada no tratamento de gases ácidos.

Sinônimos: 2-2 iminodietanol.

Grau de Insalubridade (NR-15)

Não estabelecido.

Grau de Risco para a Saúde (API)

Alto à exposição aguda e moderado à exposição crônica.

Classificação de Carcinogênese Ocupacional (ACGIH/95-96)

Não estabelecida.

Limites de Tolerância

LT-MP ou TLV-TWA (ACGIH/95-96) = 0,46 ppm, 2 mg/m^3.

Toxicocinética e Toxicodinâmica

Exposição Aguda

As aminas são bases e podem, em conseqüência, formar soluções alcalinas fortes. A DEA é um irritante da pele, membranas mucosas e olhos. Não foram encontrados dados de toxicidade sistêmica aguda.

Exposição Crônica

Os dados existentes na literatura são escassos. Estudos com animais de laboratório expostos à DEA mostraram toxicidade ao fígado e aos rins. Não foram encontrados dados sobre efeitos crônicos na exposição local. Há referência quanto aos efeitos crônicos sistêmicos serem leves.

Controle da Exposição e Prevenção da Intoxicação

Ventilação e exaustão dos locais de trabalho. Uso de equipamentos: luvas, óculos etc.

Primeiros Socorros

Na Inalação

Remover da exposição, tratar sintomas.

Na Ingestão

Não induzir o vômito. Administrar água ou leite para diluir e atenuar o efeito cáustico. Lavagem gástrica criteriosa, devido à ação cáustica da substância. Os riscos e benefícios da lavagem gástrica devem ser avaliados. Usar sonda de grosso calibre. O carvão ativado em solução pode ser útil.

No Contato com a Pele

Lavar com água e sabão.

No Contato com os Olhos

Lavar com água corrente durante 15 minutos. Encaminhar ao oftalmologista.

Controle Biológico

Não considerado.

DIÓXIDO DE ENXOFRE (SO_2)

Informações Gerais

É um gás incolor, às condições normais de temperatura, de sabor ácido, odor pungente, sufocante, de enxofre queimando. O SO_2 é facilmente liqüefeito quando comprimido e condensa-se na forma líquida à temperatura de - 10ºC. O limite de percepção de odor é em torno de 3 ppm. Combina-se facilmente com a água, formando ácido sulfuroso (H_2SO_3) e ácido sulfúrico (H_2SO_4).

Na indústria de petróleo, o dióxido de enxofre é lançado na atmosfera na queima do petróleo, constituindo cerca de 95% dos compostos de enxofre resultantes da combustão do petróleo. As principais fontes emissoras em refinarias são: caldeiras, unidades de craqueamento e regeneração, *flares* e operações de tratamento.

Usos: intermediário na produção de ácido sulfúrico, produção de diversos compostos sulfurosos, agente alvejante para o açúcar, fibras, colas, couro etc.

Sinônimos: anidrido de ácido sulfuroso, óxido sulfuroso, óxido de enxofre, anidrido sulfuroso.

Grau de Insalubridade (NR-15)

Máximo.

Grau de Risco para a Saúde (API)

Moderado à exposição aguda e à exposição crônica.

Classificação de Carcinogênese Ocupacional (ACGIH/95-96)

Não classificado como carcinogênico para o homem.

Limites de Tolerância

LT-MP ou TLV (ACGIH/95-96) = 2 ppm, 5,2 mg/m^3
LT-ECD ou TLV-STEL (ACGIH/95-96) = 5 ppm, 13 mg/m^3
LT-TETO ou TLV-CEILING = não estabelecido
IDLH = 100 ppm
MAC (Rússia) = 10 mg/m^3
LT-NR-15 (Brasil) = 4 ppm, 10 mg/m^3

Toxicocinética e Toxicodinâmica

Exposição Aguda

O SO_2 é um gás irritante e seus efeitos devem-se à formação de ácido sulfúrico e ácido sulfuroso ao contato com as mucosas umedecidas, em conseqüência de sua rápida combinação com água, quando ocorre reação de oxidação.

A intoxicação aguda resulta da inalação de concentrações elevadas de SO_2. A absorção pela mucosa nasal é bastante rápida, e aproximadamente 90% de todo o SO_2 inalado são absorvidos na via aérea superior, onde ocorre a maioria dos efeitos. Logo após a absorção, ele é distribuído prontamente pelo organismo, atingindo tecidos e o cérebro. Observa-se irritação intensa da conjuntiva e das mucosas das vias aéreas superiores, ocasionando dificuldade para respirar (dispnéia), desconforto, extremidades arroxeadas (cianose), rapidamente seguidas por distúrbio da consciência. A morte pode resultar do espasmo reflexo da laringe, edema de glote, com conseqüente privação do fluxo de ar para os pulmões, congestão da pequena circulação (pulmões), surgindo edema pulmonar e choque.

Pneumonia pode ser uma complicação após exposição aguda à substância. Broncoconstrição e sibilos (chiado no peito) podem surgir. Pacientes asmáticos podem apresentar broncospasmo em baixas concentrações da substância.

Em baixas concentrações, a tosse é o sintoma mais comum. Experimentos com voluntários humanos sadios, expostos por 10 minutos a concentrações de 5 a 10 ppm de SO_2, demonstraram alterações da função pulmonar como aumento da resistência à respiração e diminuição do volume expiratório de reserva, secundários à constrição brônquica.

Na pele, o contato com o líquido pressurizado provoca queimadura, devido à baixa temperatura. A formação de ácido sulfuroso leva a queimaduras. Reações alérgicas por hipersensibilidade podem ocorrer.

O SO_2 penetra no tubo digestivo, diluindo-se na saliva e formando ácido sulfuroso. Os dentes perdem o brilho, surgem amarelamento do esmalte, erosões dentárias e distúrbios das gengivas.

Após ser deglutido, o dióxido de enxofre é absorvido, provocando alterações metabólicas como acidose, diminuição da reserva alcalina e aumento da excreção urinária de amônia.

Outros distúrbios metabólicos têm sido encontrados: desordens no metabolismo das proteínas, carboidratos, deficiências de vitaminas B e C.

É provável que a absorção de grande quantidade de SO_2 tenha efeitos hematológicos, produzindo metemoglobina. Níveis de sulfemoglobina de 6% a 12% foram encontrados na autópsia de dois trabalhadores que morreram intoxicados.

O contato com a pele provoca irritação, devido à formação de ácido sulfuroso com o suor.

Exposição Crônica

A exposição prolongada a concentrações elevadas de SO_2 provoca nasofaringite, com sensação de ardência, dor e secreção sanguinolenta nasal, dor na garganta, tosse seca ou produtiva, eritema e edema (inflamação) da mucosa nasal, das amígdalas, da faringe e laringe. Em estágios mais avançados, ocorre atrofia dessas mucosas com ulceração do septo nasal que leva a sangramentos profundos. Pode ocorrer perda do olfato .

Nas vias aéreas inferiores, o SO_2 ocasiona bronquite crônica, enfisema pulmonar e infecções respiratórias freqüentes.

Controle da Exposição e Prevenção da Intoxicação

Controle da emissão, ventilação dos locais, enclausuramento do processo, equipamento de proteção respiratória para os locais com elevadas concentrações.

Higiene pessoal rigorosa, escovação dos dentes após o trabalho e dieta rica em proteínas e vitaminas.

Primeiros Socorros

Na Inalação

Remover o paciente da exposição para local com ar fresco. Adotar manobras de ressuscitação se houver parada respiratória. Usar oxigênio a 100% umidificado com ventilação assistida, se necessário. Intubação ou traqueostomia poderão ser necessárias se o edema das vias superiores provocar obstrução. O edema pulmonar poderá requerer ventilação artificial e o uso de pressão expiratória positiva.

Broncodilatadores simpaticomiméticos poderão ser úteis se ocorrer broncospasmo. O uso de corticóides é controverso. Antibióticos podem ser necessários em casos de infecção secundária.

Na Ingestão

Não considerado.

No Contato com a Pele

Não considerado.

No Contato com os Olhos

Lavar com água corrente ou solução de bicarbonato de sódio a 2%.

Controle Biológico

Não estabelecido.

ENXOFRE(S)

Informações Gerais

Apresenta-se na forma de um pó amarelo.

Usos/fontes: produção de ácido sulfúrico, sulfatos, hipossulfitos, dissulfeto de carbono, produção de fósforo, vulcanização da borracha, na agricultura como inseticida e no tratamento do vinho, na medicina como laxante, anti-séptico e parasiticida, na indústria do papel, na indústria de plásticos e sintéticos, na indústria de tintas, na siderurgia, no refino de petróleo como catalisador etc.

O enxofre é bem distribuído na natureza, sendo encontrado na crosta terrestre e em depósitos vulcânicos. Outras fontes secundárias são petróleo, gás natural e o carvão.

Grau de Insalubridade (NR-15)

Não estabelecido.

Grau de Risco para a Saúde (API)

Não estabelecido.

Classificação de Carcinogênese Ocupacional (ACGIH/95-96)

Não estabelecida.

Limites de Tolerância

Não estabelecidos.

Toxicocinética e Toxicodinâmica

Exposição Aguda

A inalação do enxofre provoca irritação das membranas das vias aéreas, com inflamação e secreção catarral da mucosa nasal, traqueobronquite, tosse com expectoração e dificuldade para respirar.

O contato com os olhos provoca irritação, lacrimejamento, fotofobia, conjuntivite, blefaroconjuntivite e lesão do cristalino, surgindo opacificação e coriorretinite focal.

O contato com a pele provoca irritação, surgindo eritemas.

Exposição Crônica

A exposição prolongada ao enxofre provoca doença pulmonar crônica (enfisema, bronquiectasia, asma) e sinusite (maxilar, frontal).

O manuseio prolongado provoca, na pele, lesões eritematosas, eczematosas e ulcerosas.

Controle da Exposição e Prevenção da Intoxicação

Uso de EPI: proteção respiratória, luvas etc.

Primeiros Socorros

Na Inalação

Remover da exposição para local com ar fresco, administrar oxigênio 100% umidificado e ventilação assistida, se necessário. Se houver desenvolvimento de tosse ou dificuldade para respirar, avaliar possível irritação respiratória ou bronquite. Tratar secreções respiratórias com expectorantes. Tratar asma.

Na Ingestão

Induzir o vômito. Se não houver êxito, realizar lavagem gástrica. Usar carvão ativado.

No Contato com a Pele

Lavar com água corrente.

No Contato com os Olhos

Lavar com água corrente por pelo menos 15 minutos. Se persistirem dor, inchação, lacrimejamento ou fotofobia, encaminhar ao oftalmologista.

Controle Biológico

Não estabelecido. Candidatos a trabalho com exposição ao enxofre que sejam portadores de bronquite ou asma devem ser contra-indicados. Exame médico periódico com avaliação da função respiratória e raios X do tórax para os expostos.

FENOL (C_6H_5OH)

Informações Gerais

O estado físico do fenol pode ser sólido ou líquido. Possui um odor pungente, nauseante, aromático, característico.

Usos: produção de resinas fenólicas, outros compostos fenólicos e caprolactama, em desinfetantes e agentes anti-sépticos. Na indústria, tem diversos usos como solvente etc. No refino de petróleo é usado como solvente para extração de aromáticos.

Sinônimos: hidroxibenzeno, ácido carbólico, hidróxido de fenila.

Grau de Insalubridade (NR-15)

Máximo.

Grau de Risco para a Saúde (API)

Severo à exposição aguda.

Classificação de Carcinogênese Ocupacional (ACGIH/95-96)

Não classificado como carcinogênico para o homem.

Limites de Tolerância

LT-MP ou TLV-TWA (ACGIH/95-96) = 5 ppm, 19 mg/m^3
MAC (Rússia) = 0,3 mg/m^3
LT-NR-15 (Brasil) = 4 ppm, 15 mg/m^3

Toxicocinética e Toxicodinâmica

Exposição Aguda

O fenol é prontamente absorvido pelas vias cutâneas, digestiva e respiratória, esta última na forma de vapores. Em sua maior parte, é oxidado ou conjugado com o ácido sulfúrico, glucurônico e outros ácidos, sendo eliminado na urina como fenol "conjugado". Uma pequena porção do fenol é eliminada como fenol "livre", e os efeitos tóxicos da substância estão diretamente relacionados com a concentração sangüínea deste fenol "livre".

À inalação, os vapores do fenol são irritantes das vias respiratórias e corrosivos para os tecidos. A exposição a concentrações elevadas provoca taquipnéia, broncopneumonia, bronquite, edema pulmonar e parada respiratória.

No sistema nervoso central surge inicialmente excitação, rapidamente seguida por convulsões e inconsciência devido à depressão.

Em nível hematológico surge metemoglobinemia.

O contato com a pele e as mucosas produz irritação, queimaduras, inflamação, eczema, descoloração, necrose e gangrena. A absorção da substância através da pele é muito rápida, surgindo os mesmos efeitos da absorção por via digestiva e respiratória. Irritação ocular com possíveis lesões permanentes na exposição a elevadas concentrações.

À ingestão, o fenol provoca ardor intenso na boca e garganta, seguido de dor abdominal e efeitos corrosivos. O fenol exerce uma ação predominante sobre os centros superiores, surgindo palidez, suor frio, fraqueza muscular, tremores, convulsão, pulso débil e lento, cianose (extremidades arroxeadas) e morte devido à insuficiência respiratória.

Exposição Crônica

A intoxicação crônica pelo fenol não é bem relatada na literatura, havendo referência sobre sua baixa freqüência na atualidade. Exposições severas são caracterizadas por desordens sistêmicas, como:

Distúrbios digestivos: vômito, dificuldades para engolir, diarréia, perda do apetite e alteração na função do fígado.

Distúrbios neurológicos: dor de cabeça, fraqueza e vertigem.

Distúrbios renais: alteração da função dos rins.

Em nível local: irritação da mucosa nasal e da faringe, irritação ocular, dermatite de contato devido ao contato prolongado com a pele.

Controle da Exposição e Prevenção da Intoxicação

— controle ambiental. Ventilação local com atenção especial para áreas fechadas e trabalhos em tubulações, reservatórios etc;

— uso de equipamentos: botas, luvas, roupa impermeável, máscara, óculos e até ar mandado para locais confinados.

Primeiros Socorros

Na Inalação

Remover imediatamente o paciente da exposição para local com ar fresco, tratando os sintomas de irritação do nariz e da garganta. Administrar oxigênio 100% umidificado e ventilação assistida. Se houver dificuldade para respirar e tosse, avaliar possibilidade de irritação do trato respiratório, bronquite e pneumonite. Tratar convulsões, lesões ao fígado e aos rins (anúria).

Na Ingestão

Devido ao potencial para rápido desenvolvimento de coma, convulsões e efeitos irritantes, a lavagem gástrica e o uso de carvão ativado são preferíveis à indução de vômito. Para a lavagem gástrica, usar sonda de grosso calibre e solução salina. Colocar o paciente em decúbito lateral e posição de Trendelemburg. Tratar convulsões com diazepam e fenitoína. [42]

No Contato com a Pele

Remover roupas contaminadas. Para o tratamento das queimaduras, a primeira escolha é a utilização do polietilenoglicol (PEG), a ser utilizado na limpeza das áreas afetadas; face à alta lipossolubilidade do fenol, poderá haver risco de maior dano aos tecidos com a lavagem com água. Se o PEG não estiver disponível, lavar as partes afetadas com grande quantidade de água e sabão, usando esponja, até o desaparecimento do cheiro da substância.

No Contato com os Olhos

Lavagem em água corrente durante pelo menos 15 minutos. Encaminhar ao oftalmologista.

Controle Biológico

— dosagem urinária de fenol. IBMP = 250 mg/g creatinina (NR-7);
— avaliação da função hepática (fígado);
— avaliação da função renal, exame sumário de urina.

FURFURAL (C_4H_3O-CHO)

Informações Gerais

É um líquido de cor âmbar, com cheiro aromático.

Usos: como solvente no refino de óleos lubrificantes, resinas e outras substâncias orgânicas, como intermediário para o tetraidrofurano, álcool furfural e polímeros fenólicos, como inseticida, germicida, fungicida etc.

Sinônimos: 2-furaldeído, furfuraldeído, aldeído piromucico.

Grau de Insalubridade (NR-15)

Não estabelecido.

Grau de Risco para a Saúde (API)

Altamente tóxico à exposição aguda.

Classificação de Carcinogênese Ocupacional (ACGIH/95-96)

Carcinogênico para animais.

Limites de Tolerância

LT-MP ou TLV-TWA (ACGIH/95-96) = 2 ppm, 7,9 mg/m^3
LT-MP ou TLV-TWA (OSHA) = 5 ppm, 20 mg/m^3
IDLH = 250 ppm
MAC (Rússia) = 10 mg/m^3

Toxicocinética e Toxicodinâmica

Exposição Aguda

O risco de intoxicação pelo furfural é limitado, devido à sua baixa volatilidade à temperatura normal. Os seus vapores são irritantes dos olhos, das membranas respiratórias e da pele. É um depressor do sistema nervoso central. Embora os vapores do furfural sejam irritantes, o líquido tem baixa volatilidade, portanto, a inalação de quantidade significativa no trabalho é improvável.

Exposição Crônica

A exposição prolongada ao furfural provoca dor de cabeça, fadiga, perda da sensibilidade, do tato, "dormência da língua" e distúrbios neurológicos, como tremores e tontura.

O contato com a pele provoca dermatite, eczema, fotossensibilidade e alergia.

Controle da Exposição e Prevenção da Intoxicação

Ventilação exaustora para manter a concentração abaixo dos limites de tolerância. Uso de EPI, para prevenir contato com a pele, e proteção facial.

Primeiros Socorros

Na Inalação

Remover da exposição. Administrar oxigênio e ressuscitação, se necessário.

Na Ingestão

Provocar o vômito se houver ingestão recente e de grande quantidade do produto e se o paciente não estiver comatoso e em convulsões. Se não houver sucesso, avaliar quantidade ingerida e estabelecer critério para a lavagem gástrica, face aos riscos.

No Contato com a Pele

Remover as roupas contaminadas. Lavar a área atingida com água e sabão.

No Contato com os Olhos

Lavar com água corrente por pelo menos 15 minutos. Se persistirem dor, irritação, lacrimejamento e edema, encaminhar ao oftalmologista.

Controle Biológico

Não estabelecido.

GÁS SULFÍDRICO (H_2S)

Informações Gerais

O H_2S é um gás incolor, mais pesado do que o ar, com odor desagradável de ovos podres. Seu estado físico pode ser líquido sob pressão.

Usos: produção de diversos sulfetos inorgânicos, ácido sulfúrico, compostos orgânicos sulfurosos, desinfetante em agricultura etc.

Na indústria do petróleo, as principais fontes de exposição são:

— perfuração e produção: poços de gás e óleo;
— transporte e armazenamento do petróleo;
— refinarias: efluentes líquidos, petróleo cru, hidrocraqueamento, bombas, hidrogenação, respiros de tanques, unidades de destilação do petróleo, águas ácidas, sistemas *blow down*, drenagem de tanques.

Sinônimos: sulfeto de hidrogênio, hidrogênio sulfurado, ácido hidrossulfúrico, sulfeto de diidrogênio.

Grau de Insalubridade (NR-15)

Máximo.

Grau de Risco para a Saúde (API)

Altamente tóxico à exposição aguda.

Classificação de Carcinogênese Ocupacional (ACGIH/95-96)

Não estabelecida.

Limites de Tolerância

LT-MP ou TLV-TWA (ACGIH/95-96) = 10 ppm, 14 mg/m^3
LT-ECD ou TLV-STEL (ACGIH/95-96) = 15 ppm, 21 mg/m^3

IDLH = 300 ppm
MAC (Rússia) = 10 mg/m^3
LT-NR-15 (Brasil) = 8 ppm, 12 mg/m^3

Toxicocinética e Toxicodinâmica

O gás sulfídrico é um gás altamente tóxico e irritante, que atua sobre o sistema nervoso, os olhos e as vias respiratórias. A intoxicação com a substância pode ser aguda, subaguda e crônica, dependendo da concentração do gás no ar, da duração, da freqüência da exposição e da suscetibilidade individual.

O H_2S inibe enzimas que contêm metais essenciais como ferro (Fe) e cobre (Cu). Destaca-se a inibição da citocromoxidase, levando a bloqueio da respiração celular no interior das células. O H_2S forma sulfetos metálicos (citocromoxidase-sulfeto), pela reação com o ferro trivalente (Fe^{3+}) desta enzima. Em conseqüência, há um bloqueio na troca de elétrons na cadeia respiratória, o oxigênio não é consumido e não há produção de energia.

O H_2S interage com a metemoglobina, formando o complexo sulfometemoglobina. Combina-se também em pequena proporção com a hemoglobina, formando sulfemoglobina.

Exposição Aguda

O H_2S é um gás volátil, e a principal via de penetração é a respiratória. Experimentos com animais de laboratório mostraram absorção através da pele; contudo, no homem, a absorção por essa via é discutida.

- No nível dos alvéolos pulmonares, o H_2S solubiliza-se no líquido surfactante que cobre a superfície das células, ocorrendo reação com compostos básicos presentes no tecido. Durante a solubilização ocorre a hidrólise. A forma ionizada (H^+) tem caráter ácido, enquanto a forma molecular (H_2S) é lipossolúvel e atravessa facilmente a membrana alveolocapilar, que tem uma composição lipídica. A partir desse ponto, o H_2S atinge a corrente sangüínea, distribuindo-se para todo o organismo, produzindo efeitos sistêmicos (Quadro 5-3).
- No nível do sistema nervoso central: excitação seguida de depressão, particularmente no centro respiratório: fraqueza, dor de cabeça, náusea, vômito, hiperexcitabilidade, alucinações, amnésia, irritabilidade, delírio, sonolência, fraqueza, convulsões e morte.
- No nível do sistema respiratório: tosse, às vezes expectoração sanguinolenta, polipnéia (respiração rápida), espasmo brônquico, às vezes edema agudo de pulmão, traqueobronquite, broncopneumonia tardia, rinite com anosmia (perda do olfato).

- No nível cardiovascular: hipotensão, arritmias (taquicardia, bradicardia, fibrilação atrial).

Quadro 5-3. Demonstrativo de Efeitos Sistêmicos

Concentração do H_2S (ppm)	*Tempo de exposição*	*Efeitos*
0,0005–0,13	1 min	Percepção do odor
10-21	6–7 h	Irritação ocular
50–100	4 h	Conjuntivite
150–200	2–15 min	Perda do olfato
200–300	20 min	Inconsciência, hipotensão, edema pulmonar, convulsão, tontura e desorientação
900	1 min	Inconsciência e morte
1.800–3.700	Instantes	Morte

A perda do olfato resulta da interação do H_2S com o zinco (Zn), que é importante nas reações de percepção do olfato. A fadiga olfatória ocorre em dois a 15 minutos, em concentrações acima de 100 ppm. Dessa forma, o odor do H_2S não é parâmetro seguro para se avaliarem concentrações perigosas.

A ação irritante do H_2S sobre a pele e as mucosas gastrintestinais. Decorre da formação de sulfeto de sódio, surgindo prurido (coceira), queimação e hiperemia (vermelhidão). Nos olhos surgem conjuntivite, fotofobia, lacrimejamento e opacificação da córnea.

No aparelho digestivo, o H_2S irrita a mucosa gastrintestinal e produz náusea e vômito.

A biotransformação do H_2S ocorre muito rapidamente e envolve, em parte, reações de oxidação pela hemoglobina oxigenada e por enzimas hepáticas, formando sulfatos e tiossulfatos que são eliminados pela urina e pelas fezes.

Quando este mecanismo de desintoxicação é insuficiente, como ocorre em exposição a concentrações muito elevadas, acima de 700 ppm, o H_2S é eliminado inalterado no ar expirado.

Alguns estudos mostraram maior incidência de conjuntivite e ceratoconjuntivites na exposição noturna. Isto poderia ser explicado pelos seguintes mecanismos:

1. A biotransformação do H_2S em sulfatos depende da glutationa, cuja concentração não é constante durante as 24 horas do dia.
2. Pelas variações de concentração urinária de metais, havendo evidência de menor concentração de cobre e zinco à noite.
3. Pela menor renovação celular do tecido epitelial da mucosa ocular e córnea, à noite.

Exposição Crônica

Não existe concordância na literatura quanto a efeitos na exposição crônica ao H_2S, e o tema é discutível, devido à sua rápida biotransformação.

Contudo, estudos mostram a possível ocorrência de efeitos sistêmicos a exemplo de alterações neurológicas, distúrbios neurovegetativos, polineurites, vertigem, dor de cabeça, nervosismo, paralisia e fraquezas. Taxas elevadas de abortamento foram encontradas em mulheres grávidas expostas ao H_2S; distúrbios digestivos, como perda do apetite, perda de peso e náuseas.

Efeitos locais a exemplo de conjuntivite, inflamação das vias aéreas superiores, bronquite crônica, conjuntivite e ceratoconjuntivite.

Controle da Exposição e Prevenção da Intoxicação

Todo o pessoal envolvido nos processos onde haja exposição ao H_2S deverá estar suficientemente informado dos riscos, como também adequadamente treinado para atendimento de emergência.

Enclausuramento ou isolamento dos processos. Ventilação e exaustão em áreas com possibilidades de vazamentos.

Usos de equipamento de proteção respiratória: máscara com filtro químico e até ar mandado.

Primeiros Socorros

Na Inalação

Remoção imediata do paciente da área contaminada e manobras de ressuscitação cardiopulmonar, se necessário. Transferência da vítima ao setor de saúde e, na vigência de sinais e sintomas de envenenamento sistêmico, adotar:

1. Oxigênio a 100% umidificado. A oxigenoterapia pode diminuir os efeitos tóxicos do H_2S. Uso de oxigenoterapia hiperbárica, se disponível, pode ser útil.
2. Inalação do conteúdo de uma ampola de nitrito de amilo embebido em algodão, lenço ou qualquer tecido durante 30 segundos. Pode-se repetir a cada minuto, durante cinco minutos. A inalação do nitrito de amilo deverá ser suspensa quando se iniciar o nitrito de sódio.
   Ação do medicamento:
   a) reduz o trabalho cardíaco e as necessidades de oxigênio;
   b) estimula a respiração por ação nos quimiorreceptores do seio carotídeo;
   c) rapidamente absorvido, ganha a corrente sangüínea, onde transforma a hemoglobina em metemoglobina, que compete com a citocromoxidase

pelos íons sulfeto, formando sulfometemoglobina, recuperando a citocromoxidase;

d) melhora o espasmo (constrição) dos brônquios e previne o espasmo das coronárias.

3. Administração venosa lenta de 10 ml de nitrito de sódio a 3%, o mais rápido possível, em período de três minutos.

   Ação do medicamento:

   a) é também um agente formador de metemoglobina, que protege a citocromoxidase, prevenindo a anoxia (baixa oxigenação);

   b) formação de tiossulfatos, que são eliminados na urina.

   A ação antidotal do nitrito de sódio é atribuída à competição pelos sulfetos livres entre os tecidos, à citocromoxidase e à metemoglobina circulante, formando o composto sulfometemoglobina, que lentamente libera os sulfetos para processos de metabolização endógena. A citocromoxidase liberada reativa o metabolismo aeróbico.

   A eficácia da terapia com nitritos é controversa; contudo, eles têm sido empregados com sucesso em intoxicações severas, e o benefício advém da prevenção da anoxia severa ao converterem a hemoglobina em metemoglobina, preservando a citocromoxidase. A efetiva ação do medicamento ocorre quando ele é utilizado alguns minutos após a exposição.

4. Tratamento das complicações: convulsões (com diazepam, fenitoína ou fenobarbital). edema agudo dos pulmões, arritmias, hipotensão (com dopamina ou norepinefrina) e parada cardiorrespiratória.

Na Ingestão

Não considerado.

No Contato com a Pele

Lavagem abundante durante 15 minutos, usar soluções fisiológicas (soro) e anestésicos.

No Contato com os Olhos

Lavagem abundante com soro fisiológico por 15 minutos, usar solução de ácido bórico ou solução fisiológica isotônica. Encaminhar ao oftalmologista, se indicado.

Controle Biológico

A determinação do H_2S no sangue é o único método para confirmar exposição a concentrações elevadas.

HEPTANO (C_7H_{16})

Informações Gerais

É um líquido volátil, incolor, com odor fraco de hidrocarboneto. É obtido do gás natural e do óleo cru, em processos do refino de petróleo. É constituinte da gasolina.

Usos: tem diversos usos como solvente.

Sinônimos: dipropilmetano, n-heptano.

Grau de Insalubridade (NR-15)

Não estabelecido.

Grau de Risco para a Saúde (API)

Baixo à exposição aguda e crônica.

Classificação de Carcinogênese Ocupacional (ACGIH/95-96)

Não estabelecida.

Limites de Tolerância

LT-MP ou TLV-TWA (ACGIH/95-96) = 400 ppm, 1.640 mg/m^3
LT-ECD ou TLV-STEL (ACGIH/95-96) = 500 ppm, 2.050 mg/m^3

Toxicocinética e Toxicodinâmica

Exposição Aguda

O heptano e seus isômeros (iso-heptanos) são lipossolúveis e são rapidamente absorvidos pelos pulmões e pele. Fisiologicamente, o heptano aparenta ser mais ativo que o hexano. Homens expostos a 0,1% de heptano mostraram leve vertigem em seis minutos e a 0,2%, em quatro minutos; a 0,5% houve marcante inabilidade para manter o equilíbrio e a coordenação. A uma concentração de 4,8% houve parada respiratória em três minutos de exposição.

A uma concentração de 1.000 ppm por seis minutos surge tontura. Concentrações superiores a esta e por curto período provocam incoordenação, marcante vertigem e euforia.

Os vapores do heptano são irritantes de membranas mucosas e provocam náusea.

O contato com a pele pode provocar dor, queimação e coceira.

O heptano é classificado como sensibilizante do miocárdio, provocando arritmias cardíacas.

Exposição Crônica

Acredita-se que o heptano tenha efeito neurotóxico similar ao do hexano, provocando neuropatia. Ver *hexano*, p. 114.

Controle da Exposição e Prevenção da Intoxicação

Ventilação dos locais de trabalho. Uso de EPI: luvas, máscara.

Primeiros Socorros

Na Inalação

Remover da exposição. Administrar medidas de ressuscitação e oxigênio, se necessário.

Na Ingestão

Não induzir vômito. Lavagem gástrica criteriosa, face ao risco de aspiração.

No Contato com a Pele

Lavar com água e sabão.

No Contato com os Olhos

Lavar com água corrente durante 15 minutos.

Controle Biológico

Não estabelecido.

HEXILENO-GLICOL

Sinônimo: 2-metil-2,4-pentanediol.

```
      OH      OH
      |       |
 CH3–C–CH2–C–CH3
      |       |
     CH3      H
```

Principais Usos

Solvente, umectante, absorvedor de água e dispersante, na composição de tintas, vernizes, produtos de limpeza, produtos para tratamento de madeiras, perfumes, cosméticos, fluido de freio.

Propriedades

Líquido incolor, pouco odor agridoce. Pouco higroscópico, solúvel em água, miscível com a maioria dos solventes orgânicos.

Ponto de fusão = –37°C.
Massa molar = 118,17.
Densidade = 0,9216.
Ponto de ebulição atmosférico = 198°C.
Ponto de ignição, confinado = 93°C.
Auto inflamação = 425°C.
Explosividade no ar, a partir de 1,7% em volume.
Decompõe-se rapidamente em meio ácido, dependendo da quantidade de ácido e da temperatura, podendo manter-se estável a até 100°C em presença de ácidos orgânicos fracos. Porém, em presença de ácidos concentrados, decompõe-se imediatamente, formando metilpentenol e metilpentadieno.
Forte reagente com oxidantes. Não ataca metais e ligas comuns.

Riscos de Incêndio

O produto é inflamável e seus vapores podem formar misturas explosivas.

O combate a incêndio deve ser feito com água pulverizada, pós-químicos e produtos halogenados.

Risco Toxicológico

Irritante da pele e mucosas, sob contato prolongado. Pode provocar lesões na córnea. Altas concentrações de vapores podem produzir ação narcótica.

TLV-C (ACGIH/1981) = 25 ppm ou 125 mg/m^3.
Threshold Limit Value-Ceiling = Limite de Tolerância — Valor Teto (Valor que não pode ser ultrapassado em nenhum momento da jornada de trabalho.)

Recomendações Gerais

— armazenar em local ventilado, com dique de segurança ou bacia de retenção (impermeabilidade a vazamentos). Não usar oxigênio ou ar para movimentar

o produto, devido à reação com produtos oxidantes. Prover material absorvente, para o caso de pequenos derramamentos. Manter longe de chamas e proibir o fumo nos locais de armazenagem e de utilização;
— usar luvas e óculos de segurança. Prover o local de lava-olhos. Em caso de contato com os olhos, lavar com água em abundância, por 15 minutos, no mínimo. Em caso de ingestão, estando a vítima ***consciente***, oferecer água suficiente e induzir o vômito. Em caso de contato com a pele, lavar imediatamente, trocando as roupas que estiverem molhadas com o produto;
— não despejar diretamente no esgoto. Manter os resíduos em recipientes fechados, para posterior incineração;
— etiquetar recipientes de acordo com a NR-26.

HEXANO (CH_3 $(CH_2)_4CH_3$)

Informações Gerais

O hexano é um líquido incolor, volátil, com odor fraco; hidrocarboneto alifático saturado ou alcano, sendo um de vários hidrocarbonetos com ponto de ebulição baixo (entre 40° e 90°C) obtidos em processos de destilação, craqueamento e reforma. Estes hidrocarbonetos são uma mistura de alcanos e cicloalcanos com cinco a sete átomos de carbono (n-pentano, n-hexano, n-heptano, isopentano, ciclopentano, 2-metil pentano, 3-metil pentano, ciclo-hexano, metil ciclopentano). A destilação fracionada desta mistura produz hidrocarbonetos com vários graus de pureza.

O n-hexano ou especial contém benzeno na proporção de 4%. O hexano comum ou comercial contém benzeno numa proporção menor do que 1%.

Usos: tem diversos usos comerciais, sendo constituinte de solventes, colas, adesivos, indústria de borracha e extração de óleos vegetais. Na indústria do petróleo é largamente utilizado como solvente.

Sinônimos: dipropil.

Grau de Insalubridade (NR-15)

Não estabelecido.

Grau de Risco para a Saúde (API)

Baixo à exposição aguda, moderado à exposição crônica.

Classificação de Carcinogênese Ocupacional (ACGIH/95-96)

Não estabelecida.

Limites de Tolerância

LT-MP ou TLV-TWA (ACGIH/95-96) = 50 ppm, 176 mg/m^3
IDLH = 5.000 ppm
MAC (Rússia) = 1.800 mg/m^3

Toxicocinética e Toxicodinâmica

Exposição Aguda

Sendo volátil e lipossolúvel, o n-hexano é absorvido pela via respiratória (15% do total inalado) e através da pele, sendo lenta a absorção por ambas as vias. A quantidade absorvida através da pele é extremamente pequena.

Na corrente sangüínea o n-hexano é distribuído através das lipoproteínas plásmaticas, tendo afinidade pelo sistema nervoso, rico em gorduras. É biotransformado no fígado, sendo oxidado a 2,5 hexanodiona, metabólito tóxico para o sistema nervoso, e eliminado pela urina (Fig. 5-2). O hexano também é eliminado de forma inalterada pelos pulmões.

Os vapores do hexano são anestésicos de baixo poder de narcose. Os efeitos agudos ocorrem durante exposição a altas concentrações, em torno de 5.000 ppm, surgindo tontura, vertigem, náuseas, dor de cabeça, irritação nos olhos e na garganta. Em animais expostos a concentrações de 30.000 ppm, observam-se convulsões e narcose.

Os vapores de hexano são irritantes das vias aéreas superiores.

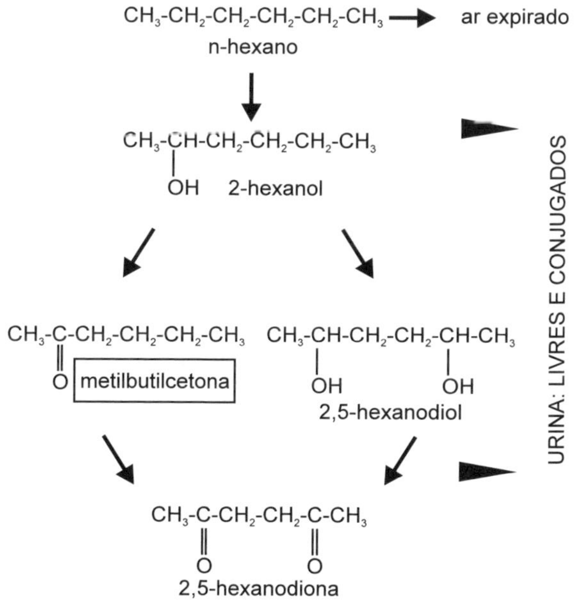

Fig. 5-2. Biotransformação do hexano.

Na pele, o hexano atua como um irritante, devido à sua ação desengordurante.

Se ingerido, o hexano provoca náuseas, tontura, irritação brônquica e intestinal. O risco de aspiração para as vias respiratórias faz com que 50 ml possam ser fatais para o homem.

Exposição Crônica

Os efeitos crônicos ocorrem após exposições prolongadas. Estes efeitos são manifestados no sistema nervoso periférico, através de degeneração das fibras nervosas, intumescência dos axônios e desmielinização de fibras nervosos.

Em conseqüência, surgem os seguintes sinais e sintomas: deficiência motora, que pode levar à incapacidade para a movimentação, devido à paralisia dos músculos da coxa, especialmente o quadríceps, como também no nível do músculo tibial anterior, sendo o déficit geralmente bilateral e simétrico, havendo certa atrofia dos músculos afetados.

Com a evolução, pode haver comprometimento dos músculos superiores. Alterações de sensibilidade são relativamente incomuns, havendo parestesias distais (sensação de formigamento). Em casos graves há comprometimento dos músculos respiratórios.

Em casos de intoxicação severa têm sido observados efeitos no sistema nervoso central, como déficit na função visual e na memória, possivelmente relacionados com a degeneração das estruturas do hipotálamo.

Dependendo da gravidade das lesões, a regeneração geralmente é completa em um período médio de nove a dez meses, caso o paciente seja afastado da exposição.

Controle da Exposição e Prevenção da Intoxicação

Uso de equipamentos de proteção: máscaras e luvas. Medidas de controle ambiental.

Primeiros Socorros

Na Inalação

Remover o paciente da exposição. Administrar oxigênio e ressuscitação, se necessário.

Na Ingestão

A indução do vômito normalmente é contra-indicada. Contudo, o vômito poderá ser indicado em ingestão recente de grande quantidade da substância e se o paciente não estiver comatoso. Se não houver êxito, realizar lavagem gástrica cuidadosa, para evitar aspiração para os pulmões. Colocar o paciente em decúbito lateral esquerdo e posição de Trendelemburg. O risco da lavagem gástrica deve ser avaliado em função da quantidade ingerida.

No Contato com a Pele

Lavagem com água e sabão.

No Contato com os Olhos

Lavagem com água corrente.

Controle Biológico

Dosagem urinária da 2-5 hexanodiona: IBMP (NR-7) = 5 mg/g creatinina.

HIDRAZINA (NH_2NH_2)

Informações Gerais

A hidrazina é um líquido incolor, volátil, com odor pungente, amoniacal, característico.

Usos: produção de derivados da hidrazina, agente redutor, antioxidante, combustível de foguetes etc. Na indústria do petróleo é usada como antioxidante.

Sinônimos: diamina, hidrazina anidra, 1,1 dimetil hidrazina, monometil hidrazina, acetil hidrazina, fenil hidrazina.

Grau de Insalubridade (NR-15)

Máximo.

Grau de Risco para a Saúde (API)

Não estabelecido.

Classificação de Carcinogênese Ocupacional (ACGIH/95-96)

Carcinogênico para animais.

Limites de Tolerância

LT-MP ou TLV-TWA (ACGIH/95-96) = 0,01 ppm, 0,013 mg/m^3
MAC (Rússia) = 0,1 mg/m^3
LT-NR-15 (Brasil) = 0,08 ppm, 0,08 mg/m^3

Toxicocinética e Toxicodinâmica

Exposição Aguda

A hidrazina é bem absorvida por todas as vias de penetração e, devido à sua pressão de vapor elevada, a exposição pela via respiratória é perigosa. Após ser rapidamente absorvida, a hidrazina é lentamente biotransformada e eliminada. Após 24 horas, somente 50% da dose absorvida são excretados.

Os vapores de hidrazina em concentrações moderadas e elevadas são irritantes para os olhos, o nariz e as vias respiratórias, com dano celular e dos tecidos nos pulmões e edema pulmonar.

Além dessas propriedades irritantes, a hidrazina provoca efeitos sistêmicos por qualquer via de absorção, atuando no sistema nervoso central, resultando em tremores, excitabilidade, náuseas, depressão, convulsão, parada respiratória e morte.

Em nível hematológico, surgem anemia hemolítica e metemoglobinemia.

O contato com a pele produz dermatite e queimaduras. Respingos sobre os olhos causam forte irritação, podendo surgir lesão da córnea.

À ingestão, a substância é altamente tóxica, provocando vômitos, distúrbios neurológicos por ação no sistema nervoso central, inconsciência e morte.

Exposição Crônica

Em estudos com animais de laboratório demonstrou-se o aparecimento de tumores. A substância é suspeita de potencial cancerígeno para o homem.

Os efeitos sobre o organismo humano na exposição crônica à hidrazina são diversos.

No fígado: a hidrazina é hepatotóxica, produzindo lesão no núcleo e na mitocôndria da célula hepática. Ocorre primariamente degeneração gordurosa, progredindo para necrose.

No coração: primariamente, o músculo cardíaco apresenta infiltração gordurosa.

No sistema hematológico: destruição de hemácias, anemia e hiperplasia da medula óssea.

Nos rins: necrose dos túbulos renais e hemorragia intersticial.

Nos pulmões: bronquite e lesão do tecido pulmonar.

Na pele: dermatite de contato. Como a hidrazina é bem absorvida pela pele, a exposição crônica por esta via também leva ao aparecimento de efeitos sistêmicos crônicos.

Controle da Exposição e Prevenção da Intoxicação

— medidas de higiene industrial com o objetivo de diminuir a exposição;

— uso de EPI: roupas impermeáveis, luvas de borracha, proteção facial e óculos de ampla visão;
— se houver concentrações atmosféricas acima dos limites de tolerância, usar proteção respiratória: máscara e até ar mandado.

Primeiros Socorros

Na Inalação

Remover da exposição. Administrar oxigênio e ressuscitação cardiorrespiratória, se necessário. Tratamento de suporte para as complicações e os sintomas.

Na Ingestão

A indução do vômito estará indicada em ingestão recente e se o paciente não estiver comatoso ou em convulsões. Se não houver êxito, realizar lavagem gástrica usando sonda de grosso calibre. Usar carvão ativado. Há referência do uso de piridoxina, na dose de 25 mg/kg por via parenteral, para prevenção de coma e convulsões.

No Contato com a Pele

Lavar imediatamente com água corrente em abundância.

No Contato com os Olhos

Lavar com água corrente durante 15 minutos e encaminhar ao oftalmologista.

Controle Biológico

Não estabelecido. Avaliação médica e laboratorial periódica.

HIDRÓXIDO DE SÓDIO (NaOH)

Informações Gerais

Substância branca, geralmente sob a forma de flocos.

Usos: indústria do raion, papel, sabão, alumínio, limpeza de metais, extração eletrolítica do zinco etc. Na indústria do petróleo, é usado no refino nos processos de destilação como antioxidante, corretivo do pH, tratamento de derivados e no tratamento de água como purificador. Na perfuração de poços é utilizado como aditivo de fluido de perfuração. Nos laboratórios de controle de qualidade é usado em análises.

Sinônimos: líquido cáustico (solução 45-75% NaOH em água), soda cáustica, hidrato de sódio.

Grau de Insalubridade (NR-15)

Não estabelecido.

Grau de Risco para a Saúde (API)

Não estabelecido.

Classificação de Carcinogênese Ocupacional (ACGIH/95-96)

Não estabelecida.

Limites de Tolerância

LT-TETO ou TLV-CEILING = 2 mg/m^3
IDLH = 200 mg/m^3
MAC (Rússia) = 0,5 mg/m^3

Toxicocinética e Toxicodinâmica

Exposição Aguda

É um álcali forte (corrosivo) e irritante de todos os tecidos. Em contato com a pele a solução aquosa produz necrose severa (destruição).

A inalação de seus vapores produz sérios danos em todo o trato respiratório. Experimentos com ratos expostos à solução aquosa a 40% provocaram enfisema e ulceração brônquica. Pode surgir edema pulmonar.

O contato com os olhos provoca destruição dos tecidos e queimaduras químicas severas. A ingestão causa lesões ulceronecróticas do aparelho digestivo.

Exposição Crônica

Não há referência na bibliografia consultada sobre lesões na exposição a longo prazo.

Controle da Exposição e Prevenção da Intoxicação

— educação dos trabalhadores para evitarem os respingos da substância. Todos os trabalhadores expostos devem estar instruídos sobre o que fazer em acidentes, com medidas de primeiros socorros;
— adequada ventilação nos locais onde estão presentes vapores de soda cáustica;
— fontes de água (lava-olhos e chuveiros) nos locais onde a soda cáustica é manipulada;

— uso de equipamentos de proteção: roupa impermeável, completa proteção facial, com óculos, máscara e equipamentos para proteção respiratória provido de filtro.

Primeiros Socorros

Na Inalação

Retirar imediatamente da atmosfera para local com ar fresco. Se houver tosse ou dificuldade para respirar, avaliar a presença de irritação, bronquite ou pneumonia. Administrar oxigênio a 100% e ventilação assistida, se necessário.

Na Ingestão

Administrar grande quantidade de leite ou água com o objetivo de diluir e atenuar a ação cáustica da substância. A seguir, administrar vinagre diluído ou suco de frutas, para complementar a neutralização. Não provocar vômitos nem realizar lavagem gástrica.

A avaliação endoscópica só deve ser realizada 12-24 horas após a ingestão e nos casos sintomáticos com dor e dificuldade para ingestão, para melhor avaliação da dimensão das lesões. A endoscopia antes desse período é contra-indicada, face aos riscos de perfuração.

No Contato com a Pele

É primordial a remoção das roupas contaminadas. As áreas atingidas devem ser lavadas com grande quantidade de água, por meia hora até o socorro médico. Tratar as queimaduras.

No Contato com os Olhos

Lavagem copiosa em água corrente por, no mínimo, 30 minutos e encaminhamento ao oftalmologista.

Controle Biológico

Não estabelecido.

HIDROXITOLUENO BUTILADO (BHT) ($C_{15}H_{24}O$)

Informações Gerais

É um produto sólido cristalino, em forma de pó, incolor, odor fenólico.

Usos: como antioxidante em diversos processos industriais.

Sinônimos: 2,6-di-terci-butil-4-metil fenol, ioniol.

Grau de Insalubridade (NR-15)

Não estabelecido.

Grau de Risco para a Saúde (API)

Não estabelecido.

Classificação de Carcinogênese Ocupacional (ACGIH/95-96)

Não estabelecida.

Limites de Tolerância

Não estabelecidos.

Toxicocinética e Toxicodinâmica

Exposição Aguda

É um composto fenólico, cuja característica é a irritação severa de membranas mucosas. Ver *fenol*, p. 101.

Exposição Crônica

O contato prolongado com a pele pode provocar dermatite. Estudo com animais submetidos a ingestão e injeção intraperitoneal não mostrou efeitos cancerígenos.

Controle da Exposição e Prevenção da Intoxicação

Uso de EPI: luvas de PVC, máscara, óculos de segurança, avental etc.

Primeiros Socorros

Na Inalação

Retirar da exposição. Tratar sintomas.

Na Ingestão

Dar água ao paciente para diluir a substância. Realizar lavagem gástrica.

No Contato com a Pele

Remover as roupas contaminadas. Lavar a área atingida com água e sabão.

No Contato com os Olhos

Lavar com água corrente durante pelo menos 15 minutos. Encaminhar ao oftalmologista.

Controle Biológico

Não estabelecido.

MANGANÊS (Mn)

Informações Gerais

É um metal de cor cinzenta.

Usos/fonte: produção de ligas, baterias, vidros, tintas, cerâmicas, ligas de solda, como preservativo para madeira e borracha, como fungicida etc. O manganês é amplamente encontrado na natureza.

Sinônimos: dióxido de manganês.

Grau de Insalubridade (NR-15)

Não estabelecido.

Grau de Risco para a Saúde (API)

Não estabelecido.

Classificação de Carcinogênese Ocupacional (ACGIH/95-96)

Não estabelecida.

Limites de Tolerância

LT-MP ou TLV-TWA (ACGIH/95-96) = 0,2 mg/m^3 (elementar e compostos inorgânicos)

MAC (Rússia) = 0,3 mg/m^3

Toxicocinética e Toxicodinâmica

Exposição Aguda

A inalação da substância pode provocar irritação, infecção do trato respiratório e pneumonite. A inalação de fumos de óxido de manganês pode levar ao quadro de "febre dos metais".

Exposição Crônica

A toxicidade sistêmica do manganês é mais comum na exposição crônica por inalação e ingestão. Os maiores efeitos da exposição prolongada ao manganês são no sistema nervoso central, após períodos variáveis de seis meses a três anos de exposição a elevadas concentrações.

O manganismo começa insidiosamente, com dor de cabeça, astenia, irritabilidade e instabilidade emocional. Com a continuidade da exposição surgem fraqueza muscular generalizada, dificuldade para falar, incoordenação, tremores, desordens no sistema extrapiramidal lembrando a síndrome de Parkinson, insônia, parestesia ("formigamento"), cãibra, distúrbios da marcha, distúrbios da escrita, comportamento psicótico ("loucura manganical").

Com a retirada da exposição, os efeitos sistêmicos são reversíveis, contudo, efeitos neurológicos tendem a persistir ou até mesmo progredir.

Não há referência na literatura a efeitos cancerígenos pela exposição ao manganês. Em experimentos com animais de laboratório submetidos a injeção de manganês, surgiram lesões hepáticas. Há relato de um caso de pancreatite aguda em um paciente que recebeu manganês através de uma solução dialisada.

Controle da Exposição e Prevenção da Intoxicação

Ventilação dos locais de trabalho, uso de EPI e controle ambiental.

Primeiros Socorros

Na Inalação

Remover do local da exposição para local com ar fresco, administrar oxigênio 100% umidificado e ventilação assistida, se necessário. Se houver desenvolvimento de tosse e dificuldade para respirar, avaliar possibilidade de irritação de vias respiratórias, bronquite e pneumonia.

Na Ingestão

Induzir o vômito em ingestão recente e substancial do metal. Se não houver êxito, realizar lavagem gástrica. O carvão ativado é útil para a prevenção da absorção. A terapia com quelante pode ser útil quando iniciada precocemente e na fase inicial dos distúrbios psicológicos. É usado o EDTA.

No Contato com a Pele

Lavar com água corrente e sabão.

No Contato com os Olhos

Lavar com água corrente por pelo menos 15 minutos.

Controle Biológico

Dosagem sangüínea e urinária do manganês. Exame médico periódico.

MERCAPTANAS (RSH)

Metil mercaptana ou metanotiol (CH_3SH), etil mercaptana ou etanotiol ($CH_3(CH_2)_3SH$), t-octil mercaptana ou octanotiol ($C_8H_{17}SH$), dodecil mercaptana ou dodecanotiol ($CH_3(CH_2)_{11}SH$), 1-hexanotiol ou hexilmercaptana ($C_6H_{13}SH$), benzenotiol ou fenilmercaptana (C_6H_5SH).

Informações Gerais

Estes compostos são da família química dos sulfetos orgânicos. O estado físico é gasoso no composto metil mercaptana e líquido nos demais. Têm geralmente odor desagradável, mesmo em pequenas concentrações. Este grupo consiste em compostos caracterizados pela presença de grupos sulfidrilas (-SH).

A etil mercaptana é um líquido incolor a amarelado, com odor pungente, penetrante.

Na indústria do petróleo, são emitidos em unidades de destilação do petróleo, cargas para hidrotratamento de parafinas, óleo refinado, normais parafinas e área de produção de petróleo.

Usos: em odorização de segurança do GLP (gás de cozinha).

Sinônimos: tióis, tioálcoois, sulfidratos, etil-hidrossulfeto, etil sulfidrato, etil tioálcool, tioetanol, tioetil álcool.

Grau de Insalubridade (NR-15)

Médio.

Grau de Risco para a Saúde (API)

Altamente tóxico à exposição aguda e crônica.

Classificação de Carcinogênese Ocupacional (ACGIH/95-96)

Não estabelecida.

Limites de Tolerância

LT-MP ou TLV-TWA (ACGIH/95-96) = 0,5 ppm, 0,98 mg/m^3 (metil mercaptana)
IDLH = 400 ppm
MAC (Rússia) = 0,8 mg/m^3
LT-NR-15 (Brasil) = 0,4 ppm, 0,8 mg/m^3
LT-MP ou TLV-TWA (ACGIH/95-96) = 0,5 ppm, 1,3 mg/m^3 (etil mercaptana)
LT-ECD ou TLV-STEL (ACGIH/95-96) = 2 ppm, 3 mg/m^3
IDLH = 2.500 ppm
MAC (Rússia) = 1 mg/m^3
LT-NR-15 (Brasil) = 0,4 ppm, 0,8 mg/m^3
LT-MP ou TLV (ACGIH/95-96) = 0,5 ppm, 1,8 mg/m^3 (n-butil mercaptana)
IDLH = 2.500 ppm
LT-NR-15 (Brasil) = 0,4 ppm, 1,2 mg/m^3
LT-MP ou TLV (ACGIH/95-96) = não estabelecido (dodecil mercaptana)
MAC (Rússia) = 5 mg/m^3

Toxicocinética e Toxicodinâmica

Exposição Aguda

O forte, pungente, repulsivo e desagradável odor das mercaptanas provoca náusea e dor de cabeça. Exposição a altas concentrações desses vapores na atmosfera pode produzir inconsciência com cianose (extremidades arroxeadas), sensação de frio nas extremidades e pulso acelerado.

Estudo em animais indicaram que exposições elevadas a estas substâncias resultam em irritação dos olhos, depressão dos sistema nervoso central, parada respiratória e morte, devido à insuficiência respiratória.

O contato com as mercaptanas em forma de líquido ou vapor pode provocar irritação da pele, dos olhos e das membranas mucosas das vias aéreas superiores. O contato da pele com o líquido pode provocar dermatite.

- Metil mercaptana: este composto apresenta uma toxicidade similar ao sulfeto de hidrogênio (H_2S), havendo ação sobre o centro respiratório no sistema nervoso central, ocorrendo a morte por parada respiratória. Em concentrações mais baixas, este composto produz edema pulmonar.
- Etil mercaptana: é um irritante dos olhos, da pele e das membranas mucosas. Devido à sua ação sobre o sistema nervoso central, provoca náuseas e dor de cabeça em baixas concentrações. Irritação de conjuntiva, nariz, garganta e pele. Em animais expostos durante 20 dias à substância surgiu lesão hepática. Esses efeitos não foram encontrados no homem.

  Estudos com voluntários humanos expostos a esta substância mostraram desconforto a concentrações de 4 ppm por três horas diárias. Nenhuma doença foi detectada a concentrações de 0,4 ppm.

- n-butil mercaptana: a resposta de animais de laboratório a uma única exposição à substância, através das principais vias de penetração, mostrou que ela é levemente tóxica. A concentração letal para camundongos e ratazanas foi de 1.500 e 4.000 ppm, respectivamente.

  Estes resultados da exposição em animais são parecidos com os obtidos nos estudos realizados com a etil mercaptana.
- t-octil mercaptana: este composto é o único que tem uma ação estimulante sobre o sistema nervoso central, produzindo estimulação motora, respiratória e vasomotora em pequenas doses. Em exposição a concentrações elevadas, a ação estimulante é seguida de depressão central, e a morte ocorre por insuficiência respiratória.

Exposição Crônica

A exposição prolongada em animais provocou leves distúrbios no sistema cardiovascular e depressão do sistema hematopoiético, com diminuição de hemoglobina, hemácias e reticulócitos. Esses efeitos não foram encontrados no homem.

Controle da Exposição e Prevenção da Intoxicação

Proteção respiratória adequada para uso nos locais onde prevalece a emissão dos compostos.

Primeiros Socorros

Na Inalação

Remover de imediato a vitima da exposição. Administrar oxigênio 100% umidificado. Manobras de ressuscitação e ventilação assistida, se necessário. Tratar o edema pulmonar.

Na Ingestão

Ingestão da substância não tem sido descrita na literatura. Não induzir o vômito. Adotar medidas para diminuir a absorção, como o uso do carvão ativado. Realizar lavagem gástrica.

No Contato com a Pele

Lavar com água e sabão.

No Contato com os Olhos

Lavar com água corrente por pelo menos 15 minutos. Encaminhar ao oftalmologista.

Controle Biológico

Não estabelecido. Exame médico periódico com avaliação da função hepática e renal em empregados com exposição significativa.

ACETILENO (C_2H_2), ARGÔNIO (Ar), BUTANO (C_4H_{10}), DIÓXIDO DE CARBONO (CO_2), ETANO (C_2H_6), ETILENO (C_2H_4), GLP (GÁS LIQUEFEITO DO PETRÓLEO OU GÁS DE COZINHA), HÉLIO (He), HIDROGÊNIO (H_2), METANO (CH_4), NEÔNIO (Ne), NITROGÊNIO (N_2), PROPANO (C_3H_8), PROPILENO (C_3H_6)

Informações Gerais

Estas substâncias são classificadas como asfixiantes simples e, quando presentes em altas concentrações, reduzem a pressão parcial de oxigênio, deslocando da atmosfera de respiração o oxigênio disponível, provocando hipoxia (baixa oxigenação). Todos os gases asfixiantes são incolores. O argônio, o dióxido de carbono, o etano, o hélio, o hidrogênio, o metano e o nitrogênio não têm odor. O acetileno tem um odor fraco semelhante a alho. O teileno tem odor e sabor doces. O propileno, o butano, o propano e o GLP têm um odor leve de petróleo.

O GLP (gás liqüefeito de petróleo ou gás de cozinha) é uma mistura não especificada de propano, propileno e butano.

Vários desses gases estão presentes em diversos processos industriais e em várias atividades profissionais.

Sinônimos: a maioria dos asfixiantes simples tem sinonímia.

- Acetileno (etino).
- Butano (dietil, metiletilmetano).
- Dióxido de carbono (anidrido carbônico, gás carbônico).
- Etano (bimetil, dimetil, metilmetano).
- GLP (gás de cozinha, botijão de gás).
- Metano (metilidreto).
- Propano (dimetilmetano).
- Propileno (metileteno, metiletileno, propeno).

Grau de Insalubridade (NR-15)

Não considerado, por serem asfixiantes simples.

Grau de Risco para a Saúde (API)

- *Butano*: fraco depressor do sistema nervoso central e asfixiante.
- *Propano*: baixo à exposição aguda e crônica.
- *Propileno*: baixo à exposição aguda e crônica.

Classificação de Carcinogênese Ocupacional (ACGIH/95-96)

- *Etileno*: não classificado como carcinogênico para o homem.
- *Propileno*: não classificado como carcinogênico para o homem.

Limites de Tolerância

LT-MP ou TLV-TWA (ACGIH/95-96) = 800 ppm, 1.900 mg/m^3 (butano)
LT-NR-15 (Brasil) = 470 ppm, 1090 mg/m^3
LT-MP ou TLV-TWA (ACGIH/96-96) = 5.000 ppm, 9.000 mg/m^3 (dióxido de carbono)
LT-ECD ou TLV-STEL (ACGIH/95-96) = 30.000 ppm, 54.000 mg/m^3
LT-MP ou TLV-TWA (ACGIH/95/96) = 1.000 ppm, 1.800 mg/m^3 (GLP)

Para os outros asfixiantes simples é importante a concentração de oxigênio no ambiente, que deve ser igual ou superior a 18% por volume nas condições normais de temperatura e pressão.

Toxicocinética e Toxicodinâmica

Exposição Aguda

Num ambiente com baixas concentrações de oxigênio surgem efeitos no organismo. A concentração de oxigênio no ar para que não ocorram sintomas de asfixia não deve ser inferior a 18% por volume. Concentração de oxigênio inferior a 11% provoca perda de consciência. Concentração abaixo de 6% causa parada respiratória e morte.

Dependendo da saturação de oxigênio arterial, os efeitos da exposição aos asfixiantes simples podem ser classificados em quatro estágios.

1. *Estágio indiferente:* a porcentagem de oxigênio saturado é de 90% a 98%, e o único distúrbio é uma diminuição na visão noturna.
2. *Estágio compensatório:* a porcentagem de oxigênio saturado é de 82% a 90%, surgindo pequenos distúrbios funcionais, que são evidentes em pacientes portadores de doença pulmonar, cardíaca ou hematológica.
3. *Estágio de distúrbios:* a porcentagem de oxigênio saturado é de 64% a 70%, surgindo dificuldade respiratória, alteração de sensibilidade nas extremidades, distúrbios no humor, dor de cabeça, confusão mental, diminuição na coordenação e no julgamento, cianose (extremidades arroxeadas).
4. *Estágio crítico:* a porcentagem de oxigênio saturado é de 60% a 70% ou menos, surgindo deterioração da coordenação e do julgamento em três a cinco minutos e inconsciência.

A baixa concentração de oxigênio provocada pelos asfixiantes simples leva ao aparecimento de distúrbios em diversos sistemas orgânicos. No sistema cardiovascular surgem arritmias, hipotensão, isquemia do miocárdio e parada cardíaca. No sistema respiratório surgem hiperventilação e cianose.

No sistema nervoso central surge dor de cabeça, sonolência, confusão mental, tontura, perda de memória e inconsciência. No sistema digestivo surgem náuseas e vômitos. A exposição da pele a asfixiantes na sua forma liquefeita provoca queimaduras por hipotermia.

Exposição Crônica

A acetona é considerada como de baixo risco para a saúde, face à existência de poucos relatos na literatura, apesar de seu largo uso há muitos anos. A intoxicação crônica resultante da exposição prolongada a baixas concentrações de acetona é rara.

Contudo, como com outros solventes que atuam sobre o sistema nervoso central, podem surgir dor de cabeça, tontura, irritação da garganta e tosse.

Em estudos com animais de laboratório, mostrou-se que a acetona é capaz de potencializar a toxicidade de outros solventes como etanol, tricloroetileno, acrilonitrila, tetracloreto de carbono e hexano.

Controle da Exposição e Prevenção da Intoxicação

Ventilação dos locais onde a acetona é utilizada. Uso de EPI: luvas e máscara.

Primeiros Socorros

Na Inalação

Remover da área de exposição para local com ar fresco. Administrar oxigênio 100% umidificado. Se houver desenvolvimento de tosse ou dificuldade para respirar, avaliar possível irritação do trato respiratório, bronquite e pneumonite. Medidas de ressuscitação se necessário.

Na Ingestão

A indução ao vômito pode ser indicada se grande quantidade do produto foi ingerida no período de 30 minutos. Usar xarope de ipeca. Se após duas doses não houver êxito, realizar lavagem gástrica com sonda de grosso calibre com o paciente em decúbito lateral e posição de Trendelemburg.

No Contato com a Pele

Remover roupas contaminadas. Lavar com água corrente.

No Contato com os Olhos

Lavar em água corrente por pelo menos 15 minutos.

Controle Biológico

Não estabelecido.

MERCÚRIO (Hg)

Informações Gerais

É um metal pesado (densidade 13,69 g/cm^3), de cor prateada, em estado líquido nas condições normais de temperatura e pressão, formando vapores metálicos à temperatura ambiente. Os vapores de mercúrio são incolores e sem cheiro.

Usos: indústria de termômetros, instrumentos, lâmpadas, mineração, agricultura etc. Na indústria do petróleo as possibilidades de exposição são em manômetros na área de instrumentação e laboratório. A substância tem importância ocupacional na forma de vapor ou de líquido.

Sinônimos: mercúrio metálico, elementar.

Grau de Insalubridade (NR-15)

Máximo.

Grau de Risco para a Saúde (API)

Alto à exposição aguda e crônica.

Classificação de Carcinogênese Ocupacional (ACGIH/95-96)

Não classificado como carcinogênico para o homem.

Limites de Tolerância

LT-MP ou TLV-TWA (ACGIH/95-96) = 0,025 mg/m^3 (mercúrio metálico e inorgânico) IDLH = 28 mg/m^3

MAC (Rússia) = 0,01 mg/m^3

LT-NR-15 (Brasil) = 0,04 mg/m^3

Toxicocinética e Toxicodinâmica

Exposição Aguda

O mercúrio elementar é solúvel em gorduras, o que lhe permite atravessar membranas. A principal via de penetração são os pulmões, através da inalação dos vapores metálicos. Cerca de 80% dos vapores inalados são absorvidos nos alvéolos pulmonares, em conseqüência da alta difusibilidade da substância.

O mercúrio é também absorvido pela pele em contato com a forma líquida ou os vapores, com importância toxicológica; através do aparelho digestivo ele é absorvido na proporção de 2-10% da quantidade ingerida.

Após penetrar no organismo, o mercúrio apresenta-se na forma metálica, o que possibilita que atravesse a barreira hematencefálica, atingindo o cérebro. No sangue e nos tecidos é rapidamente oxidado ao íon mercúrio (Hg^{2+}) que se fixa às proteínas (albumina) e aos glóbulos vermelhos, sendo distribuído.

É armazenado no cérebro e rins, com baixa taxa de eliminação através dos intestinos e rins, devido à sua baixa excreção renal. No sistema nervoso, armazena-se durante meses. É também eliminado pelas glândulas salivares, lacrimais e sudoríparas (do suor).

Os efeitos agudos na exposição são:

- *Aparelho respiratório:* os vapores são irritantes para o aparelho respiratório, provocando bronquite e edema pulmonar. Surgem salivação, gosto metálico, lesão renal, tremores e convulsão.
- *Aparelho digestivo:* gosto metálico na boca, sede, dor abdominal, vômito e diarréia.
- *Aparelho urinário:* lesão renal, surgindo aumento da permeabilidade tubular, síndrome nefrótica, insuficiência renal, com oligúria, anúria e morte.
- *Sistema nervoso:* alucinações, irritabilidade, perda de memória, irritabilidade emocional, confusão mental, anormalidades nos reflexos, coma e morte.
- *Pele:* irritação cutânea, edema e pústula ulcerosa nas extremidades dos dedos.

Exposição Crônica

A exposição prolongada ao mercúrio elementar leva às seguintes alterações:

- *Boca:* inflamação da gengiva, que fica mole e esponjosa, dentes moles, inchação das glândulas salivares, excesso de saliva.
- *Sistema nervoso:* tremores nos braços, nas mãos, pernas, pálpebras, nos dedos e lábios, vertigem e rubor.
- *Psiquismo:* irritabilidade, perda de memória, alucinações, perda do autocontrole, insônia, depressão, pesadelos.
- *Outras alterações*: rubor na face e lesões na pele.

Controle da Exposição e Prevenção da Intoxicação

Controle ambiental com medições periódicas dos locais fechados. Ventilação adequada. Usar o mercúrio em sistemas fechados. Uso de equipamentos: roupas, luvas etc.

Primeiros Socorros

Na Inalação

Retirar da exposição, administrar oxigênio, se necessário. Atenção à possibilidade de o paciente apresentar pneumonite. Em caso de intoxicação aguda, administrar BAL (2-3 dimercaptopropanol) via intramuscular.

Na intoxicação crônica não existe antídoto específico. Pode se tentar:

- Penicilamina: 250 mg quatro vezes ao dia, durante dez dias.
- $CaNa_2EDTA$: 20 mg/kg de peso, por via venosa, durante cinco dias. Controle da excreção urinária do mercúrio.

Na Ingestão

A indução do vômito está indicada em ingestão recente, e se o paciente está consciente e não tem convulsões. Pode ser usado xarope de ipeca. Se, após duas doses, não houver êxito, estará indicada a lavagem gástrica.

O carvão ativado em solução pode ser utilizado.

No Contato com a Pele

Lavar com água.

No Contato com os Olhos

Lavar com água corrente.

Controle Biológico

Dosagem urinária do mercúrio. IBMP (NR-7) = 35 mg/g creatinina.

METANOL (CH_3OH)

Informações Gerais

É um líquido incolor, volátil, com odor alcoólico levemente adocicado.

Usos: produção de formaldeído, em tintas, vernizes e tinturas, como combustível etc. Na indústria do petróleo, é usado na área do refino nas unidades de destilação e nos laboratórios como solvente.

Sinônimos: álcool metílico, espírito colonial, metil carbinol, álcool de madeira, metil álcool.

Grau de Insalubridade (NR-15)

Máximo.

Grau de Risco para a Saúde (API)

Alto à exposição excessiva aguda e crônica.

Classificação de Carcinogênese Ocupacional (ACGIH/95-96)

Não estabelecida.

Limites de Tolerância

LT-MP ou TLV-TWA (ACGIH/95-96) = 200 ppm, 262 mg/m^3
LT-ECD ou TLV-STEL (ACGIH/95-96) = 250 ppm, 328 mg/m^3
LT-TETO ou TLV-CEILING = 800 ppm para uma exposição de 15 minutos (NIOSH)
MAC (Rússia) = 50 mg/m^3
LT-NR-15 (Brasil) = 156 ppm, 200 mg/m^3

Toxicocinética e Toxicodinâmica

Exposição Aguda

1. *À inalação:* a inalação de concentrações elevadas de vapores de metanol (acima de 2.000 ppm) provoca irritação das membranas mucosas do trato respiratório e sinais e sintomas de efeitos sistêmicos:
   - *Distúrbios neurológicos:* dor de cabeça, fadiga, insônia, vertigens, tremores, ruído nos ouvidos, visão turva, visão dupla e cegueira.
   - *Distúrbios locais:* irritação e coceira na pele, dermatite e eczema.
   - *Distúrbios digestivos:* náuseas, vômito e cólica.

   A exposição a concentrações de 25.000 ppm é perigosa para a vida e a saúde.
2. *À ingestão:* o metanol é rapidamente absorvido pelo trato gastrintestinal e pode levar ao aparecimento dos efeitos mais graves na intoxicação pela substância. Uma dose de 30-100 ml pode ser fatal para o homem. Surgem então:
   - *Distúrbios digestivos:* náuseas, vômitos, diarréia e dor abdominal.

- *Distúrbios neuropsíquicos:* dor de cabeça, vertigens, embriaguez, astenia, sonolência, coma, dilatação das pupilas, diminuição da acuidade visual e cegueira, devido à degeneração das terminações da retina e do nervo óptico. Hemorragia cerebral, lesões do cérebro e cerebelo.
- *Distúrbios hemodinâmicos:* hipotensão e insuficiência cardíaca. A morte pode ser em conseqüência de insuficiência respiratória ou cardíaca.

3. *Ao contato com os olhos:* irritação da córnea e raramente opacificação no contato com os olhos na forma líquida do metanol.
4. *Ao contato com a pele:* o metanol é absorvido através da pele e o contato com o líquido provoca desengorduramento e dermatite.

Exposição Crônica

Na biotransformação do metanol, formam-se os metabólitos ácido fórmico e formaldeído pela ação enzimática da álcool desidrogenase (Fig. 5-3).

METANOL → (Enzima desidrogenase alcoólica) **FORMALDEÍDO** → (Enzima desidrogenase formaldeídica) **ÁC. FÓRMICO** → **SISTEMA CO_2 + H_2O**

Fig. 5-3. Biotransformação metanol.

Esses metabólitos exercem efeitos tóxicos no sistema nervoso central, levando, após exposições prolongadas, a lesões no nervo óptico, com surgimento de embaçamento da visão, dores nos olhos e cegueira.

A enzima desidrogenase alcoólica, que transforma metanol em formaldeído, é a mesma que atua sobre o etanol (álcool etílico) tranformando-o em acetaldeído. Esta enzima tem maior preferência pelo etanol. Assim, quando são administrados juntos, grande parte do metanol não é biotransformada em seus metabólitos tóxicos. É este o mecanismo de antídoto do álcool etílico na intoxicação pelo metanol.

Outros efeitos sobre o sistema nervoso incluem: náuseas, dor de cabeça, vertigens e alterações da atividade elétrica cerebral.

O acúmulo de ácido fórmico provoca lesões no fígado e no pâncreas.

Há relato na literatura da combinação do metanol com o monóxido de carbono como fator gerador de aterosclerose cerebral.

O contato prolongado com a pele provoca desengorduramento, securas, rachaduras e irritação.

Controle da Exposição e Prevenção da Intoxicação

Controle ambiental para prevenções de exposições a concentrações perigosas. Exaustão e ventilação nos locais de trabalho. Uso de equipamento: luvas, máscara.

Primeiros Socorros

Na Inalação

- Remover da exposição. Administrar oxigênio e ressuscitação, se necessário.
- Administrar por via venosa:
  - etanol: três litros de uma solução a 5% de álcool etílico, durante 12 horas, 0,6 a 0,8 mg/kg/hora.

    A administração de álcool etílico (etanol) pode também ser feita por via oral: 1 ml/kg peso de hora em hora; podem ser usados uísque ou cachaça pura.
  - bicarbonato de sódio, para correção da acidose metabólica.

    Realizar hemodiálise ou diálise peritoneal para casos graves.

Na Ingestão

Induzir o vômito com xarope de ipeca. Realizar lavagem gástrica com solução salina. Carvão ativado em solução. Adotar as medidas acima descritas.

A indução do vômito estará contra-indicada se houver mistura com gasolina para uso como combustível.

No Contato com a Pele

Lavar com água.

No Contato com os Olhos

Lavar com água.

Controle Biológico

Dosagem do metanol na urina: IBMP = 15 mg/l

METIL ETIL CETONA (MEC) ($CH_3COCH_2CH_3$)

Informações Gerais

É um líquido volátil, de cor clara, odor pungente e característico de cetona.

Usos: produção de acrílico e revestimentos de superfície à base de vinil, produção de medicamentos e cosméticos, na indústria da celulose, nitrocelulose, indústria química e do petróleo, como solvente em diversas atividades etc.

Sinônimo: 2-butanona.

Grau de Insalubridade (NR-15)

Médio.

Grau de Risco para a Saúde (API)

Baixo à exposição excessiva aguda e crônica.

Classificação de Carcinogênese Ocupacional (ACGIH/95-96)

Não estabelecida.

Limites de Tolerância

LT-MP ou TLV-TWA (ACGIH/95-96) = 200 ppm, 590 mg/m^3
LT-ECD ou TLV-STEL (ACGIH/95-96) = 300 ppm, 885 mg/m^3
LT-TETO ou TLV-CEILING = ppm
LT-NR-15 (Brasil) = 155 ppm, 460 mg/m^3

Toxicocinética e Toxicodinâmica

Exposição Aguda

Os vapores de MEC produzem irritação dos olhos, das membranas mucosas do nariz e da garganta. Os efeitos sistêmicos no organismo são mínimos, com sinais e sintomas de náuseas, vômitos e dor de cabeça. Elevadas concentrações da substância produzem depressão do sistema nervoso central.

O contato do líquido com a pele causa dermatite, devido à ação desengordurante. O contato direto com os olhos provoca irritação leve a moderada.

O MEC, apesar de não ser altamente neurotóxico, pode potencializar substâncias que provocam neuropatia, como hexano, etil butil cetona e metil n-butil cetona. Existem referências de neurotoxicidade (três casos de polineuropatia), em exposição combinada do MIBC (metil iso butil cetona) com o tolueno e a acetona.

Há referência de casos de “dormência” nas pernas em trabalhadores expostos a concentrações de 300 a 600 ppm por tempo prolongado.

Controle da Exposição e Prevenção da Intoxicação

Medidas ambientais para ventilação e exaustão dos locais de trabalho. Uso de EPI: luvas, máscara com filtro químico e óculos de ampla visão.

Primeiros Socorros

Na Inalação

Remover da exposição. Administrar oxigênio 100% umidificado e ressuscitação, se necessário.

Na Ingestão

Não induzir o vômito. Os riscos e benefícios da lavagem gástrica devem ser avaliados face ao risco de aspiração para os pulmões.

No Contato com a Pele

Remover as roupas contaminadas. Lavar com água corrente.

No Contato com os Olhos

Lavar com água corrente durante pelo menos 15 minutos.

Controle Biológico

Dosagem da MEC na urina: IBMP (NR-7) = 2 mg/l.

METIL ISO BUTIL CETONA (MIBC) ($(CH_3)_2CHCH_2COCH_3$)

Informações Gerais

É um líquido de cor clara com odor pungente e adocicado.

Usos: em tintas, colas, como agente de limpeza, como solvente na indústria do petróleo e indústria plástica.

Grau de Insalubridade (NR-15)

Não estabelecido.

Grau de Risco para a Saúde (API)

Não estabelecido.

Classificação de Carcinogênese Ocupacional (ACGIH/95-96)

Não estabelecida.

Limites de Tolerância

LT-MP ou TLV-TWA (ACGIH/95-96) = 50 ppm, 205 mg/m^3

LT-ECD ou TLV-STEL (ACGIH/95-96) = 75 ppm, 307 mg/m^3

Toxicocinética e Toxicodinâmica

Exposição Aguda

A via respiratória é a mais importante na exposição industrial; contudo, o MIBC é também absorvido pela pele em forma de vapores e no contato com a forma líquida (Quadro 5-4).

É rapidamente excretado, em sua maior parte, através do ar expirado. É biotransformado em álcool através de reações de oxidação, hidroxilação e redução.

No contato com a pele surge dermatite, devido ao desengorduramento. O contato com os olhos provoca irritação e dor.

Exposição Crônica

A toxicidade sistêmica do MIBC na exposição prolongada não é bem definido na literatura. Não foram encontradas referências sobre efeitos neurotóxicos. A exposição ao MIBC, combinada ao álcool etílico, pode potencializar os efeitos deste último.

Assim, exposição simultânea a bebida alcoólica e MIBC deve ser evitada. O contato prolongado com a pele resulta em dermatite.

Quadro 5-4. Os Efeitos no Organismo da Exposição Aguda ao MIBC

Concentração atmosférica de MIBC (ppm)	*Efeito*
50–100 (15-30 min)	Distúrbios gastrintestinais, dor de cabeça, distúrbios do sistema nervoso central, irritação das vias respiratórias e olhos, fraqueza
200–400	Irritação dos olhos, nariz e garganta
100–500	Náuseas, vômitos, perda do apetite e diarréia
1.000	Depressão do sistema nervoso central e narcose

Controle da Exposição e Prevenção da Intoxicação

Técnicas de higiene industrial para minimizar a volatilização do produto, para que as concentrações atmosféricas do produto não excedam os limites de tolerância.

Uso de equipamentos: luvas, óculos de ampla visão e máscara.

Primeiros Socorros

Na Inalação

Remover da exposição para local com ar fresco. Administrar oxigênio 100% umidificado e ressuscitação, se necessário. Se houver desenvolvimento de tosse ou dificuldade para respirar, avaliar possibilidade de irritação das vias aéreas, bronquite e pneumonite.

Na Ingestão

Provocar o vômito se a ingestão for recente, a menos que o paciente esteja comatoso ou em convulsões. Usar xarope de ipeca. Se não houver êxito após duas doses do xarope, realizar lavagem gástrica com sonda de grosso calibre. Usar carvão ativado.

No Contato com a Pele

Lavar com água.

No Contato com os Olhos

Lavar com água corrente por pelo menos 15 minutos e encaminhar ao oftalmologista.

Controle Biológico

Não estabelecido.

MOLIBDÊNIO

Informações Gerais

O composto insolúvel tem forma de pó. O composto solúvel é um elemento metálico de cor branca a prateada.

Usos: indústria do aço, aditivo para pigmentos e fertilizantes. Os compostos de molibdênio, particularmente o óxido de molibdênio (Mo_2O_3), são largamente utilizados como inibidor de corrosão, reagentes e promotores ou ativadores catalíticos, em hidrogenação, craqueamento, alquilação e reforma, em refinarias. São componentes do catalisador "SHELL 424", que tem estado físico em forma de bastonetes.

Grau de Insalubridade (NR-15)

Não estabelecido.

Grau de Risco para a Saúde (API)

Não estabelecido.

Classificação de Carcinogênese Ocupacional (ACGIH/95-96)

Não estabelecida.

Limites de Tolerância

LT-MP ou TLV-TWA (ACGIH/95-96) = 5 mg/m^3 (compostos solúveis)
LT-MP ou TLV-TWA (ACGIH/95-96) = 10 mg/m^3 (compostos insolúveis)
MAC (Rússia) = 6 mg/m^3

Toxicocinética e Toxicodinâmica

Exposição Aguda

A toxicidade do molibdênio e de seus compostos é considerada como pequena na literatura, apesar de seu uso considerável na indústria. Os compostos insolúveis têm baixa toxicidade; contudo, o trióxido de molibdênio é um irritante dos olhos e das membranas mucosas. Casos de intoxicação humana por molibdênio são raros.

A principal via de penetração é a respiratória, e o molibdênio ganha a corrente sangüínea, sendo distribuído para diversos tecidos. Não é armazenado devido à sua rápida eliminação pelos rins, retornando aos níveis anteriores à exposição após 72 horas.

Exposição Crônica

Estudos não mostraram até então toxicidade na exposição a longo prazo. Não foram encontrados indícios de mutagenicidade, carcinogênese (potencial para desenvolver câncer), distúrbios internos do organismo e dermatite.

Num estudo realizado com trabalhadores de uma mina expostos a concentrações entre 60 e 600 mg/m^3, surgiram sintomas inespecíficos tais como fraqueza, fadiga, anorexia, dor de cabeça e dores musculares.

Controle da Exposição e Prevenção da Intoxicação

Medidas de higiene ambiental.

Primeiros Socorros

Na Inalação

Retirar da exposição, administrar oxigênio, se necessário. A administração de cobre e sulfatos orgânicos é útil para casos de intoxicação aguda.

Na Ingestão

Administrar água ou leite, para diluir. Administrar carvão ativado.

No Contato com a Pele

Não considerado.

No Contato com os Olhos

Não estabelecido.

Controle Biológico

Não estabelecido.

MONOETANOLAMINA (MEA) ($HOCH_2CH_2NH_2$)

Informações Gerais

A MEA é uma amina alifática que tem estado físico de um líquido viscoso, com odor amoniacal.

Usos: para remover o CO_2 e o hidrogênio do gás natural, síntese de agentes de superfície etc. Na indústria do petróleo é usada no tratamento de gases ácidos.

Sinônimos: colamina, hidroxietilamina, 2-aminoestanol, beta-aminoetil álcool.

Grau de Insalubridade (NR-15)

Não estabelecido.

Grau de Risco para a Saúde (API)

Baixo à exposição aguda e crônica.

Classificação de Carcinogenicidade Ocupacional (ACGIH/95-96)

Não estabelecida.

Limites de Tolerância

LT-MP ou TLV-TWA (ACGIH/95-96) = 3 ppm, 7,5 mg/m^3
LT-ECD ou TLV-STEL (ACGIH/95-96) = 6 ppm, 15 mg/m^3

Toxicocinética e Toxicodinâmica

Exposição Aguda

A MEA é um irritante de pele, membranas, mucosas e olhos, como outras aminas alifáticas (ver DEA, p. 95).

Exposição Crônica

Embora a MEA tenha larga utilização na indústria, não existem relatos de efeitos tóxicos sobre o homem na exposição crônica.

Controle da Exposição e Prevenção da Intoxicação

Ventilação e exaustão dos locais de trabalho. Uso de EPI: luvas, óculos etc.

Primeiros Socorros

Na Inalação

Remover da exposição. Tratar sintomas.

Na Ingestão

Não induzir ao vômito. Administrar água para diluir o produto. Os riscos e benefícios da lavagem gástrica devem ser avaliados, devido à possibilidade de aspiração para os pulmões. Usar carvão ativado.

No Contato com a Pele

Lavar com água e sabão.

No Contato com os Olhos

Lavar com água corrente.

Controle Biológico

Não estabelecido.

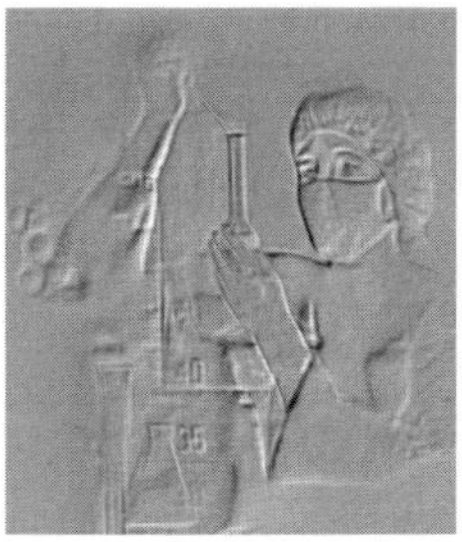

CAPÍTULO **6**

POLÍMEROS

MONÓXIDO DE CARBONO (CO)

Informações Gerais

É um gás incolor, sem cheiro, com densidade menor do que a do ar, produzido pela combustão incompleta de material orgânico ou carbonáceo, combustão incompleta de combustíveis orgânicos, combustão de veículos etc.

Na indústria do petróleo, as principais fontes emissoras estão no refino nas unidades de craqueamento e regeneração, queima de derivados (caldeira de CO), fornos e *flare*.

Sinônimos: óxido de carbônico, óxido de carbono, gás de exaustão, gás de chaminé.

Grau de Insalubridade (NR-15)

Máximo.

Grau de Risco para a Saúde (API)

Altamente tóxico à exposição aguda.

Classificação de Carcinogênese Ocupacional (ACGIH/95-96)

Não estabelecida.

Limites de Tolerância

LT-MP ou TLV-TWA (ACGIH/95-96) = 25 ppm, 29 mg/m^3
IDLH (NIOSH) = 1.500 ppm
MAC (Rússia) = 20 mg/m^3
LT-NR 15 (Brasil) = 39 ppm, 43 mg/m^3

Toxicocinética e Toxicodinâmica

Exposição Aguda

A mais importante via de penetração é a respiratória, e o CO se difunde rapidamente através da membrana alveolar, chegando à corrente sangüínea, onde se une à hemoglobina das hemácias, formando carboxiemoglobina com interferência imediata no suprimento de oxigênio à atividade celular dos tecidos, pela impossibilidade de a carboxiemoglobina transportar oxigênio.

A hemoglobina tem uma grande afinidade pelo CO, cerca de 200-300 vezes maior em relação ao oxigênio; em conseqüência, pequenas quantidades da substância no ar são suficientes para que os seus efeitos se manifestem (Quadro 6-1).

Os efeitos clínicos da intoxicação pelo CO são reflexo da hipoxia dos tecidos e possivelmente, pela inibição do sistema citocromo em nível celular. Dessa forma, as manifestações primárias se desenvolvem nos sistemas orgânicos mais dependentes da utilização do oxigênio, que são o sistema nervoso central e o miocárdio (músculo do coração).

Quadro 6-1. Efeitos Agudos na Exposição Humana ao Monóxido de Carbono

Concentração atmosférica de CO (ppm)	*Tempo médio para acumulação (minutos)*	*Concentração de carboxiemoglobina (%)*	*Sintomas*
50	150	7	Dor de cabeça leve
100	120	12	Dor de cabeça moderada e tontura
250	120	25	Dor de cabeça severa e tontura
500	90	45	Náuseas, vômitos, colapso
1.000	60	60	Coma
10.000	5	95	Morte

Os efeitos agudos podem ser classificados de acordo com o nível de concentração sangüínea da carboxiemoglobina (COHb), a saber.

Toxicidade Leve

Níveis de 10% a 30% de COHb produzem dor de cabeça temporal pulsátil, tontura e dispnéia. Pacientes portadores de doença cardíaca ou neurológica podem ter esses sintomas exacerbados, surgindo infarto do miocárdio.

Toxicidade Moderada

Níveis de 30% a 50% de COHb produzem dor de cabeça severa, fraqueza, tontura, náuseas, vômitos, perda da consciência, taquicardia e taquipnéia (respiração rápida).

Toxicidade Severa

Níveis de 50% a 80% de COHb produzem perda da consciência, convulsão, coma, parada respiratória e morte.

A baixa oxigenação dos tecidos (hipoxia tecidual) no nível do sistema nervoso central e aparelho cardiovascular provoca distúrbios metabólicos e fisiológicos, com o aparecimento dos sintomas acima descritos.

O mecanismo químico de ação tóxica da substância é decorrente da sua ligação com o ferro (Fe II) da hemoglobina (Hb), havendo deslocamento do oxigênio, conforme a equação:

$$Hb_4 + 4O_2 \rightarrow Hb_4(O_2)_4 + 4CO \rightarrow Hb_4(CO)_4 + 4O_2$$

A reação é reversível, e o sentido dela depende da proporção dos gases, do pH sangüíneo e da temperatura.

A eliminação do CO ocorre principalmente através dos pulmões, sendo facilitada a reversibilidade pela ventilação pulmonar ou oferta de oxigênio.

A exposição ao CO provoca o aparecimento de múltiplos efeitos, a saber:

- *Visão:* déficit no campo visual, neurite retrobulbar.
- *Cardiovascular:* alterações eletrocardiográficas (supra e infradesnivelamento de ST, fibrilação atrial, bloqueios, parada cardíaca).
- *Neurológico:* dor de cabeça, tontura, convulsões, edema cerebral, coma e morte.
- *Gastrintestinal:* náuseas, vômitos e sintomas de gastroenterite.
- *Hematológico:* aumento do nível de carboxiemoglobina.

Há referências a aparecimento tardio, no período de uma a três semanas, de distúrbios neuropsiquiátricos como dor de cabeça, apatia, mudança na personalidade, desorientação, perda de memória, distração, hipertonicidade e síndrome de Parkinson.

Exposição Crônica

Os efeitos à saúde na exposição crônica ao CO são possivelmente conseqüentes à hipoxia, com o aparecimento de sintomas do tipo dor de cabeça, fadiga, vertigens, dores no peito, dificuldade para respirar e taquicardia. Um estudo realizado no Japão, com indivíduos expostos a concentrações de carboxiemoglobina (COHb) acima de 20%, mostrou degeneração do miocárdio em um dos indivíduos expostos.

A exposição ao CO durante a gestação provoca no feto efeitos teratogênicos (malformações), em conseqüência da hipoxia.

Controle da Exposição e Prevenção da Intoxicação

Ventilação dos locais onde haja emissão do gás e conhecimento dos níveis de contaminação atmosférica. Dotar os locais de máscara com filtro químico para fuga. Utilização de máscara com ar mandado em locais com elevadas concentrações.

Primeiros Socorros

Na Inalação

Remover o paciente imediatamente da atmosfera contaminada para local com ar fresco. Administrar oxigênio sempre que possível, para dissociação da carboxiemoglobina, havendo regeneração da hemoglobina mais rápido em comparação à respiração do paciente com ar atmosférico.

Aplicar manobras de ressuscitação cardiopulmonar, se necessário. Tratar complicações: no edema cerebral usar manitol, nas convulsões diazepam e fenitoína.

Na Ingestão

Não se aplica.

No Contato com a Pele

Não se aplica.

No Contato com os Olhos

Não se aplica.

Controle Biológico

Determinação dos níveis sangüíneos da carboxiemoglobina: IBMP (NR-7) = 3% NF. Determinação da concentração de CO no sangue e/ou no ar expirado.

NÍQUEL CARBONILA (Ni $(CO)_4$)

Informações Gerais

É um líquido amarelo ou incolor produzido da reação entre o monóxido de carbono (CO) e o níquel metálico, em processos catalíticos e reações de hidrogenação, no refino do petróleo.

Sinônimo: níquel tetracarbonila.

Grau de Insalubridade (NR-15)

Máximo.

Grau de Risco para a Saúde (API)

Extremamente alto à exposição aguda e crônica.

Classificação de Carcinogênese Ocupacional (ACGIH/95-96)

Não estabelecida.

Limites de Tolerância

LT-MP ou TLV-TWA (ACGIH/95-96) = 0,05 ppm, 0,12 mg/m^3
MAC (Rússia) = 0,0005 mg/m^3
LT-NR 15 (Brasil) = 0,04 ppm, 0,28 mg/m^3

Toxicocinética e Toxicodinâmica

Exposição Aguda

A inalação de níquel carbonila produz imediatamente tontura, dor de cabeça, náuseas, vômitos, dor no tórax e dificuldade para respirar. Estes sintomas iniciais geralmente desaparecem dentro de poucas horas.

Sintomas retardados podem surgir no período de 12 a 36 horas após a exposição, como cianose (extremidades arroxeadas), aumento de temperatura, leucocitose (aumento do número de leucócitos), tosse, distúrbios gastrintestinais, fraqueza e dor torácica em aperto.

O níquel carbonila é um severo irritante pulmonar. A exposição a 30 ppm por 30 minutos é fatal para o homem.

Nos casos fatais descritos na literatura, a morte ocorreu nu período de 1 a 11 dias após a exposição, devido a pneumonite intersticial difusa, hemorragia e edema cerebral. Foram encontradas lesões no fígado, nos rins, no baço e nas adrenais.

Exposição Crônica

Estudos realizados com trabalhadores no refino do níquel expostos por períodos prolongados mostraram que a substância produz câncer dos pulmões e seios paranasais.

Controle da Exposição e Prevenção da Intoxicação

Monitoramento ambiental para conhecimento e prevenção de exposições elevadas. Uso de proteção respiratória.

Primeiros Socorros

Na Inalação

Remover imediatamente da exposição. Administrar oxigênio e ressuscitação, se necessário. Atenção a sintomas e efeitos retardados.

A droga de escolha para o tratamento é o sódio dietilditiocarbamato.

Outras drogas: antibióticos e corticóides.

Na Ingestão

Induzir o vômito. Realizar lavagem gástrica. Ver *níquel*, a seguir.

No Contato com a Pele

Lavar com água e sabão.

No Contato com os Olhos

Lavar com água corrente durante 15 minutos.

Controle Biológico

Dosagem do níquel no sangue e na urina.

NÍQUEL (Ni)

Informações Gerais

O níquel é um metal duro, porém maleável, de cor branca ou prateada.

Usos/fontes: usado em metalurgia, em ligas, baterias, em catalisador, em refinarias etc. É constituinte do petróleo.

Grau de Insalubridade (NR-15)

Não estabelecido.

Grau de Risco para a Saúde (API)

Altamente tóxico à exposição aguda e crônica.

Classificação de Carcinogênese Ocupacional (ACGIH/95-96)

Confirmado como carcinogênico para o homem.

Limites de Tolerância

LT-MP ou TLV-TWA (ACGIH/95-96) = 1 mg/m^3 (níquel metálico e compostos insolúveis)
LT-MP ou TLV-TWA (ACGIH/95-96) = 0,1 mg/m^3 (compostos solúveis)
MAC = 0,5 mg/m^3
PROPOSTA DE MUDANÇA
LT-MP ou TLV-TWA (ACGIH/95-96) = 0,05 mg/m^3

Toxicocinética e Toxicodinâmica

Exposição Aguda

Ao contato com a pele: sensação de queimação e coceira nas mãos, seguida de vermelhidão e erupções nos dedos, punhos e antebraços.

À inalação: o níquel é absorvido pelo trato respiratório à inalação, na forma de pó ou fumos, sendo retido nos pulmões, com baixa remoção, provocando edema pulmonar ou pneumonite.

Exposição Crônica

A exposição prolongada aos fumos e ao pó de níquel e seus compostos provoca:

- *Alergia:* os compostos de níquel estão entre as causas mais comuns de dermatites alérgicas. A sensibilização do organismo ao níquel também causa conjuntivite, pneumonite eosinofílica (síndrome de Loeffler) e asma.
- *Rinite e sinusite:* a exposição ao pó e aos fumos dos compostos de níquel freqüentemente desencadeia rinite crônica hipertrófica e sinusite nasal. Irritação pulmonar crônica tem sido relatada.
- *Câncer:* estudos epidemiológicos demonstraram a carcinogênese de certos compostos do níquel. Cânceres pulmonar, nasal, renal, de laringe e de estô-

mago foram observados em trabalhadores no refino do níquel. O níquel é classificado como cancerígeno pelos órgãos NIOSH e IARC.

Controle da Exposição e Prevenção da Intoxicação

Medidas de higiene industrial e ambiental para que as concentrações atmosféricas situem-se dentro dos limites de exposição.

Uso de equipamento de proteção; luvas, máscaras, roupas.

Primeiros Socorros

Na Inalação

Remover da atmosfera contaminada para local com ar fresco. Administrar oxigênio e ressuscitação cardiorrespiratória, se necessário. Tratar o edema pulmonar. Como antídoto, pode ser usado o sódio dietilditiocarbamato.

Na Ingestão

A indução do vômito está indicada em ingestão recente e em pacientes lúcidos e sem convulsão. O carvão ativado está indicado. Realizar lavagem gástrica.

No Contato com a Pele

Lavar com água e sabão.

No Contato com os Olhos

Lavar com água.

Controle Biológico

Dosagem sangüínea e urinária do níquel.

NITRITO DE SÓDIO $NaNO_2$

Aspecto

Pó cristalino, levemente amarelado, solúvel em água e álcoois, higroscópico. Forte oxidante.

Principais Usos

Entre outros usos, é aplicado como corante, na indústria têxtil, e como branqueador de fibras naturais, na indústria do papel. Por isso, papel e fibras têxteis, e outros produtos impregnados com nitritos, são mais facilmente inflamáveis. É usado também na têmpera de chapas de aço, fosfatação e decapagem de metais.

Propriedades

Ponto de fusão = 271°C.
Densidade = 2,168.
Oxida-se, lentamente, em nitrato, quando exposto ao ar.
Sob calor, a partir de 320°C, decompõe-se, com emissão de oxigênio e de óxidos de azoto tóxicos.
Explode a 540°C. Reage e explode ao reagir, sob altas temperaturas, com amidos, sais de amônia e cianuretos.
Reage com produtos oxidáveis, por exemplo, produtos orgânicos, podendo inflamar-se espontaneamente, por atrito.

Riscos de Incêndio

Não é combustível, mas as misturas com substâncias combustíveis podem provocar incêndio.

O fogo é combatido com água pulverizada, mas deve-se cuidar para que não haja projeção de sais dissolvidos. Os bombeiros devem usar equipamento de respiração autônomos, em função dos gases tóxicos resultantes da decomposição.

Risco Toxicológico

Pode causar intoxicações por ingestão e por inalação de pós. Produtos industriais contendo aminas podem reagir com os nitritos, produzindo nitrosaminas, que são potencialmente cancerígenas. O nitrito de sódio decompõe-se em presença de ácidos ou sob calor, produzindo vapores nitrosos, cuja inalação oferece risco para o aparelho respiratório.

Intoxicação Aguda

Sintomas: cefaléia, vermelhidão da face, vertigens, hipotensão, estado de síncope, acompanhados ou precedidos de vômitos, diarréias, prostração, complicação respiratória, taquicardia, hipotermia. Nos casos mais graves: cianose nas mãos e na face, devido à formação de metemoglobina.

Intoxicação Crônica

Sintomas: hipotensão, taquicardia, cefaléias com repercussão geral (anorexia, emagrecimento). Coloração amarelada nos tegumentos, algumas vezes irritação ocular e cutânea. O contato prolongado com tegumentos cutâneos e/ou mucosos oferece risco.

Recomendações Gerais

- Proteger de umidade e de fontes de ignição e calor. Não armazenar junto com ácidos, sais de amônia, amidas e cianuretos e outros produtos facilmente oxidáveis. Deve existir hidrante próximo ao local de armazenagem. Usar luvas, óculos e proteção respiratória. Não despejar resíduos no esgoto. Manter no local de trabalho apenas a quantidade necessária a uma jornada de trabalho. Instalar chuveiros nos locais de trabalho. Em caso de contato com a pele, lavar imediatamente com água em grande quantidade. Em caso de ingestão, estando a vítima ***consciente***, induzir o vômito e encaminhar, com urgência, ao médico.
- Etiquetar recipientes de acordo com a NR 26.

NONANO ($CH_3(CH_2)_7CH_3$)

Informações Gerais

É um líquido incolor, levemente aromático. Hidrocarboneto alifático obtido a partir do craqueamento da nafta. É um importante componente da gasolina.

Usos: é adicionado ao diesel.

Grau de Insalubridade (NR-15)

Não estabelecido.

Grau de Risco para a Saúde (API)

Não estabelecido.

Classificação de Carcinogênese Ocupacional (ACGIH/95-96)

Não estabelecida.

Limites de Tolerância

LT-MP ou TLV-TWA (ACGIH/95-96) = 200 ppm, 1.050 mg/m^3

Toxicocinética e Toxicodinâmica

Exposição Aguda

Os vapores do nonano são irritantes das vias respiratórias. Em altas concentrações, o nonano atua como depressor do sistema nervoso central, devido ao seu poder de narcose, provocando paradas cardíaca e respiratória. Experimentos com ratos mostraram tremores leves e perda da coordenação motora.

O nonano é metabolizado a derivados hidroxílicos, prontamente excretados na urina. Uma porção significativa é eliminada inalterada pelos pulmões.

Exposição Crônica

A toxicidade crônica do nonano não é conhecida, e os dados toxicológicos disponíveis são poucos. No contato prolongado com a pele são esperados, por analogia, desengorduramento, secura e dermatite, como ocorre no contato da pele com outros hidrocarbonetos parafínicos.

Controle da Exposição e Prevenção da Intoxicação

A manipulação do nonano deve ser em locais ventilados. Utilizar equipamentos de proteção: roupas impermeáveis, óculos de segurança, luvas de PVC, máscara com filtro químico.

Primeiros Socorros

Na Inalação

Remover a vítima para local ventilado, aplicar oxigênio e medidas de ressuscitação, se necessário.

Na Ingestão

Não induzir o vômito. A lavagem gástrica deve ser criteriosa, para evitar aspiração para os pulmões. Os riscos e os benefícios da lavagem gástrica devem ser avaliados.

No Contato com a Pele

Retirar a roupa impregnada com o produto. Lavar a área atingida com água corrente.

No Contato com os Olhos

Lavar com água corrente durante 15 minutos.

Controle Biológico

Não estabelecido.

ÓXIDOS DE NITROGÊNIO (NO, NO_2)

Informações Gerais

O óxido nítrico (NO) é um gás incolor e sem cheiro. O dióxido de nitrogênio à temperatura ambiente é um gás avermelhado mais denso que o ar, cuja composição corresponde a uma mistura de 70% de N_2O_4 e 30% de NO_2, em equilíbrio. É um gás com odor pungente adocicado.

Estes dois compostos nitrogenados são prevalentes nos processos de combustão na indústria do petróleo. Em refinarias, as principais fontes são o *flare* e as caldeiras, e são os fumos de nitrogênio mais tóxicos.

Usos: o NO_2 é um intermediário na produção de ácido nítrico e sulfúrico, indústria de explosivos etc. O NO é utilizado na produção de ácido nítrico, agente alvejante do raiom etc.

Sinônimos: monóxido de nitrogênio e peróxido de nitrogênio, respectivamente.

Grau de Insalubridade (NR-15)

Máximo (óxido nítrico).

Grau de Risco para a Saúde (API)

Alto à exposição aguda e crônica.

Classificação de Carcinogênese Ocupacional (ACGIH/95-96)

Não classificado como carcinogênico para o homem (dióxido de nitrogênio).

Limites de Tolerância

LT-MP ou TLV-TWA (ACGIH/95-96) = 25 ppm, 31 mg/m^3 óxido nítrico (NO)
IDLH = 100 ppm
LT-NR-15 (Brasil) = 200 ppm, 23 mg/m^3
LT-MP ou TLV-TWA (ACGIH/95-96) = 3 ppm, 5,6 mg/m^3 dióxido de nitrogênio (NO_2)
LT-ECD ou TLV-STEL (ACGIH/95-96) = 5 ppm, 9,4 mg/m^3
IDLH = 50 ppm
MAC (Rússia) = 5 mg/m^3

Toxicocinética e Toxicodinâmica

Exposição Aguda

O NO_2 é relativamente insolúvel em água; em conseqüência, quando inalado, atinge os alvéolos pulmonares, onde se transforma em ácido nitroso (HNO_2) e ácido nítrico (HNO_3), que são altamente irritantes para o tecido pulmonar, provocando tosse e dificuldade para respirar. Ao se dissociar, o ácido nítrico forma nitratos e nitritos, que provocam lesões locais aos tecidos e distúrbios sistêmicos.

A concentração do gás entre 100-500 ppm pode ocasionar morte súbita devido a broncospasmo (constrição dos brônquios), edema pulmonar e insuficiência respiratória. Outro mecanismo de morte, só que tardia (semanas após), pode estar associado à bronquiolite fibrosa obliterante, possivelmente ocasionada por resposta auto-imune, bronquite, pneumonia e outras infecções pulmonares. (Quadro 6-2).

Nos olhos o NO_2 provoca irritação da conjuntiva (conjuntivite).

O óxido nítrico liga-se à hemoglobina no mesmo sítio do oxigênio, com uma afinidade 1.400 vezes maior, interferindo na curva de dissociação, resultando em uma redução no transporte de oxigênio.

No aparelho cardiocirculatório pode ocorrer insuficiência, surgindo pulso fraco e taquicárdico, dilatação do coração e congestão torácica.

No sistema nervoso central, o NO_2 provoca inquietação, letargia, perda da consciência, ansiedade e confusão mental.

No aparelho digestivo surgem náuseas e dor abdominal.

Em nível hematológico, o No e o NO_2 provocam metemoglobinemia.

Exposição Crônica

Alguns autores têm relatado sonolência, tontura e vômitos, que podem estar associados à metemoglobinemia.

Outros estudos relatam aumento da taxa de difusão de oxigênio e gás através das membranas pulmonares, como conseqüência da liberação de histamina, do edema bronquiolar e alveolar.

Quadro 6-2. Efeitos Agudos da Exposição Humana ao Dióxido de Nitrogênio

Concentração (ppm)	*Tempo (minutos)*	*Efeitos*
25	60	Irritação respiratória
50	60	Dor torácica Possíveis lesões pulmonares
100	60	Edema pulmonar, morte

Fonte: NIOSH — National Institute for Occupational Safety and Health (EUA).

O NO_2 é classificado pelo NIOSH como suspeito de carcinogênese. Experimentos com animais de laboratório mostraram testes positivos para genotoxicidade (danos ao DNA), mutagenicidade e aberrações cromossômicas.

Controle da Exposição e Prevenção da Intoxicação

Todos os processos em que os óxidos de nitrosos podem ser liberados devem ser dotados de ventilação e exaustão; adequada proteção respiratória através de equipamentos.

Primeiros Socorros

Na Inalação

Remover da exposição e hospitalizar para observação e avaliação dos danos pulmonares. Administrar oxigênio e ventilação assistida, se necessário. Tratamento do edema pulmonar. O uso de corticóides e seus benefícios são controversos, contudo vários autores o recomendam. Eles podem ser usados em nebulização e por via venosa. Antibioticoterapia de amplo espectro.

Em pacientes com metemoglobinemia maior do que 30% está indicado o uso de azul de metileno, na dosagem de 2 mg/kg de peso, por via venosa.

Um autor recomenda observação do paciente no período de duas a três semanas, devido à possibilidade de morte súbita.

Na Ingestão

Não considerado.

No Contato com a Pele

Não considerado.

No Contato com os Olhos

Não considerado.

Controle Biológico

Dosagem sangüínea da metemoglobina.

ÓXIDO DE ZINCO (Zn O)

Alguns sinônimos: Actox 14; Chinese White; Flowers of Zinc; White Seal-7; Zinc White; Pasco.

Identificação de Riscos

- Irritante para o sistema respiratório.
- Atenção para contato com a pele.
- Use roupas de proteção para o manuseio.

Primeiros Socorros

- Em caso de contato com os olhos, lave-os imediatamente com bastante quantidade de água por, no mínimo, 15 minutos.
- Em caso de contato com a pele, lave-a com bastante água e sabão.
- Se inalado, remova a pessoa para local fresco e arejado. Se estiver sem ar, providenciar respiração artificial, se não conseguir com ar fresco, providenciar oxigênio.
- Se ingerido, lave a boca com água providenciando que a pessoa esteja sempre consciente.
- Chame um médico.

Medidas para Combate a Incêndio

- Produto *não* combustível.
- Use as medidas normais para extinguir o fogo.
- É conveniente usar roupas para evitar contato com os olhos e pele.
- Emite vapores tóxicos sob condições de incêndio (aquecimento em excesso).

Medidas de Precaução

- Use óculos de proteção, respiradouros, botas de borracha e luvas de borracha.
- Varra o local, coloque o resíduo em sacos e aguarde em local apropriado para venda ou classificação do mesmo.
- Ventile a área e borrife com água o local após o mesmo ter sido retirado.

Condições de Estoque e Carregamento

- Use respiradouros apropriados, luvas resistentes a produtos químicos, óculos de proteção e roupas próprias.
- Deve ser instalado no local chuveiro de segurança e lavador de olhos.
- Requer exaustão mecânica.
- Poeira não deve ser inalada.
- Evite contato com os olhos, pele e roupas.
- Evite contato prolongado e repetido.
- Lave-se bem após contato físico.

- É nocivo o pó.
- Mantenha os contâineres fechados.
- Estoque o produto em local seco e fresco.

Informações Adicionais Importantes

O magnésio reduz o óxido de zinco violentamente quando aquecido, resultando em explosão.

Misturas de borracha clorada e óxido de zinco explodem quando aquecidas acima de 215°C.

Propriedades Químicas e Físicas

- Aparência e odor: pó branco inodoro.
- Densidade aparente: 5.606.
- Estabilidade e reatividade.
- Incompatibilidade: agentes fortemente oxidantes.
- Efeitos agudos:
  - — pode ser nocivo por inalação, ingestão ou pela absorção da pele;
  - — pode causar irritação nos olhos;
  - — pode causar irritação na pele.

Informações Adicionais

Os vapores de óxido de zinco podem irritar a região dita respiratória. O contato prolongado com o produto pode provocar uma dermatite severa chamada *Pox dermatite*. A exposição em níveis altos de vapores ou fumos do produto causa gosto metálico na boca, pode causar sede, causa fatiga, tosse, fraqueza, dores musculares e náusea, seguidos de febre e arrepios. A *exposição severa* ao produto pode resultar em bronquite crônica ou pneumonia com um ligeiro tom azulado na pele, principalmente nas pessoas claras.

PENTANO/ISOPENTANO ($CH_3(CH_2)_3CH_3$)

Informações Gerais

São hidrocarbonetos alifáticos, sendo o primeiro membro da família dos alcanos que se apresenta na forma líquida. É obtido do refino de petróleo.

Usos: tem diversos usos como solvente e aditivo da gasolina.

Sinônimos: n-pentano, 2 metil butano, isoamil hidreto (isopentano).

Grau de Insalubridade (NR-15)

Mínimo.

Grau de Risco para a Saúde (API)

Baixo à exposição aguda e crônica. Alto à ingestão.

Classificação de Carcinogênese Ocupacional (ACGIH/95-96)

Não estabelecida.

Limites de Tolerância

LT-MP ou TLV-TWA (ACGIH/95-96) = 600 ppm, 1.770 mg/m^3
LT-ECD ou TLV-STEL (ACGIH/95-96) = 750 ppm, 2.210 mg/m^3
LT-NR-15 (Brasil) = 470 ppm, 1.400 mg/m^3

Toxicocinética e Toxicodinâmica

Exposição Aguda

Os vapores do pentano são levemente irritantes para os olhos e as membranas mucosas das vias respiratórias. Em estudos com homens expostos a 5.000 ppm por dez minutos não houve irritação ou outros sintomas.

Estudos com animais de laboratório mostraram fraco potencial de sensibilização miocárdica e arritmias cardíacas. A uma concentração de 7% em dez minutos e 9% em um minuto surgiu anestesia.

Exposição Crônica

O heptano tem efeito similar ao do hexano, provocando neuropatia por degeneração da bainha de mielina.

Controle da Exposição e Prevenção da Intoxicação

Ventilação local exaustora. Uso de EPI: luvas, máscara.

Primeiros Socorros

Na Inalação

Remover da exposição para local com ar fresco. Administrar oxigênio e medidas de ressuscitação, se necessário.

Na Ingestão

Não induzir o vômito. Lavagem gástrica criteriosa, face ao risco de aspiração. Ver *hexano*, p. 114.

No Contato com a Pele

Remover as roupas contaminadas. Lavar a área atingida com água corrente.

No Contato com os Olhos

Lavar com água corrente por pelo menos 15 minutos.

Controle Biológico

Não estabelecido.

PENTENO (CH_2:CH $(CH_2)_2CH_3$)

Informações Gerais

É um líquido incolor à temperatura ambiente, com odor altamente desagradável. É obtido do craqueamento da nafta, sendo um hidrocarboneto alifático da família dos alcenos.

Usos: solventes, aditivo da gasolina, produção de outras substâncias químicas.

Sinônimos: propiletileno, alfa-amileno, 2-metil buteno.

Grau de Insalubridade (NR-15)

Não estabelecido.

Grau de Risco para a Saúde (API)

Não estabelecido.

Classificação de Carcinogênese Ocupacional (ACGIH/95-96)

Não estabelecida.

Limites de Tolerância

Não estabelecidos.

Toxicocinética e Toxicodinâmica

Exposição Aguda

O penteno possui propriedades anestésicas 15 vezes superiores às do etileno, contudo, antes da narcose, provoca excitação primária severa. Produz anestesia à concentração de 6% em 15 minutos e é mais ativo e cardiotóxico que os seus similares (penteno-2, isopentenos etc.). Experimentos com animais de laboratório mostraram uma variedade de sintomas, incluindo depressão cardíaca e respiratória.

Ele foi usado na década de 20 como anestésico para cirurgia geral, porém, sem sucesso. O penteno absorvido é metabolizado através de reações de oxidação, sendo eliminado.

Exposição Crônica

A toxicidade crônica local e sistêmica do penteno não é conhecida.

Controle da Exposição e Prevenção da Intoxicação

A manipulação do penteno deve ser feita em locais ventilados. Usar equipamento de proteção: luvas, máscara com filtro químico.

Primeiros Socorros

Na Inalação

Remover a vítima imediatamente da área contaminada. Administrar oxigênio e ressuscitação cardiopulmonar, se necessário.

Na Ingestão

Não induzir o vômito. A lavagem gástrica deve ser cuidadosa, para evitar a aspiração para os pulmões. Ver *hexano*, p. 114.

No Contato com a Pele

Lavar com água e sabão.

No Contato com os Olhos

Lavar com água corrente.

Controle Biológico

Não estabelecido.

SOLVENTES HALOGENADOS

São de grande utilização industrial principalmente no desengraxamento de peças em metalúrgicas; são também usados como solventes de tintas e vernizes, nos pesticidas, nas lavagens a seco em tinturarias etc.

Entre os halogenados, os mais utilizados são os solventes clorados, como o tetracloreto de carbono, o tricloroetileno, o tetracloroetileno, o tricloroetano etc.

Estes, quando em exposição maior, também podem causar sonolência, torpor e até a morte, se a dose absorvida for muito alta (efeito anestésico geral).

A exposição ocupacional a estes solventes causa lesões no fígado e nos nervos periféricos, irritação pulmonar, e, em alguns casos de solventes como tetracloreto de carbono, pode ocasionar o aparecimento de câncer de fígado.

O controle deve ser feito por meio de avaliação hepática e de exames periódicos e analises de metabólitos urinários dos solventes.

TETRACLORETO DE CARBONO (CCl_4)

Informações Gerais

É um líquido sem cor, de odor forte semelhante ao de outros hidrocarbonetos clorados e ao do clorofórmio.

Usos: na produção de propelentes com fluorcarbonos (CFC), solvente para óleos, gorduras, *laquer*, vernizes, ceras e resinas, como agente desengraxante, desengordurante e de limpeza, como solvente em análises laboratoriais etc.

Sinônimos: tetraclorometano, perclorometano.

Grau de Insalubridade (NR-15)

Máximo.

Grau de Risco para a Saúde (API)

Alto à exposição aguda e crônica.

Classificação de Carcinogênese Ocupacional (ACGIH/95-96)

Suspeito de carcinogênese para o homem.

Limites de Tolerância

LT-MP ou TLV-TWA = 5 ppm, 31 mg/m^3
LT-ECD ou TLV-STEL = 10 ppm, 63 mg/m^3
LT-NR-15 (Brasil) = 8 ppm, 50 mg/m^3

Toxicocinética e Toxicodinâmica

Exposição Aguda

O tetracloreto de carbono é rapidamente absorvido pelos pulmões, pele e tubo digestivo. É um depressor do sistema nervoso central, produzindo dor de cabeça, tontura, incoordenação, confusão mental, vertigem, fadiga, irritação das membranas mucosas e narcose. Os casos fatais descritos na literatura devem-se a nefrotoxicidade (necrose tubular renal e nefrite), insuficiência cardíaca, arritmias e hepatotoxicidade (lesão hepática e necrose) (Quadro 6-3).

O contato com os olhos em forma de respingos provoca irritação intensa, dor e queimadura.

Várias substâncias, como álcool, álcool isopropílico, fenobarbital e bezopireno, têm mostrado potencial para efeitos sinérgicos quando combinadas com o tetracloreto de carbono. O álcool é o fator mais importante em vários casos de intoxicação.

Quadro 6-3. Efeitos da Inalação do Tetracloreto de Carbono sobre o Homem

Exposição variável (ppm)	*Tempo*	*Efeitos*
6, 4-9, 5 Ocupacional	1 h/dia a 1 h/semana	Diminuição da sensibilidade da córnea e diminuição do campo visual
5-117 Ocupacional	8 h (TWA)	Diminuição do campo visual
10-100 Ocupacional	Intermitente	Efeitos no sistema nervoso central e gastrintestinal. Degeneração gordurosa do fígado
26-54 Ocupacional	8 h (TWA)	Icterícia
49 Experimental	70 min	Redução do ferro sérico
10-80 Ocupacional	Vários dias	Náuseas, vômitos, cansaço
40-375 Ocupacional	Uma vez cada duas–três semanas	Náuseas, anorexia, perda de peso
33-124 Ocupacional	Poucas horas, diariamente	Fadiga, náuseas, vômitos
45-97 Ocupacional	Diariamente	Sintomas no sistema nervoso central e gastrintestinal
600	10 min	Vertigem, tontura
600	30 min	Tontura
14.000	50 s	Inconsciência

Fonte: American Petroleum Institute.

Exposição Crônica

O contato prolongado com a pele resulta em irritação, dermatite e infecções; anormalidade na visão, com diminuição do campo visual.

O tetracloreto de carbono é neurotóxico e provoca náuseas, vômitos, tontura e cefaléia.

É um hepatotóxico (tóxico ao fígado) na exposição prolongada, provocando necrose, fibrose e tumores. Os estudos epidemiológicos em populações são inconclusivos, contudo, a IARC (Agência Internacional para Pesquisa em Câncer) concluiu que a substância é provavelmente cancerígena para o homem.

Controle da Exposição e Prevenção da Intoxicação

Ventilação local exaustora. Controle ambiental rigoroso. Uso de EPI: máscara, luvas etc.

Primeiros Socorros

Na Inalação

Remover da exposição para local com ar fresco. Administrar oxigênio 100% umidificado, ventilação assistida, intubação, ressuscitação, se necessário. Se houver desenvolvimento de tosse e dificuldade para respirar, avaliar possível irritação respiratória, bronquite e pneumonite.

Na Ingestão

A indução do vômito poderá ser indicada em ingestão recente de grande quantidade do produto, e se o paciente não estiver comatoso e em convulsões. Usar xarope de ipeca. Se, após duas doses, não houver êxito, realizar lavagem gástrica com o paciente em decúbito lateral e na posição de Trendelemburg.

No Contato com a Pele

Remover roupas contaminadas, lavar vigorosamente a pele, os cabelos e as unhas com água e sabão.

No Contato com os Olhos

Lavar copiosamente em água corrente por pelo menos 15 minutos. Se persistirem dor, irritação, lacrimejamento e fotofobia, encaminhar ao oftalmologista.

Controle Biológico

Dosagem do tetracloreto de carbono no ar relaxado. Exame médico periódico com avaliação da função hepática.

TOLUENO ($C_6H_5CH_3$)

Informações Gerais

É um líquido incolor, com odor aromático característico, similar ao do benzeno. A sua pressão parcial e a densidade do vapor em relação ao ar levam-no a ser um solvente com alta volatilidade e os seus vapores a permanecerem em baixas alturas, o que aumenta a penetração pela via respiratória.

Usos: produção do benzeno e outras substâncias, largamente empregado como solvente para tintas, vernizes, colas, celulose, borracha, óleos, resinas e diversas outras aplicações.

Na indústria do petróleo, é utilizado em laboratórios e está presente em derivados, como contaminante. O tolueno pode estar contaminado com benzeno.

Sinônimos: toluol, metil benzeno, metil benzol, fenil metano.

Grau de Insalubridade (NR-15)

Médio.

Grau de Risco para a Saúde (API)

Moderado à exposição crônica excessiva; leve à exposição aguda.

Classificação de Carcinogênese Ocupacional (ACGIH/95-96)

Não classificado como carcinogênico para o homem.

Limites de Tolerância

LT-MP ou TLV-TWA (ACGIH/95-96) = 50 ppm, 188 mg/m^3
MAC (Rússia) = 50 mg/m^3
LT-NR-15 (Brasil) = 78 ppm, 290 mg/m^3

Toxicocinética e Toxicodinâmica

Exposição Aguda

O tolueno penetra rapidamente no organismo principalmente pela via respiratória, onde atua como irritante. Surgem então irritação dos brônquios, da laringe, bronquite, broncospasmo e edema pulmonar. Da quantidade inalada, 53% são absorvidos. Sua ação é predominante sobre o sistema nervoso central como depressor, causando fadiga, dor de cabeça, confusão, tontura e incoordenação muscular. Antes da depressão pode ocorrer excitação do sistema nervoso central, com euforia, tremores e nervosismo (Quadro 6-4).

Quadro 6-4. Efeitos Agudos da Exposição a Vapores de Tolueno

Concentração de vapores de tolueno (ppm)	*Tempo de exposição*	*Resposta*
50–100	8 h	Leve sonolência e dor de cabeça
200	8 h	Fadiga, fraqueza muscular, dor de cabeça e náusea
300–400	8 h	Dor de cabeça, fadiga, confusão mental, leve incoordenação
600	3 h	Tontura, dor de cabeça, confusão mental
5.000–10.000	1 min	Embriaguez, coma

Fonte: American Petroleum Institute.

O tolueno se acumula preferencialmente no cérebro e nos tecidos gordurosos após a inalação, produzindo então depressão.

O contato com os olhos resulta em irritação, lacrimejamento, dor, possível queimadura da córnea e conjuntivite transitória.

À ingestão, o tolueno provoca depressão do sistema nervoso central e, se aspirado, provoca pneumonite química.

No aparelho cardiovascular, o tolueno provoca arritmias no coração (bradicardia e fibrilação ventricular), infarto do miocárdio e morte súbita. Há na literatura casos de complicações cardíacas em "cheiradores" de tolueno.

Sobre a pele ele atua como irritante primário, sendo a forma líquida absorvida por essa via numa velocidade de 14 a 23 mg/cm^2/hora. Seus vapores absorvidos não excedem 5% da quantidade total absorvida no mesmo período de tempo pelo trato respiratório. A intoxicação sistêmica por vapores de tolueno por via cutânea é, portanto, pouco provável.

Do tolueno, cerca de 20% são excretados inalterados no ar exalado. O restante é largamente oxidado no fígado a ácido benzóico pelo sistema de oxidases mistas. O ácido benzóico corresponde a 62% do total absorvido, conjugando-se no próprio fígado com o aminoácido glicina, formando ácido hipúrico, principal produto de biotransformação (80%), sendo eliminado pela urina. Uma pequena fração (menos de 1%) é hidroxilada, formando cresol (Fig. 6-1).

A eliminação do ácido hipúrico pela urina, na sua maior parte, ocorre nas 16 horas posteriores à exposição. No período de 24 horas os valores desse metabólito retornam aos níveis anteriores à exposição.

Exposição Crônica

Foram observados em pessoas expostas a concentrações de 100 a 200 ppm durante oito horas por dia, a longo prazo, no trabalho e em forma de abuso ("cheiradores"), distúrbios neuropsíquicos como: depressão, confusão mental, anormali-

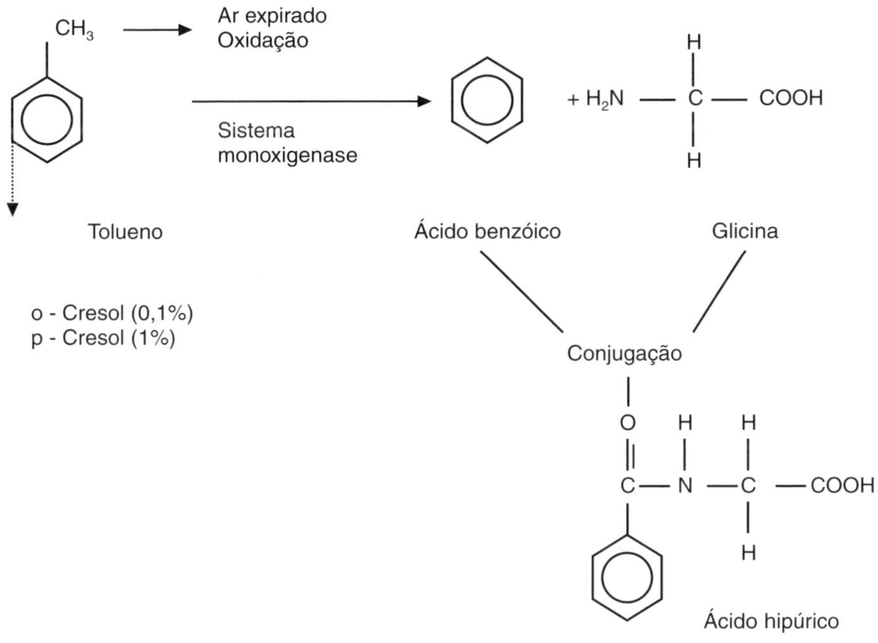

Fig. 6-1. Biotransformação do Tolueno.

dades emocionais, encefalopatia progressiva e irreversível, distúrbios cognitivos, ataxia cerebelar, reflexos hiperativos, neuropatia periférica, mudanças na personalidade, tremores, dor de cabeça recorrente, labilidade emocional, perda da memória, disfunção do hipotálamo, paralisia de Bell, epilepsia, tendências suicidas, síndromes orgânicas afetivas e, mais raramente, psicose.

Há relatos na literatura de perda auditiva (otoxicidade) e cegueira (atrofia óptica bilateral) em "cheiradores" do tolueno.

O tolueno não possui efeitos tóxicos crônicos sobre a medula óssea. Efeitos cancerígenos e mutagênicos (alterações genéticas) não foram encontrados. Existem na literatura casos de anemia, porém reversíveis após cessada a exposição. Casos de anemia aplásica descritos na literatura devido à exposição ao tolueno foram atribuídos à importante contaminação com o benzeno.

O contato prolongado com a pele provoca ressecamento, fissuras e dermatites.

No fígado têm sido encontrados os seguintes distúrbios: aumento do órgão, aumento do tempo de protrombina, esteatose hepática (infiltração de gorduras) e insuficiência hepática.

No sistema ginecológico e reprodutor têm sido encontrados: distúrbios menstruais, aumento na incidência de prolapso uterino e da parede da vagina, malformações fetais e distúrbios do crescimento fetal.

Controle da Exposição e Prevenção da Intoxicação

— medidas de controle ambiental;

— uso de equipamentos de proteção: roupas impermeáveis, luvas, máscara com filtro.

Primeiros Socorros

Na Inalação

Remoção imediata do paciente da área contaminada para local com ar fresco. Ressuscitação cardiorrespiratória, administração de oxigênio 100% umidificado e ventilação assistida, se necessário. Se houver tosse ou dificuldade para respirar, avaliar possíveis irritação, bronquite e pneumonite. Se ocorrer depressão do sistema nervoso central, intubar, instituir ventilação assistida e monitorização cardíaca. Tratar o edema agudo do pulmão

Na Ingestão

Não induzir vômito, face ao risco de aspiração. A lavagem gástrica estará indicada em casos de ingestão de grande quantidade do tolueno ou se ele estiver contaminado com grande quantidade de benzeno. Colocar o paciente em decúbito lateral e na posição de Trendelemburg. O risco da lavagem gástrica deverá sempre ser ponderado em função da quantidade ingerida.

No Contato com a Pele

Remover as roupas contaminadas. Lavar a área exposta com grande quantidade de água e sabão. Avaliar possíveis queimaduras.

No Contato com os Olhos

Lavar em água corrente por pelo menos 15 minutos. Se persistirem dor, edema, lacrimejamento ou fotofobia, encaminhar ao oftalmologista.

Controle Biológico

— dosagem urinária do ácido hipúrico: IBMP (NR-7) = 2,5 g/g creatinina;

— dosagem do tolueno no sangue;

— dosagem do tolueno no ar exalado;

— o ácido hipúrico não é um indicador específico. Ele tem sido observado após a exposição a outros agentes químicos.

1,1,1 TRICLOROETANO (CH_3CCl_3)

Informações Gerais

É um hidrocarboneto alifático halogenado, tem estado físico líquido, incolor, com odor característico semelhante ao do clorofórmio.

Usos: tem diversos usos na indústria como solvente e agente de limpeza.

Sinônimos: vinil tricloreto, etano tricloreto, metil clorofórmio, clorotene.

Grau de Insalubridade (NR-15)

Médio.

Grau de Risco para a Saúde (API)

Leve à exposição excessiva aguda e crônica.

Classificação de Carcinogênese Ocupacional (ACGIH/95-96)

Não estabelecida.

Limites de Tolerância

LT-MP ou TLV-TWA (ACGIH/95-96) = 350 ppm, 1.910 mg/m^3
LT-ECD ou TLV-STEL (ACGIH/95-96) = 450 ppm, 2.460 mg/m^3
LT-TETO ou TLV-CEILING = ppm
MAC (Rússia) = 20 mg/m^3
LT-NR-15 (Brasil) = 275 ppm, 1.480 mg/m^3

Toxicocinética e Toxicodinâmica

Exposição Aguda

O tricloroetano é rapidamente absorvido através dos pulmões pela inalação, pelo trato gastrintestinal e pode também ser absorvido pela pele, contudo, sem levar a efeitos sistêmicos significativos, a menos que fique confinado à superfície da pele.

A principal ação tóxica em exposição a altas concentrações é uma depressão funcional do sistema nervoso central, que começa com tontura, incoordenação motora, distúrbio do equilíbrio, progredindo para anestesia e bloqueio do centro respiratório. Já foi usado como anestésico em medicina, mas foi abandonado devido aos riscos: ele sensibiliza o miocárdio e presdipõe a arritmias pela ação das catecolaminas. A depressão do sistema nervoso central é proporcional à magnitude da exposição, típica de um anestésico (Quadro 6-5).

Quadro 6-5. Efeitos no Organismo de Variadas Concentrações do Tricloroetano

Concentração do tricloroetano (clorotene) (ppm)	*Efeitos*
Até 350	Nenhum
50–500	Distúrbios do equilíbrio em indivíduos sensíveis
900–1.000	Irritação ocular. Incoordenação
1.700	Distúrbios da percepção e do equilíbrio
30.000	Fatal em cinco minutos

Lesões transitórias do fígado e dos rins foram observadas após exposição a elevadas concentrações. Encontrou-se lesão pulmonar em pacientes autopsiados.

Respingos da substância sobre a córnea causam conjuntivite, que regride espontaneamente em alguns dias.

A ingestão do tricloro produz náuseas, vômito, diarréia, fadiga e depressão do sistema nervoso central.

O contato com a pele causa vermelhidão local e dermatite.

Exposição Crônica

Estudos não demonstraram efeitos crônicos em exposições repetidas a concentrações inferiores a 500 ppm. Suspeito de provocar doenças neurológicas. Há referência na literatura de infiltração de gordura no fígado.

O contato repetido com a pele pode provocar dermatite.

Controle da Exposição e Prevenção da Intoxicação

Monitoramento ambiental periódico, ventilação e exaustão adequada do local, uso de EPI: máscara e luvas.

Primeiros Socorros

Na Inalação

Remover imediatamente da exposição. Usar oxigênio e ressuscitação cardiorrespiratória, se necessário.

Na Ingestão

O risco potencial para rápido desenvolvimento de depressão do sistema nervoso central e respiratório determina a necessidade de indução do vômito. A lavagem gástrica, quando indicada, deverá ser extremamente cuidadosa, face aos riscos de aspiração. Usar carvão ativado em solução.

No Contato com a Pele

Remover roupas contaminadas. Lavar a pele com água corrente e sabão.

No Contato com os Olhos

Lavar com água corrente por pelo menos 15 minutos. Encaminhar ao oftalmologista.

Controle Biológico

Dosagem urinária de triclorocompostos. IBMP (NR-7) = 40 mg/g creatinina. Dosagem do tricloroetano no ar exalado.

TRICLOROETILENO (C_2HCl_3)

Informações Gerais

Líquido incolor, com odor similar ao do clorofórmio. Têm diversos usos como solvente.

Usos: como solvente desengordurante e desengraxante, intermediário químico, em medicina como anestésico e analgésico.

Sinônimos: tricloroeteno, tricloreto de etileno, 1,1,3 tricloroetileno.

Grau de Insalubridade (NR-15)

Máximo.

Grau de Risco para a Saúde (API)

Moderado à exposição excessiva aguda e crônica.

Classificação de Carcinogênese Ocupacional (ACGIH/95-96)

Não estabelecida.

Limites de Tolerância

LT-MP ou TLV-TWA (ACGIH/95-96) = 50 ppm, 269 mg/m^3
LT-ECD ou TLV-STEL (ACGIH/95-96) = 100 ppm, 537 mg/m^3
LT-NR-15 (Brasil) = 8 ppm, 35 mg/m^3

Toxicocinética e Toxicodinâmica

Exposição Aguda

A exposição a elevadas concentrações provoca irritação dos olhos e da garganta. O TCE é primariamente um depressor do sistema nervoso central, surgindo tontura, náuseas, cefaléia e inconsciência. A morte ocorre por depressão cardiorrespiratória.

No contato com a pele, provoca avermelhamento e dermatite. No contato com os olhos, provoca irritação, lacrimejamento, dor e queimação.

À ingestão, ocorrem irritação do trato gastrintestinal, náuseas, vômito, diarréia, depressão do sistema nervoso central e hepatotoxicidade.

Exposição Crônica

Não há evidência de efeitos cancerígenos para o homem. A exposição prolongada provoca dor de cabeça, tontura, irritabilidade, confusão mental. O contato prolongado com a pele provoca ressecamento, avermelhamento, fissuras, infecção e eczema. Experimentos com animais de laboratório mostraram potencial carcinogênico.

Controle da Exposição e Prevenção da Intoxicação

Ventilação do local. Uso de EPI.

Primeiros Socorros

Na Inalação

Remover da exposição para local com ar fresco, administrar oxigênio 100% umidificado, ventilação assistida e ressuscitação, se necessário. Monitorar o paciente para prevenção de efeitos depressores dos sistema nervoso central e arritmias.

Na Ingestão

Induzir vômito. A lavagem gástrica, quando indicada, deverá ser realizada criteriosamente, face aos riscos de aspiração para os pulmões.

No Contato com a Pele

Remover roupas contaminadas, lavar com água e sabão.

No Contato com os Olhos

Lavar com água corrente por pelo menos 15 minutos.

Controle Biológico

Dosagem de triclorocompostos na urina. IBMP (NR-7) = 300 mg/g creatinina.

VANÁDIO (V) e PENTÓXIDO DE VANÁDIO (V_2O_5)

Informações Gerais

O vanádio é um metal de cor levemente acinzentada ou branca. O pentóxido de vanádio se apresenta na forma de pó ou fumo.

Usos/fontes: encontrado na forma de minério na natureza e no petróleo cru em pequenas quantidades, sendo liberado na combustão do petróleo na forma de pentóxido de vanádio. O composto metálico tem diversos usos em metalurgia. O pentóxido de vanádio é usado na indústria de eletrodos, aço, vidro, cerâmica etc. Está presente em alguns óleos combustíveis.

Grau de Insalubridade (NR-15)

Não estabelecido.

Grau de Risco para a Saúde (API)

Brando à exposição aguda. Baixo à exposição crônica excessiva por inalação.

Classificação de Carcinogênese Ocupacional (ACGIH/95-96)

Não classificado como carcinogênico para o homem (pentóxido de vanádio).

Limites de Tolerância

Pentóxido de Vanádio (V_2O_5)
LT-MP ou TLV-TWA (ACGIH/95-96) = 0,05 mg/m^3 (pó e fumo)
MAC (Rússia) = 0,5 mg/m^3 (para o estado de pó) e 0,1 mg/m^3 (para o estado de fumo)

Toxicocinética e Toxicodinâmica

Exposição Aguda

Os compostos de vanádio penetram no organismo pela via respiratória e são excretados nas fezes e na urina.

Os efeitos agudos na exposição podem ocorrer mesmo com exposição breve, e os sintomas iniciais são lacrimejamento intenso, sensação de queimor na conjuntiva dos olhos, rinite com secreção mucosa ou hemorrágica, irritação na garganta, tosse, bronquite, e expectoração e dor torácica. Exposição severa pode resultar em pneumonia com efeito fatal.

Exposição Crônica

A exposição prolongada pode provocar asma, bronquite crônica e enfisema.

Controle da Exposição e Prevenção da Intoxicação

Prevenção da inalação pelo transporte aéreo de partículas aerodispersas de pentóxido de vanádio é muito importante, com enclausuramento de processos, ventilação e exaustão.

Primeiros Socorros

Na Inalação

Remover da exposição. Administrar oxigênio e ressuscitação, se necessário.

Na Ingestão

Induzir o vômito. Usar carvão ativado.

No Contato com a Pele

Lavar com água e sabão.

No Contato com os Olhos

Lavar com água.

Controle Biológico

Dosagem urinária do vanádio.

XILENOS ($C_6H_4(CH_3)_2$)

Informações Gerais

Os xilenos ou dimetilbenzenos apresentam-se em três formas isômeras: orto, meta e paraxileno. É um líquido incolor, com odor adocicado, aromático.

O xilol, produto comercial, é uma mistura desses isômeros, sendo seu maior constituinte o isômero metaxileno (60%).

Usos: são largamente usados como solventes para tintas, vernizes, indústria de tinturas e corantes, preparados farmacêuticos, indústria plástica, produção de ácidos ftálicos, fibras sintéticas etc. Na indústria do petróleo são usados como aditivos para combustíveis com alta octanagem e como solventes em análises laboratoriais.

Sinônimos: orto, meta e paraxilenos, xilol, metil tolueno, dimetil benzeno.

Grau de Insalubridade (NR-15)

Médio.

Grau de Risco para a Saúde (API)

Moderado à exposição excessiva aguda e crônica.

Classificação de Carcinogênese Ocupacional (ACGIH/95-96)

Não classificado como carcinogênico para o homem.

Limites de Tolerância

LT-MP ou TLV-TWA (ACGIH/95-96) = 100 ppm, 434 mg/m^3
LT-ECD ou TLV-STEL (ACGIH/95-96) = 150 ppm, 651 mg/m^3
IDLH = 1.000 ppm
MAC (Rússia) = 50 mg/m^3
LT-NR-15 (Brasil) = 78 ppm, 340 mg/m^3

Toxicocinética e Toxicodinâmica

Exposição Aguda

A principal via de penetração é a respiratória, e estudos com voluntários humanos mostraram que, por esta via, cerca de 60% dos xilenos são absorvidos rapidamente. O xileno é muito solúvel no sangue e nos tecidos, especialmente o adiposo (gorduroso).

Também são absorvidos pela pele íntegra na forma líquida e na forma de vapor. A pele lesada possibilita uma absorção três vezes maior.

O mecanismo de distribuição dos xilenos no organismo humano ainda não é claro. Estudos com animais de laboratório mostraram que eles podem ser encontrados em quase todos os órgãos. Contudo, a maior quantidade foi encontrada na medula óssea, no cérebro e baço.

A biotransformação dos xilenos é similar à do tolueno. Do total absorvido, 955 são metabolizados e menos de 5% são eliminados inalterados pelos pulmões. O xileno é metabolizado por oxidação de um grupo metila para o correspondente orto, meta ou para-ácido toluóico, que se conjuga com a glicina e é eliminado na urina na forma de orto, meta ou para-ácido metil hipúrico, a maior parte nas primeiras oito horas após a exposição.

Os efeitos agudos na exposição ao xileno são similares aos do benzeno, surgindo fadiga, tontura, tremores e embriaguez. Em elevadas concentrações, ocorre inconsciência e morte por depressão do sistema nervoso central, devido à parada respiratória. Outro mecanismo de morte é a arritmia cardíaca (fibrilação ventricular). A exemplo dos outros solventes, possuem poder irritante nas mucosas das vias respiratórias, na pele e nos olhos. O xileno provoca vasodilatação e ocorre sensação de aquecimento no corpo e avermelhamento da face (Quadro 6-6).

Existem descritos na literatura danos ao miocárdio e endocardite em exposições severas. Os vapores do xileno provocam irritação ocular, lesão de córnea e fotofobia.

A aspiração do xileno para os pulmões provoca edema pulmonar, pneumonite e hemorragia.

Exposição Crônica

Sobre a pele, o contato prolongado com a forma líquida leva a desengorduramento, causando fissuras, securas, dermatites e eczema.

Os xilenos não são tóxicos para a medula óssea, e os distúrbios hematológicos encontrados são anemias, com diminuição da hemoglobina e das hemácias. Há referência de anemia aplásica no passado, quando o xileno era contaminado por grande quantidade de benzeno.

Os distúrbios mais comuns na exposição crônica aos vapores dos xilenos são fadiga, dor de cabeça, irritabilidade, fraqueza, perda de memória, sonolência, distúrbios do humor, distúrbios do equilíbrio, zumbido, náuseas e perda do apetite.

Alguns autores referem anormalidades cardiovasculares, dilatação da aorta e alterações no tamanho do coração.

Na via respiratória surgem bronquite crônica e diminuição do volume expiratório.

Quadro 6-6. Efeitos Agudos na Exposição ao Xileno

Concentração de vapores de xilenos (ppm)	*Efeitos*
200–400	Irritação nos olhos, no nariz e na garganta. Náuseas, vômitos, vertigem e incoordenação
3.000–5.000	Anestesia
10.000	Morte por depressão do sistema nervoso central. Insuficiência renal e do fígado, edema pulmonar e hemorragia

O xileno apresenta efeitos hepatotóxicos por adição com o etanol, quando este é usado abusivamente nas bebidas.

Em nível psiquiátrico surgem alterações em testes psicológicos, com *performance* diminuída em reações simples de tempo.

No aparelho reprodutor surgem infertilidade, anormalidades fetais, patologias renais em crianças cujas mães foram expostas. Grávidas expostas a concentrações acima do limite de tolerância apresentam hemorragia ginecológica e ameaça de aborto. Há na literatura referência a casos de linfoma em mulheres expostas.

O xileno diminui a resistência imunológica do organismo, tornando-o suscetível a vários tipos de fatores patogênicos.

Há referência na literatura a casos de hepatotoxicidade após a ingestão, abuso na inalação (" cheiradores") e exposição ocupacional.

A exposição crônica a elevadas concentrações leva a acúmulo da substância em todos os órgãos, principalmente glândulas supra-renais, medula óssea, baço e tecidos nervosos.

Controle da Exposição e Prevenção da Intoxicação

Uso de roupas impermeáveis, luvas, óculos de segurança, máscaras com filtro químico. Medidas de controle ambiental.

Primeiros Socorros

Na Inalação

Remover a vítima imediatamente da exposição. Administrar oxigênio e ressuscitação cardiopulmonar, se necessário. Se houver depressão do sistema nervoso central, instituir medidas de suporte, com intubação, ventilação assistida e monitorização cardíaca.

Na Ingestão

Não induzir vômito devido ao risco de aspiração do conteúdo gástrico para os pulmões. A lavagem gástrica é indicada quando o paciente ingere grande quantidade, mais de 5 ml da substância em sua forma pura, ou se há contaminação do xileno por percentual importante de benzeno.

O potencial de toxicidade da quantidade ingerida deve ser avaliado em razão do risco de aspiração pela lavagem gástrica.

O carvão ativado em solução pode ser útil. Contudo, em alguns casos, o carvão provoca vômito.

No Contato com a Pele

Remover a roupa contaminada. Lavar profundamente a área atingida com água e sabão.

No Contato com os Olhos

Lavar com água corrente.

Controle Biológico

— dosagem urinária do ácido metil hipúrico: IBMP (NR-7) = 1,5 g/g creatinina;
— dosagem do xileno no sangue;
— dosagem do xileno no ar exalado.

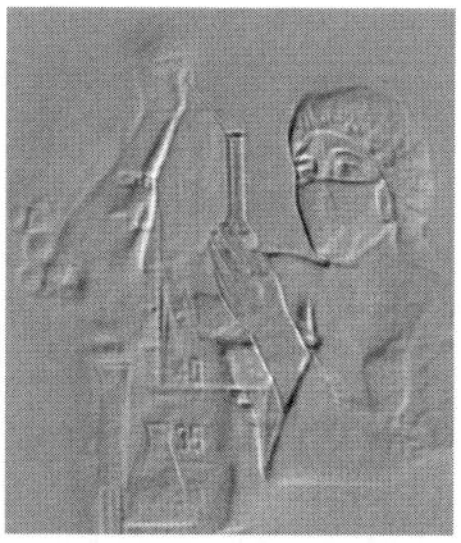

CAPÍTULO 7

RESÍDUOS DE LABORATÓRIO

Ao se rotular resíduos de laboratório é importante levar em conta que as classificações gerais ou específicas devem ser usadas como diretrizes básicas e que sempre se deve fazer um diagnóstico local pormenorizado de itens, características toxicológicas, natureza das exposições a estes resíduos, volumes envolvidos etc.

A seguir, estão descritos alguns sistemas de classificação que se baseiam na incompatibilidade química e riscos de exposição por inalação e dérmica principalmente.

REGRAS GERAIS

— grandes volumes: colete os resíduos sólidos, luvas contaminadas, vidros, papéis etc., em caixas de papelão com dois sacos de plástico;

— os líquidos devem conter a descrição da natureza de solutos e solventes e concentrações. Também descrever a quantidade de água presente. Procure ser o mais exato possível nas descrições.

CLASSIFICAÇÃO

Um resíduo químico é considerado de risco quando listado especificamente em publicações dos órgãos oficiais de controle, nacionais e internacionais, ou se ele se enquadra em uma das quatro características a seguir:

1. *Resíduo que possa servir como fonte de ignição*: um líquido que tenha o ponto de fulgor de menos de 140ºC. Um sólido capaz de causar fogo por fricção ou absorção de umidade ou que sofre mudanças químicas espontâneas que resultem em queima vigorosa e persistente.
2. *Resíduos corrosivos*: soluções aquosas de pH menor ou igual a 2 ou maior ou igual a 12,5.

3. *Resíduos reativos*: soluções aquosas de materiais instáveis que sofram mudanças químicas violentas sem detonação, possam reagir violentamente com água formando misturas potencialmente explosivas ou que possam gerar gases perigosos ou possivelmente letais. Materiais detonantes ou explosivos também se incluem nesta classe.
4. *Resíduo tóxico*: resíduo que contém um dos seus componentes em concentrações iguais ou maiores do que os valores das tabelas de concentração máxima de resíduos tóxicos.

Os resíduos químicos também podem ser classificados como resíduos de processo ou descarte de materiais químicos comerciais. Esta distinção é importante na rotulagem. Um resíduo de processo é aquele que, em virtude de algum uso, processo ou procedimento, não atende às especificações originais do fabricante. Exemplos: efluentes de colunas cromatográficas, produtos diluídos, misturas reacionais, papéis contaminados etc.

Um produto comercial (nunca processado) deve ser descartado no frasco original. Exemplos: pequenos frascos de produtos antigos nunca utilizados de laboratórios, áreas de serviço etc.

Mesmo que um resíduo de laboratório não se enquadre em nenhuma destas classes ou esteja listado nas tabelas, deve haver regras específicas de descarte definidas no âmbito da própria instituição.

Algumas Classificações Específicas de Resíduos

Soluções de Formol ou Formaldeído

Soluções diluídas devem ser estocadas segundo critérios específicos definidos por órgãos oficiais ou no Plano Interno de Higiene Química da instituição. O formaldeído é um agente suspeito de provocar câncer com baixos índices de exposição permitida e poucos sintomas de advertência.

Soluções de Brometos de Etídio

São agentes mutagênicos em altas concentrações. Soluções muito diluídas devem ser descartadas com descargas em vasos sanitários ou linhas de esgoto especiais. A concentração máxima para a execução destes procedimentos é de 5 ppm. Não dilua soluções propositadamente para atingir este valor.

Géis de brometo de etídio: colete em sacos plásticos duplos. O descarte deve ser feito segundo normas específicas de órgãos oficiais ou da própria instituição.

Líquidos que Sejam Fontes de Ignição e Solventes Orgânicos

— mantenha separados solventes halogenados de solvente não-halogenados se possível. Separe os solventes orgânicos de soluções aquosas quando possível;
— mantenha os solventes acidificados separados de outros solventes e resíduos ácidos.

Ácidos, Bases e Soluções Aquosas

— não misture ácidos inorgânicos fortes ou oxidantes com compostos orgânicos. Mantenha ácidos, bases e soluções aquosas contendo metais pesados separados de outros resíduos;
— evite misturar ácidos e bases concentradas num mesmo recipiente.

Soluções Contendo Mercúrio

Mantenha estes resíduos separados de todos os outros.

Materiais Corrosivos

Os resíduos listados a seguir não devem ser misturados a quaisquer outros em nenhuma circunstância. Estes líquidos devem ter recipientes especiais para seu descarte.

— ácido nítrico em concentrações superiores a 40%;
— ácido perclórico;
— peróxido de hidrogênio em concentração superior a 52% em peso;
— ácido nitroclorídrico.

Resíduos Tóxicos

Verifique as tabelas e siga procedimentos específicos de descarte.

Resíduos muito Tóxicos

Procedimentos especiais definidos por órgãos oficiais ou no plano de higiene química da instituição.

Resíduos de Amianto

Devem ser fixados em aglomerantes naturais ou artificiais como, cimento, plástico, asfalto ou resinas. Seguir procedimentos definidos pela instituição.

Adaptado de publicação da Michigan State University.

Eliminação de Resíduos de Laboratório

Os produtos químicos de laboratório são geralmente resíduos de "caráter especial". A eliminação de tais resíduos deve ser cuidadosa, observando-se as leis físicas válidas em seu correspondente estado (ou forma). Recomenda-se sempre o contato com órgão responsável ou com o responsável no programa de higiene química da instituição.

Recolhimento de Resíduos de Laboratórios

Para que tais resíduos de laboratório possam ser eliminados de forma adequada, é necessário ter-se a disposição recipientes de tipo e tamanho adequados. Os recipientes coletores devem ter alta vedação, serem confeccionados de material estável e, em alguns casos, serem combustíveis. Deve-se colocar em local ventilado principalmente quando contiverem solventes. Nos recipientes C, E e I os resíduos são colocados em embalagens separadas, devendo ser de plástico resistente ao rompimento. Para se proteger de danos no transporte é necessário utilizar material de amortecimento (ex. vermiculita). Os líquidos derramados podem ser absorvidos facilmente com Chemizorb granulado ou em pó ou equivalente. Na falta deste, pode-se usar uma mistura de areia, resíduos de cerâmica porosa e bicarbonato de cálcio.

Os recipientes coletores devem ser caracterizados claramente de acordo com o seu conteúdo, o que também implica colocar símbolos de periculosidade.

Deve-se lembrar que aqui são descritas regras gerais, que devem ser utilizadas como apoio, mas recomenda-se que antes da produção de qualquer resíduo se faça um planejamento específico.

Para se eliminar resíduos de laboratório é freqüentemente necessário inativá-los conforme um dos métodos a seguir.

Classificação dos Recipientes

A. Solventes orgânicos e soluções de substâncias orgânicas que não contenham halogênios.
B. Solventes orgânicos e soluções orgânicas que contenham halogênios.
C. Resíduos sólidos de produtos químicos orgânicos que são acondicionados em sacos plásticos ou barricas originais do fabricante.
D. Soluções salinas; nestes recipientes deve-se manter o pH entre 6 e 8.
E. Resíduos inorgânicos tóxicos, como por exemplo, sais de metais pesados e suas soluções; descartar em frascos resistentes ao rompimento com identificação clara e visível (consultar padrão de sua instituição ou legislação específica).
F. Compostos combustíveis tóxicos; em frascos resistentes ao rompimento com alta vedação e identificação clara e visível.

G. Mercúrio e resíduos de seus sais inorgânicos.
H. Resíduos de sais metálicos regeneráveis; cada metal deve ser recolhido separadamente.
I. Sólidos inorgânicos.

Recolhimento e Desativação de Resíduos de Laboratório

A finalidade destas indicações é transformar produtos químicos ativados em derivados inócuos para permitir o recolhimento e eliminação segura.

Ao se manejar produtos químicos de laboratório e principalmente ao se desativar produtos químicos, deve-se ter a máxima precaução, visto que são muitas vezes reações perigosas. Todos os trabalhos devem ser executados por pessoal habilitado com o uso de roupas e material de proteção adequados a cada finalidade. Insiste-se para que a inativação seja feita em escala reduzida, podendo-se fazer adaptações.

A seguir são indicados métodos de eliminação e desativação de produtos de laboratório.

1. Solventes orgânicos isentos de halogênios — Recipiente Coletor A.
2. Solventes orgânicos contendo halogênios — Recipiente Coletor B.
3. Reagentes orgânicos relativamente inertes, do ponto de vista químico, recolhidos no recipiente coletor A. Se contiverem halogênios no Coletor B. Resíduos sólidos no Coletor C.
4. Soluções aquosas de ácidos orgânicos são neutralizadas cuidadosamente com bicarbonato de sódio ou hidróxido de sódio — Recipiente Coletor D. Os ácidos carboxílicos aromáticos são precipitados com ácido clorídrico diluído e filtrados. O precipitado é recolhido no Coletor C e a solução aquosa no Coletor D.
5. Bases orgânicas e aminas na forma dissociada — Recipiente Coletor A ou B. Recomenda-se freqüentemente, para se evitar maiores odores, a cuidadosa neutralização com ácido clorídrico ou sulfúrico diluído.
6. Nitrilos e mercaptanas são oxidados por agitação por várias horas (preferivelmente à noite) com solução de hipoclorito de sódio. Um possível excesso de oxidante é eliminado com tiossulfato de sódio. A fase orgânica é recolhida no recipiente A ou B e a fase aquosa no recipiente D.
7. Aldeídos hidrossolúveis são transformados com uma solução concentrada de hidrogenossulfito de sódio a derivados de bissulfitos. Recipiente Coletor A ou B.
8. Compostos organometálicos, geralmente dispersos em solventes orgânicos, sensíveis à hidrólise, são gotejados cuidadosamente sob agitação em n-butanol na capela. Agita-se durante a noite e se adiciona de imediato um excesso de água. A fase orgânica é recolhida no Coletor A e a fase aquosa no recipiente D.

9. Produtos cancerígenos e compostos combustíveis, classificados como tóxicos ou muito tóxicos — Recipiente Coletor F.
10. Peróxidos orgânicos são destruídos e as fases orgânicas colocadas no recipiente A ou B e aquosa no recipiente D.
11. Halogenetos de ácido são transformados em ésteres metílicos usando-se excesso de metanol. Para acelerar a reação podem-se adicionar algumas gotas de ácido clorídrico. Neutraliza-se com solução de hidróxido de potássio. Recipiente Coletor B.
12. Ácidos inorgânicos são diluídos em processo normal ou, em alguns casos, sob agitação em capela adicionando-se água. A seguir neutraliza-se com solução de hidróxido de sódio. Recipiente Coletor D.
13. Bases inorgânicas são diluídas como ácidos e neutralizadas com ácido sulfúrico. Recipiente Coletor D.
14. Sais inorgânicos — Recipiente Coletor I. Soluções — Recipiente Coletor D.
15. Soluções e sólidos que contêm metais pesados — Recipiente Coletor E.
16. No caso de sais de tálio altamente tóxicos e suas soluções aquosas é necessário precaução especial — Recipiente Coletor E. As soluções são precipitadas com hidróxido de sódio (formam-se óxidos de tálio) com condições de neutralização.
17. Compostos inorgânicos de selênio — Recipiente Coletor E. O selênio elementar pode ser recuperado oxidando-se os concentrados em capela com ácido nítrico concentrado. Após a adição de hidrogenossulfito de sódio, o selênio elementar é precipitado. Recipiente Coletor E.
18. No caso de berílio e sais de berílio (altamente cancerígenos) recomendam-se precauções especiais. Recipiente Coletor E.
19. Compostos de urânio e tório devem ser eliminados conforme legislação especial.
20. Resíduos inorgânicos de mercúrio — Recipiente Coletor G.
21. Cianetos são oxidados com hipoclorito de sódio, preferencialmente à noite. O excesso de oxidante é destruído com tiossulfato. Recipiente Coletor D.
22. Peróxidos inorgânicos são oxidados com bromo ou iodo e tratados com tiossulfato de sódio. Recipiente Coletor D.
23. Ácido fluorídrico e soluções de fluoretos inorgânicos são tratados com carbonato de cálcio e filtra-se o precipitado. Sólido — Recipiente Coletor I e solução aquosa — Recipiente Coletor D.
24. Resíduos de halogênios inorgânicos líquidos e sensíveis à hidrólise são agitados na capela em solução de ferro e deixados em repouso, durante a noite. Neutraliza-se com solução de hidróxido de sódio. Recipiente Coletor E.
25. Fósforo e seus compostos são muito inflamáveis. A desativação deve ser feita em atmosfera de gás protetor em capela. Adicionam-se 100 ml de solução de hipoclorito de sódio a 5% contendo 5 ml de hidróxido de sódio a 50%, gota a gota. Em banho de gelo, à substância que se quer desativar. Os pro-

dutos de oxidação são precipitados e separados por sucção. Precipitado — Recipiente Coletor I e solução aquosa — Recipiente Coletor D.

26. Metais alcalinos e amidas de metais alcalinos, bem como os hidretos, decompõem-se explosivamente com a água. Por isso estes compostos são colocados com a máxima precaução em 2-propanol, em capela com tela protetora e óculos de segurança. Se a reação ocorrer muito lentamente, pode-se acelerar com adição cuidadosa de metanol. Em caso de aquecimento da solução alcóolica, deve-se interromper o processo de destruição da amostra. Obs. Nunca esfriar com gelo, água ou gelo seco. Recomenda-se deixar em repouso durante a noite, diluindo-se no dia seguinte com um pouco de água e neutralizando-se com ácido sulfúrico. Recipiente Coletor A.
27. Os resíduos que contenham metais preciosos devem ser recolhidos no recipiente Coletor H para reciclagem. Solução aquosa — Recipiente Coletor D.
28. Alquilas de alumínio são extremamente sensíveis à hidrólise. Para o manejo seguro destes recomenda-se o uso de seringa especial. Deve-se colocar, se possível, no frasco original ou no Recipiente Coletor F.
29. Os produtos para limpeza quando contenham substâncias contaminantes são colocados no recipiente D.

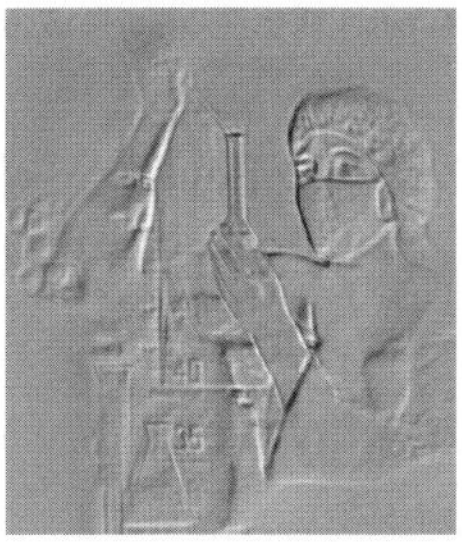

CAPÍTULO **8**

NORMAS GERAIS PARA O TRANSPORTE DE PRODUTOS PERIGOSOS

EQUIPAMENTOS

1. Os veículos que fazem transporte a granel devem estar equipados com tacógrafo (registrador de velocidade).
2. Os equipamentos de proteção individual (EPI) obedecem aos grupos indicados na 4ª coluna da *relação de produtos perigosos*, cujos materiais se encontram relacionados nos equipamentos de proteção individual e equipamentos de emergência.
3. Os veículos que transportam líquidos ou gases inflamáveis (exceto GLP envasilhado), devem estar equipados com um extintor de incêndio de Pó Químico Seco — PQS — de 8 kg ou dois extintores de incêndio de Gás Carbônico — CO_2 — de 6 kg cada um.

NORMAS GERAIS PARA O TRANSPORTE

1. Nenhum veículo pode transportar, juntamente com produtos perigosos, pessoas, animais, alimentos ou remédios para uso humano ou animal, bem como embalagens para alimentos e remédios.
2. Os veículos e contâineres descarregados, não limpos, que contenham resíduos do conteúdo anterior, estão sujeitos às mesmas prescrições que os veículos carregados, além de estarem proibidos de circular se estiverem contaminados no seu exterior.

3. Tanques que tenham transportado produtos da classe 3 (líquidos inflamáveis) somente poderão circular pelas vias públicas se estiverem fechados, como se estivessem cheios.
4. Os veículos destinados ao transporte de produtos perigosos a granel não podem transportar produtos para uso humano ou animal.
5. Somente podem ser transportados juntos produtos compatíveis entre si.
6. Os produtos da subclasse 5.2 (peróxidos orgânicos) devem ser protegidos contra a ação do calor e receber ventilação adequada durante a movimentação, para evitar riscos adicionais.
7. Os produtos a seguir estão dispensados do cumprimento das prescrições do Regulamento para o Transporte de Produtos Perigosos (Dec. 96.044), exceto o de portar a ficha de emergência:

- Tortas Oleaginosas, nº 2217.
- Tortas Oleaginosas, nº 1386.
- Fibras ou tecidos com óleo animal ou vegetal, nº 1373.
- Algodão úmido, nº 1365.
- Copra, nº 1363.
- Carvão, de origem animal e vegetal — Negro de Fumo, nº 1361.

IDENTIFICAÇÃO DOS VEÍCULOS

1. Quando transportar um único produto: Painéis de Segurança na frente, atrás e dos lados; Rótulo de Risco atrás e dos dois lados.
2. Quando transportar mais de um produto a granel com o mesmo risco (exceto combustíveis líquidos): Painéis de Segurança, sem inscrições, na frente e atrás; Painéis de Segurança, correspondentes aos produtos, dos dois lados; Rótulos de Risco atrás e dos dois lados.
3. Quando transportar mais de um produto a granel, com riscos diferentes: Painéis de Segurança, sem inscrições, na frente e atrás; Painéis de Segurança correspondentes aos produtos, dos dois lados; Rótulos de Risco, correspondentes aos produtos, dos dois lados (neste caso o transporte é feito em equipamentos independentes).
4. Quando transportar mais de um produto fracionado: Painéis de Segurança, sem inscrições, na frente e atrás.

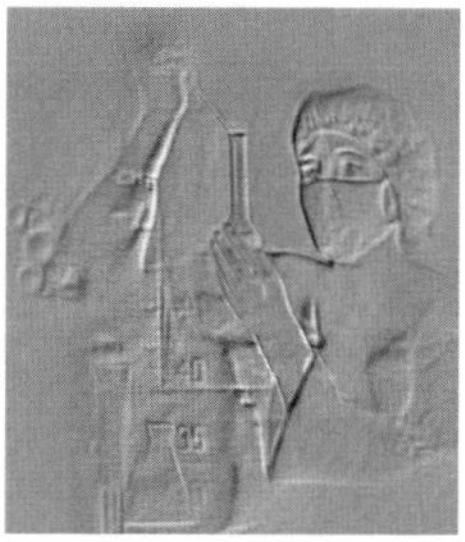

CAPÍTULO 9

INDICADORES BIOLÓGICOS DE EXPOSIÇÃO — ANÁLISES LABORATORIAIS

ACETONA

- Indicador Biológico de Exposição: acetona urinária.
- Coleta: uma amostra de urina pré-jornada e outra pós-jornada de trabalho (20 ml cada), coletadas após no mínimo dois dias seguidos de exposição.
- Conservação: congelador logo após a coleta.
- V.R.: N.R.
- I.B.M.P.: 100 mg/l.
- Método analítico: Cromatografia a gás (CG).

Observações: diabéticos descompensados podem excretar altas quantidades de acetona na urina.

ANILINA

- *Indicador biológico*: metemoglobina.
- *Toxicidade*: a absorção ocorre principalmente pelas vias respiratória e dérmica. Produz hipoxia devido à formação de metemoglobina. Atua como depressor do sistema nervoso central e, nas exposições crônicas, pode produzir lesão de córnea, cefaléia, debilidade, irritabilidade, sonolência, dispnéia e perda dos sentidos.

- *Coleta*: colher amostra de sangue após jornada de trabalho (pode-se fazer a diferença entre pré e pós-jornada). Utilizar tubo a vácuo com heparina. Não manipular a amostra. Volume necessário: 5 ml.
- *Conservação*: manter a amostra sob refrigeração a 4°C. Enviar ao laboratório imediatamente após a coleta.
- *Método analítico*: espectrofotometria.
- *Valor de referência da normalidade*: até 2,0% (NR-7).
- *Índice biológico máximo permitido*: 5,0% (NR-7).

BENZENO

- *Indicador biológico de exposição*: ácido transtransmucônico urinário.
- *Coleta*: uma amostra de urina pós-jornada de trabalho (20 ml), coletada após no mínimo dois dias seguidos de exposição.
- *Conservação*: geladeira a 4°C.
- *V.R.*: até 0,4 mg/g de creatinina.
- *I.B.M.P.*: 1,5 mg/g de creatinina.
- *Método analítico*: cromatografia líquida de alto desempenho (HPLC).

Observações:
1. O *sorbitol*, um aditivo de alimentos, pode provocar uma discreta interferência, que é minimizada coletando a urina no final da jornada de trabalho.
2. Os valores de referência habitualmente já contemplam essa interferência.
3. O ácido transtransmucônico urinário é recomendado como indicador biológico para exposição a baixas.

Agente Químico: Chumbo Inorgânico.
- *Indicador biológico*: ALA-U (Ácido delta-aminolevulínico urinário).
- *Toxicidade*: as vias de absorção do chumbo são respiratória, dérmica e digestiva; em relação à exposição ocupacional, a via mais importante é a respiratória. Apresenta efeito cumulativo no organismo. Intoxicações crônicas causam anemia, cefaléia, fadiga, irritabilidade, distúrbios visuais, alterações sensoriais e renais, além de dores nos ossos e músculos. Podem surgir dores abdominais semelhantes ao quadro de abdome agudo, acompanhadas de náuseas, vômitos e perda de peso. Nas intoxicações agudas ocorre cefaléia intensa, convulsões e delírios, podendo provocar a morte.
- *Coleta*: colher urina a partir de um mês de exposição. Não coletar amostras às segundas-feiras. Horário de coleta não é crítico. Volume necessário: 50 ml em frasco de vidro âmbar ou de polietileno.
- *Conservação*: manter sob refrigeração a 4°C.
- *Método analítico*: espectrofotometria.
- *Valor de referência da normalidade*: até 4,5 mg/g de creatinina (NR-7).
- *Índice biológico máximo permitido*: 10 mg/g de creatinina (NR-7).

Agente Químico: diclorometano.

- *Indicador biológico*: carboxiemoglobina.
- *Toxicidade*: o diclorometano é facilmente absorvido pelas vias respiratória e dérmica. É um depressor do sistema nervoso central e irritante de mucosas. Produz monóxido de carbono no organismo, o que impossibilita o transporte do oxigênio para os tecidos, provocando hipoxia. Possui potencial mutagênico.
- *Coleta*: colher amostra de sangue após jornada de trabalho (pode-se fazer a diferença entre pré e pós-jornada). Utilizar tubo a vácuo com heparina para coleta. Não manipular a amostra. Volume necessário: 5 ml.
- *Conservação*: colocar a amostra sob refrigeração a 4°C, imediatamente após a coleta.
- *Método analítico*: espectrofotometria.
- *Valor de referência da normalidade*: até 1,0% para não-fumantes (NR-7).
- *Índice biológico máximo permitido*: 3,5% para não-fumantes (NR-7).

DIMETILFORMAMIDA

- *Indicador biológico de exposição*: N-metilformamida urinária (NMF-U).
- *Coleta*: uma amostra de urina pós-jornada de trabalho (20 ml), coletada após no mínimo dois dias seguidos de exposição.
- *Conservação*: geladeira a 4°C.
- V.R.: N.R.
- I.B.M.P.: 40 mg/g de creatinina.
- *Método analítico*: cromatografia a gás.

Observações: este agente químico é facilmente absorvido pela pele.

DISSULFETO DE CARBONO (CS_2)

- *Indicador biológico de exposição*: ácido 2-tio-tiazolidina 4-carboxílico urinário (TTCA).
- *Coleta*: uma amostra de urina pós-jornada de trabalho (20 ml), coletada após no mínimo dois dias seguidos de exposição.
- *Conservação*: geladeira a 4°C.
- V.R.: N.R.
- I.B.M.P.: 5 mg/g de creatinina.
- *Método analítico*: cromatografia líquida de alto desempenho (HPLC).

Observações: este I.B.E. substitui com vantagens o teste de iodo-azida, que está sendo abandonado. É mais específico e correlaciona-se melhor com a exposição.

ESTIRENO

- *Indicador biológico de exposição*: ácido mandélico urinário (Mandel).
- *Coleta*: uma amostra de urina pós-jornada de trabalho (20 ml), coletada após no mínimo dois dias seguidos de exposição.
- *Conservação*: geladeira a 4ºC.
- *V.R.*: N.R.
- *I.B.M.P.*: 0,8 g/g de creatinina.
- *Método analítico*: cromatografia líquida de alto desempenho (HPLC).

Observações: deve ser evitada a ingestão de bebida alcoólica nas 24 horas que precedem a coleta.

ESTIRENO

- *Indicador biológico de exposição*: ácido fenilglioxílico urinário (Glioxil).
- Coleta: uma amostra de urina pós-jornada de trabalho (20 ml), coletada após no mínimo dois dias seguidos de exposição.
- *Conservação*: geladeira a 4ºC.
- *V.R.*: N.R.
- *I.B.M.P.*: 240 mg/g de creatinina.
- *Método analítico*: cromatografia líquida de alto desempenho (HPLC).

Observações: deve ser evitada a ingestão de bebida alcoólica nas 24 horas que precedem a coleta.

ETANOL (ÁLCOOL ETÍLICO)

- *Indicador biológico de exposição*: etanol sangüíneo (EtOH-S).
- *Coleta*: uma amostra de sangue heparinizado pós-jornada de trabalho (2 ml). Não utilizar álcool na assepsia do antebraço para a punção venosa, utilizar sabão neutro.
- Conservação: geladeira a 4ºC em frasco bem vedado.
- *V.R.*: N.R.
- *I.B.M.P.*: N.R.
- *Método analítico*: cromatografia a gás.

Observações: embora o I.B.M.P. deste agente não esteja estabelecido, podemos basear a interpretação de resultados nos valores estabelecidos nas regulamentações de trânsito que definem limites de alcoolemia para a condução de veículos automotores com segurança. A resolução 476-74 do CONTRAN adotava como limite o valor de 0,8 g/l. O Código de Trânsito Brasileiro (jan/98) adota 0,6 g/l.

A exposição (ou ingestão) voluntária de etanol deve ser investigada e descartada antes da utilização desta determinação com vistas à monitorização da exposição ocupacional.

Agente Químico: Etilbenzeno

- *Indicador biológico*: ácido mandélico.
- *Toxicidade*: a principal via de absorção é a respiratória. Na forma líquida pode penetrar pela pele. Tem ação irritante e o contato repetido pode provocar dermatite, diminuição das habilidades manuais e prolongamento do tempo de reação. A exposição aguda pode produzir irritação das vias aéreas superiores, seguida de narcose, calafrios e parada respiratória.
- *Coleta*: colher urina no final da jornada de trabalho. Volume necessário: 50 ml em frasco de polietileno.
- *Conservação*: manter sob refrigeração a 4°C.
- *Método analítico*: cromatografia a gás.
- *Valor de referência da normalidade*: geralmente não encontrado na urina de indivíduos não expostos (NR-7).
- *Índice biológico máximo permitido*: 1,5 g/g de creatinina (NR-7).

Agente Químico: Fenol

- *Indicador biológico*: fenol.
- *Toxicidade*: o fenol é facilmente absorvido pelas mucosas e pele. Como é corrosivo, pode causar severa ulceração e queimaduras de até terceiro grau. Após exposições repetidas, a pele pode apresentar uma despigmentação localizada. Os efeitos sistêmicos podem ocorrer como conseqüência de qualquer via de exposição e, em casos graves de intoxicação aguda e crônica, incluem transtornos digestivos, disfunção do sistema nervoso, palidez, sudorese, cefaléia, vertigens e fraqueza. Lesão renal tem sido igualmente descrita.
- *Coleta*: colher urina no final da jornada de trabalho (pode-se fazer a diferença entre pré e pós-jornada). Volume necessário: 50 ml em frasco de vidro âmbar ou de polietileno.
- *Conservação*: manter sob refrigeração a 4°C.
- *Método analítico*: cromatografia a gás.
- *Valor de referência da normalidade*: até 20 mg/g de creatinina (NR-7).
- *Índice biológico máximo permitido*: 250 mg/g de creatinina (NR-7).

ISOPROPANOL (ÁLCOOL ISOPROPÍLICO OU 2-PROPANOL)

- *Indicador biológico de exposição*: acetona urinária.
- *Coleta*: uma amostra de urina pré-jornada e outra pós-jornada de trabalho (20 ml cada), coletadas após no mínimo dois dias seguidos de exposição.
- *Conservação*: congelador logo após a coleta.

- *V.R.*: N.R.
- *I.B.M.P.*: 50 mg/l (DFG — BAT).
- *Método analítico*: cromatografia a gás (CG).

Observações: diabéticos descompensados podem excretar altas quantidades de acetona na urina.

METANOL (ÁLCOOL METÍLICO)

- *Indicador biológico de exposição*: metanol urinário (MetOH-U).
- *Coleta*: uma amostra de urina pré-jornada e outra pós-jornada de trabalho (20 ml cada), coletadas após no mínimo dois dias seguidos de exposição.
- *Conservação*: congelador logo após a coleta.
- *V.R.*: até 5 mg/l.
- *I.B.M.P.*: 15 mg/l.
- *Método analítico*: cromatografia a gás

METILETILCETONA (MEK OU 2-BUTANONA)

- *Indicador biológico de exposição*: metiletilcetona urinária (MEK-U).
- *Coleta*: uma amostra de urina pós-jornada de trabalho (20 ml), coletada após no mínimo dois dias seguidos de exposição.
- *Conservação*: congelador logo após a coleta.
- *V.R.*: N.R.
- *I.B.M.P.*: 2 mg/l.
- *Método analítico*: cromatografia a gás.

METIL n-BUTILCETONA (2-Hexanona)

- *Indicador biológico de exposição*: 2,5-hexanodiona (acetonilacetona) urinária.
- *Coleta*: uma amostra de urina pré-jornada e outra pós-jornada de trabalho (20 ml cada), coletadas após no mínimo dois dias seguidos de exposição.
- *Conservação*: geladeira a 4°C.
- *V.R.*: N.R.
- *I.B.M.P.*: 2 mg/g de creatinina no início da jornada e 4 mg/g de creatinina no final (LTI-VBA).
- *Método analítico*: cromatografia a gás.

Agente Químico: monóxido de carbono

- *Indicador biológico*: carboxiemoglobina.

- *Toxicidade*: a via mais importante de absorção é a respiratória. O monóxido de carbono se une à hemoglobina do sangue formando carboxiemoglobina, provocando hipoxia.
- A exposição crônica pode provocar efeitos decorrentes da hipoxia, como cefaléia, fadiga, náuseas, dificuldade respiratória e taquicardia.
- *Coleta*: colher amostra de sangue após jornada de trabalho (pode-se fazer a diferença entre pré e pós-jornada). Utilizar tubo a vácuo com heparina. Não manipular a amostra. Volume necessário: 5 ml.
- *Conservação*: colocar a amostra sob refrigeração a 4ºC, imediatamente após a coleta.
- *Método analítico*: espectrofotometria.
- *Valor de referência da normalidade*: até 1,0% para não-fumantes (NR-7).
- *Índice biológico máximo permitido*: 3,5% para não-fumantes (NR-7).

Agente Químico: n-Hexano

- *Indicador biológico*: 2,5-Hexanodiona.
- *Toxicidade*: as principais vias de absorção são a respiratória e a dérmica. Pode provocar irritação dérmica (eritema e hiperemia) e das vias aéreas superiores (tosse e dificuldade respiratória). É depressor do sistema nervoso central e a exposição crônica pode provocar neuropatia periférica, diminuição da memória e da função visual, confusão mental e tonturas.
- *Coleta*: colher urina no final da jornada de trabalho. Volume necessário: 50 ml em frasco de polietileno.
- *Conservação*: congelar amostra logo após a coleta.
- *Método analítico*: cromatografia a gás.
- *Valor de referência da normalidade*: geralmente não encontrado na urina de indivíduos não expostos (NR-7).
- *Índice biológico máximo permitido*: 5,0 mg/g de creatinina (NR-7).

Agente químico: nitrobenzeno.

- *Indicador biológico*: metemoglobina.
- *Toxicidade*: o nitrobenzeno pode ser absorvido pelas vias respiratória e dérmica. Atua como depressor do sistema nervoso central e apresenta ação metemoglobinizante, provocando cianose. Em exposições crônicas pode produzir irritação ocular, lesões de baço e fígado e quadro de anemia.
- *Coleta*: colher amostra de sangue após jornada de trabalho (pode-se fazer a diferença entre pré e pós-jornada). Utilizar tubo a vácuo com heparina. Não manipular a amostra. Volume necessário: 5 ml.
- *Conservação*: manter a amostra sob refrigeração a 4ºC. Enviar ao laboratório imediatamente após a coleta.
- *Método analítico*: espectrofotometria.
- *Valor de referência da normalidade*: até 2,0% (NR-7).
- *Índice biológico máximo permitido*: 5,0% (NR-7).

Agentes Químicos: pesticidas organofosforados e carbamatos

- *Indicador biológico*: colinesterase plasmática.
- *Toxicidade*: a absorção se dá por todas as vias uma vez que são, em sua maioria, líquidos e altamente lipossolúveis. São inibidores da colinesterase, provocando a exposição excessiva a estes pesticidas um quadro de intoxicação colinérgica caracterizado por náuseas, vômitos, diarréia, sudorese, salivação, broncoespasmo, tremores e convulsões. Os pesticidas organofosforados são inibidores irreversíveis da acetilcolinesterase, enquanto os carbamatos são inibidores reversíveis.
- *Coleta*: colher amostra de sangue total heparinizado, após exposição mínima de quatro semanas. Utilizar tubo a vácuo ou seringa plástica com heparina. Volume necessário: 5 ml.
- *Conservação*: colocar a amostra sob refrigeração a 4°C, imediatamente após a coleta. Enviar ao laboratório em um prazo máximo de 12 horas.
- *Método analítico*: espectrofotometria.
- *Valor de referência da normalidade*: determinar a atividade pré-ocupacional.
- Índice biológico máximo permitido: depressão de 50% em relação a atividade inicial da enzima (NR-7).

TETRACLOROETILENO (PERCLOROETILENO OU PERCLENE)

- *Indicador biológico de exposição*: ácido tricloroacético urinário (TCA).
- Conservação: geladeira a 4°C.
- *V.R.*: N.R.
- *I.B.M.P.*: 3,5 mg/g de creatinina.
- *Método analítico*: espectrofotometria visível.

Observações: de acordo com a recomendação da ACGIH, deve-se coletar a amostra de urina pós-jornada no último dia da semana de trabalho.

TOLUENO (TOLUOL)

- *Indicador biológico de exposição*: ácido hipúrico urinário (Hip).
- *Coleta*: uma amostra de urina pré-jornada e outra pós-jornada de trabalho (20 ml cada), coletadas após no mínimo dois dias seguidos de exposição.
- *Conservação*: geladeira a 4°C.
- *V.R.*: até 1,5 g/g de creatinina.
- *I.B.M.P.*: 2,5 g/g de creatinina.
- *Método analítico*: cromatografia líquida de alto desempenho (HPLC).

Observações: dietas ricas em alimentos contendo ácido benzóico (ou precursores desta substância como o ácido químico) podem elevar os valores do ácido hipúrico urinário.

TRICLOROETANO

- *Indicador biológico de exposição*: triclorocompostos totais urinários (TCC).
- *Coleta*: uma amostra de urina pós-jornada (20 ml), coletada no último dia da semana de trabalho.
- *Conservação*: geladeira a 4ºC.
- *V.R.*: N.R..
- *I.B.M.P.*: 40 mg/g de creatinina.
- *Método analítico*: espectrofotometria visível.

TRICLOROETILENO (TRICLENE OU NEUTRI)

- *Indicador biológico de exposição*: triclorocompostos totais urinários (TCC).
- *Coleta*: uma amostra de urina pós-jornada (20 ml), coletada no último dia da semana de trabalho.
- *Conservação*: geladeira a 4ºC.
- *V.R.*: N.R.
- *I.B.M.P.*: 300 mg/g de creatinina.
- *Método analítico*: espectrofotometria visível.

Agente Químico: tolueno

- *Indicador biológico*: ácido Hipúrico.
- *Toxicidade*: o tolueno penetra no organismo principalmente por via respiratória, onde atua como irritante. Sua ação predominante é depressão do sistema nervoso central. Manifestações sistêmicas decorrentes da exposição cutânea a vapores de tolueno são pouco prováveis. O contato prolongado com a pele provoca ressecamento, fissuras e dermatites. A exposição crônica pode causar distúrbios psíquicos e doenças neurológicas. Na literatura existem relatos de casos de anemias que reverteram após cessada a exposição.
- *Coleta*: colher urina no final da jornada de trabalho (pode-se fazer a diferença entre pré e pós-jornada). Volume necessário: 50 ml em frasco de vidro âmbar ou de polietileno
- *Conservação*: manter sob refrigeração a 4ºC.
- *Método analítico*: cromatografia a gás.
- *Valor de referência da normalidade*: até 1,5 g/g de creatinina (NR-7).
- *Índice biológico máximo permitido*: 2,5 g/g de creatinina (NR-7).

Agente Químico: xilenos

- *Indicador biológico*: ácido metil-hipúrico.
- *Toxicidade*: a principal via de penetração é a respiratória, mas também são absorvidos pela pele íntegra nas formas líquida e de vapor. Exercem ação tóxica sobre o sistema nervoso central e fígado, sendo ainda irritantes para as mucosas, pele e olhos. A exposição crônica da pele provoca fissuras e dermatites.

Os distúrbios hematológicos encontrados são anemias, com diminuição da hemoglobina e das hemácias.

- *Coleta*: colher urina no final da jornada de trabalho. Volume necessário: 50 ml em frasco de vidro âmbar ou de polietileno.
- *Conservação*: manter sob refrigeração a 4ºC.
- *Método analítico*: cromatografia a gás.
- *Valor de referência da normalidade*: geralmente não encontrado na urina de indivíduos não expostos (NR-7).
- *Índice biológico máximo permitido*: 1,5 g/g de creatinina (NR-7).

ARSÊNICO

- *Indicador biológico de exposição*: arsênico urinário (As-U).
- *Coleta*: uma amostra de urina pré-jornada (50 ml), coletada no último dia da semana de trabalho.
- *Conservação*: geladeira a 4ºC.
- *V.R.*: até 10 µg/g de creatinina.
- *I.B.M.P.*: 50 µg/g de creatinina.
- *Método analítico*: espectrofotometria de absorção atômica (EAA).

Observações: alguns frutos do mar podem conter altas concentrações de compostos organoarsenicais que, quando ingeridos, são rapidamente excretados na urina. O trabalhador deve ser alertado para evitar ingerir frutos do mar pelo menos dois dias antes da coleta.

CÁDMIO

- *Indicador biológico de exposição*: cádmio sangüíneo (Cd-S).
- *Coleta*: uma amostra de sangue heparinizado (10 ml). O momento da coleta não é crítico.
- *Conservação*: geladeira a 4ºC.
- *V.R.*: até 0,5 µg/l.
- *I.B.M.P.*: 1,0 µg/l.
- *Método analítico*: espectrofotometria de absorção atômica (EAA).

CÁDMIO

- *Indicador biológico de exposição*: cádmio urinário (Cd-U).
- *Coleta*: uma amostra de urina (50 ml). O momento da coleta não é crítico.
- *Conservação*: geladeira a 4ºC.
- *V.R.*: até 2 µg/g de creatinina.
- *I.B.M.P.*: 5 µg/g de creatinina.
- *Método analítico*: espectrofotometria de absorção atômica (EAA).

CIANETOS

- *Indicador biológico de exposição*: tiocianato urinário (SCN-U).
- *Coleta*: uma amostra de urina pré-jornada e outra pós-jornada de trabalho (20 ml cada), coletadas após no mínimo dois dias seguidos de exposição.
- *Conservação*: geladeira a 4°C.
- *V.R.*: até 6,0 mg/g de creatinina (não-fumantes) (4,0 mg/l — NR-7 redação de 1983).
- *I.B.M.P.*: 6,0 mg/g de creatinina (não-fumantes) (4,0 mg/l — NR-7 redação de 1983).
- *Método analítico*: espectrofotometria visível.

COBRE

- *Indicador biológico de exposição*: cobre sérico (Cu-S).
- *Coleta*: uma amostra de soro (3 ml). O momento da coleta não é crítico. Após a coleta de 10 ml de sangue sem anticoagulante, deixar retrair o coágulo e separar o soro.
- *Conservação*: congelador após a obtenção do soro.
- *V.R.*: 4,2 a 50,0 μg/l.
- *I.B.M.P.*: N.R.
- *Método analítico*: espectrofotometria de absorção atômica (EAA).

Observações: devido à baixa toxicidade do cobre, o seu I.B.M.P. não está determinado. A interpretação do resultado fica a critério médico, dependendo principalmente do histórico dos resultados anteriores.

COBRE

- *Indicador biológico de exposição*: cobre urinário (Cu-U).
- *Coleta*: uma amostra de urina pós-jornada (50 ml), coletada no último dia da semana de trabalho.
- *Conservação*: geladeira a 4°C.
- *V.R.*: 60 a 140 μg/100 ml.
- *I.B.M.P.*: N.R.
- *Método analítico*: espectrofotometria de absorção atômica (EAA).

Observações: devido à baixa toxicidade do cobre, o seu I.B.M.P. não está determinado. A interpretação do resultado fica a critério médico, dependendo principalmente do histórico dos resultados anteriores.

CHUMBO INORGÂNICO

- *Indicador biológico de exposição*: chumbo sangüíneo (Plumbemia/Pb-S).
- *Coleta*: uma amostra de sangue heparinizado (10 ml). O momento da coleta não é crítico.
- *Conservação*: geladeira a 4ºC.
- *V.R.*: até 40 µg/100 ml.
- *I.B.M.P.*: 60 µg/100 ml.
- *Método analítico*: espectrofotometria de absorção atômica (EAA).

CHUMBO INORGÂNICO

- *Indicador biológico de exposição*: ácido deltaminolevulínico urinário (Ala-U).
- *Coleta*: uma amostra de urina (20 ml). O momento da coleta não é crítico.
- *Conservação*: geladeira a 4ºC, protegendo a amostra da luz direta.
- *V.R.*: até 4,5 mg/g de creatinina.
- *I.B.M.P.*: 10 mg/g de creatinina.
- *Método analítico*: espectrofotometria visível.

Observações: o Ala-U encontra-se aumentado em pacientes com certas porfirias (raros defeitos congênitos do metabolismo do heme). A exposição prolongada da amostra à luz intensa leva à degradação deste metabólito.

CHUMBO INORGÂNICO

- *Indicador biológico de exposição*: zinco-protoporfirina eritrocitária (ZPP).
- *Coleta*: uma amostra de sangue heparinizado (2 ml). O momento da coleta não é crítico.
- *Conservação*: geladeira a 4ºC, protegendo a amostra da luz direta.
- *V.R.*: até 40 µg/100 ml.
- *I.B.M.P.*: 100 µg/100 ml.
- *Método analítico*: fotofluorimetria.

Observações: níveis aumentados de ZPP são também encontrados em anemias ferroprivas e certas porfirias.

CHUMBO INORGÂNICO

- *Indicador biológico de exposição*: protoporfirina livre eritrocitária (PPE).
- *Coleta*: uma amostra de sangue heparinizado (2 ml). O momento da coleta não é crítico.
- *Conservação*: geladeira a 4ºC, protegendo a amostra da luz direta.

- *V.R.*: até 60 µg/100 ml.
- *I.B.M.P.*: 300 µg/100 ml.
- *Método analítico*: espectrofotometria visível.

Observações: o uso deste indicador está sendo abandonado em prol da ZPP e do Ala-U.

CHUMBO INORGÂNICO

- *Indicador biológico de exposição*: coproporfirina urinária (Copro-U).
- *Coleta*: uma amostra de urina (20 ml). O momento da coleta não é crítico.
- *Conservação*: geladeira a 4ºC, protegendo a amostra da luz direta.
- *V.R.*: até 150 µg/l.
- *I.B.M.P.*: 200 µg/l.
- *Método analítico*: espectrofotometria visível.

Observações: o uso deste indicador foi abandonado em prol da ZPP e do Ala-U.

CHUMBO ORGÂNICO

- *Indicador biológico de exposição*: chumbo urinário (Pb-U).
- *Coleta*: uma amostra de urina pré-jornada e outra pós-jornada de trabalho (75 ml cada) coletadas após no mínimo dois dias seguidos de exposição.
- *Conservação*: geladeira a 4ºC.
- *V.R.*: até 50 µg/g de creatinina.
- *I.B.M.P.*: 100 µg/g de creatinina.
- *Método analítico*: espectrofotometria de absorção atômica (EAA).

Observações: embora principalmente utilizado como indicador da exposição ao chumbo orgânico (mormente o chumbo tetraetila, um aditivo da gasolina em desuso), vários autores sugerem o uso deste I.B.E. também para a monitorização da exposição ao chumbo inorgânico. Com esta finalidade, o horário da coleta não é crítico e o *BEI* (limite biológico de exposição) é de 50 µg/g de creatinina.

CROMO

- *Indicador biológico de exposição*: cromo urinário (Cr-U).
- *Coleta*: uma amostra de urina pós-jornada de trabalho (20 ml), coletada no último dia da semana de trabalho.
- *Conservação*: geladeira a 4ºC.
- *V.R.*: até 5 µg/g de creatinina.
- *I.B.M.P.*: 30 µg/g de creatinina.
- *Método analítico*: espectrofotometria de absorção atômica (EAA).

FLÚOR E FLUORETOS

- *Indicador biológico de exposição*: fluoreto urinário.
- *Coleta*: uma amostra de urina pré-jornada e outra pós-jornada (50 ml cada), coletadas no 4º dia de trabalho da semana, em frascos de polietileno contendo 0,1 g de EDTA para cada 50 ml de urina.
- *Conservação*: geladeira a 4ºC.
- *V.R.*: até 0,5 mg/g de creatinina.
- *I.B.M.P.*: 3 mg/g de creatinina na pré-jornada e 10 mg/g de creatinina na pós-jornada, ou uma diferença entre os valores obtidos na pós-jornada e na pré-jornada superior a 5 mg/g de creatinina.
- *Método analítico*: potenciometria com eletrodo íon-específico.

MANGANÊS

- *Indicador biológico de exposição*: manganês urinário (Mn-U).
- *Coleta*: uma amostra de urina pós-jornada de trabalho (50 ml), coletada após no mínimo dois dias seguidos de exposição.
- *Conservação*: geladeira a 4ºC.
- *V.R.*: até 8 μg/l.
- *I.B.M.P.*: 50 μg/l.
- *Método analítico*: espectrofotometria de absorção atômica (EAA).

MERCÚRIO

- *Indicador biológico de exposição*: mercúrio urinário (Hg-U).
- Recomenda-se a coleta da primeira urina da manhã. Se o acompanhamento da coleta pelo pessoal do ambulatório médico for julgado importante, recomendamos a coleta de urina (20 ml) pré-jornada.
- *Conservação*: geladeira a 4ºC.
- *V.R.*: até 5 μg/g de creatinina.
- *I.B.M.P.*: 35 μg/g de creatinina.
- *Método analítico*: espectrofotometria de absorção atômica (EAA).

Observações: para evitar a contaminação exógena da amostra, a coleta deve ser realizada em local afastado da área de trabalho. Para possibilitar a interpretação da evolução dos resultados ao longo do tempo, as amostras devem ser coletadas sempre no mesmo momento.

NÍQUEL

- *Indicador biológico de exposição*: níquel urinário (Ni-U).
- *Coleta*: uma amostra de urina pré-jornada de trabalho (20 ml), coletada no último dia da semana de trabalho.
- *Conservação*: geladeira a 4ºC.
- *V.R.*: até 5 µg/g de creatinina (até 6 µg/l — NR-7 redação de 1978).
- *I.B.M.P.*: 70 µg/g de creatinina (60 µg/l — NR-7 redação de 1978).
- *Método analítico*: espectrofotometria de absorção atômica (EAA).

Obs.: embora este I.B.PE. tenha sido removido do Quadro da NR-7 na sua nova redação, devido ao fato de estar especialmente pulmonar e nasal, continuamos recomendando a monitorização da sua exposição.

ZINCO

- *Indicador biológico de exposição*: zinco urinário (Zn-U).
- *Coleta*: uma amostra de urina pós-jornada de trabalho (20 ml), coletada após no mínimo dois dias seguidos de exposição.
- *Conservação*: geladeira a 4ºC.
- *V.R.*: 150 a 700 µg/l.
- *I.B.M.P.*: 1.200 µg/l.
- *Método analítico*: espectrofotometria de absorção atômica (EAA).

Observações: o zinco é um metal essencial, presente em muito complexos multivitamínicos com sais minerais. O uso destes eleva os níveis de zinco sérico e urinário.

ZINCO

- *Indicador biológico de exposição*: zinco sérico (Zn-S).
- *Coleta*: uma amostra de soro (5 ml). O momento da coleta não é crítico. Após a coleta de 10 ml de sangue sem anticoagulante, deixar retrair o coágulo e separar o soro.
- *Conservação*: congelador após a obtenção do soro.
- *V.R.*: 59 a 121 µg/100 ml.
- *I.B.M.P.*: 150 µg/100 ml.
- *Método analítico*: espectrofotometria de absorção atômica (EAA).

Observações: o zinco é um metal essencial, presente em muito complexos multivitamínicos com sais minerais. O uso destes eleva os níveis de zinco sérico e urinário.

Observações: o tabagismo é a maior fonte de interferência na determinação do tiocianato urinário. Duas formas de superar esta dificuldade podem ser utilizadas na interpretação dos resultados: estabelecer a diferença entre os resultados de pós-jornada e pré-jornada e utilizar este valor para comparar com o V.R. e o I.B.M.P. e desde que não exista exposição conjunta a um agente carboxiemoglobinizante (p.ex.: monóxido de carbono, diclorometano), determinar também a carboxiemoglobina sangüínea (outro indicador influenciado pelo tabagismo). A razão entre os valores de SCN e COHb não deve ser superior a 3.

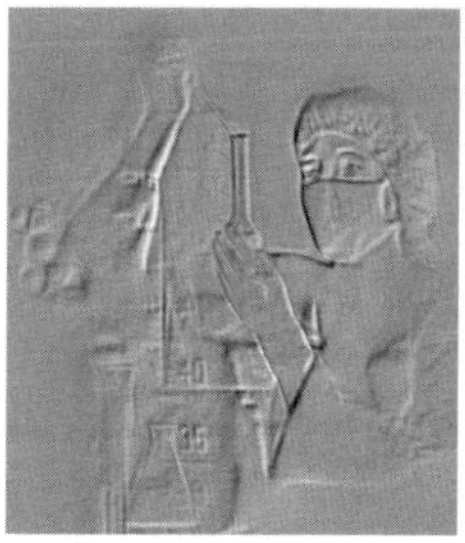

GLOSSÁRIO

acetato: sal derivado do ácido acético. Em geral um sólido cristalino.

acético: que possui o radical acético (CH_3COO—) ou é referente ao ácido acético. Ainda o que possui gosto azedo de vinagre.

acetileno: também denominado ETINO (CH CH). Gás facilmente inflamável, usado em solda oxiacetilênica.

acetona: nome oficial propanona. É um líquido incolor, muito volátil, menos denso que a água e solúvel em água e álcool.

acidificar: o mesmo que acidular, tornar ácido, adicionando um composto com características ácidas, diminuindo o pH.

acidimetria: volumetria de neutralização em que se determina a concentração de uma solução ácida por meio de titulação com uma solução básica de concentração conhecida.

ácido acético: nome oficial, ácido etanóico. É um líquido claro, viscoso, de cheiro picante e solúvel em água. Quando resfriado abaixo de 16,7°C, sofre solidificação, formando cristais brilhantes, incolores e transparentes com aspecto de gelo. Devido a este fato, o ácido acético, quando puro, recebe o nome de ácido acético glacial. É utilizado na preparação de perfumes, corantes, acetona, seda artificial etc. É encontrado como principal constituinte do vinagre.

ácido acetilsalicílico: também chamado de ASPIRINA, um analgésico e antipirético bastante usado em medicina. Ver ácido salicílico.

ácido ascórbico: em 1932, o bioquímico Charles Glen King (1896 – 1988), concluiu suas pesquisas com a vitamina C, com as quais conseguira isolá-la, determinando sua estrutura. A substância possui uma molécula de seis carbonos, muito semelhante à dos açúcares, e recebeu o nome de ácido ascórbico, do grego, significando "sem escorbuto".

ácido benzóico: também chamado ácido benzenocarboxílico. Um composto branco cristalino C_6H_5COOH. Existe na natureza em algumas plantas e é usado como conservante de alimentos.

ácido carbônico: é um diácido, H_2CO_3, que se forma em solução quando se dissolve dióxido de carbono em água. O ácido puro não pode ser isolado, apesar de poder ser produzido em soluções de éster a menos 30°C. O ácido carbônico dá origem a dois sais: carbonatos e hidrogenocarbonatos.

ácido carboxílico: a combinação de um grupo carbonila e um grupo hidroxila resulta num outro grupo funcional, o grupo carboxílico (ou carboxila). Este grupo aparece na composição dos ácidos carboxílicos, pois, em solução aquosa, libera íons hidrogênio (H^+).

ácido cianídrico: também chamado cianeto de hidrogênio ou ácido prússico é um gás ou líquido incolor, HCN, com um odor característico de amêndoas amargas. É uma substância venenosa que se forma pela ação de ácidos sobre cianetos metálicos. O cianeto de hidrogênio é um ácido fraco, pois ioniza muito pouco quando dissolvido na água.

ácido cítrico: um ácido hidrocarboxílico cristalino, branco, $HOOCCH_2C$ (OH) (COOH) CH_2COOH, é um ácido tricarboxílico contendo três grupos carboxílicos, assim como um grupo hidroxila. Densidade igual a 1,67; ponto de fusão igual a 153°C. É encontrado nas frutas cítricas, desempenha papel importante na degradação de açúcares em seu corpo.

ácido de Arrhenius: substância que libera íons hidrogênio (H^+) quando se dissolve em água.

ácido fórmico: o ácido carboxílico mais simples é o ácido metanóico ou fórmico, HCOOH, é uma substância irritante liberada na picada de alguns insetos. De fato, o nome vem de formica, que significa formiga em latim.

ácido graxo: são compostos que contêm uma cadeia com 14, 16 ou 18 átomos de carbono, não ramificada, saturada ou insaturada, com um grupo carboxílico numa ponta da molécula. Quase todos os ácidos graxos encontrados na natureza contêm um número par de átomos de carbono, incluindo o carbono no grupo carboxílico.

ácidos graxos totais: conteúdo, normalmente expresso em porcentagem, das matérias graxas que compõem os sabões.

ácido láctico: ou ácido 2-hidróxi-propanóico, um líquido inodoro, transparente, que absorve água (higroscópico) tem fórmula,

CH_3CH (OH)COOH, com um sabor azedo.

Densidade = 1,206 g/ml;

ponto de fusão = +18°C;

ponto de ebulição = +122°C.

Pode ser preparado por oxidação de propano -1,2 — diol usando ácido nítrico diluído.

O ácido láctico é produzido pela fermentação da lactose (do leite) e usado nas indústrias de tinturaria e de curtimento.

É um ácido alfa hidróxi-carboxílico.

Também pode ser produzido a partir de ácido pirúvico no tecido do músculo ativo quando o oxigênio é limitado e subseqüentemente removido para conversão em glicose pelo fígado.

Durante exercícios vigorosos pode-se formar nos músculos, causando cãibras.

Também é produzido por fermentação em certas bactérias e é característico do leite azedo.

ácido nucléico: macromolécula biológica que transporta e processa informação genética. É um polímero de nucleotídeos. Existem dois tipos principais de ácidos nucléicos: o ADN-ácido desoxirribonucléico e o ARN-ácido ribonucléico.

ácido oléico: um ácido graxo não saturado com uma ligação dupla,
$CH_3\ (CH_2)_7CH{:}\ CH\ (CH_2)_7COOH$;
densidade = 0,9;
ponto de fusão = 13ºC.

O ácido oléico é um dos ácidos graxos mais abundantes que constituem as gorduras de animais e de plantas, existente nas natas do leite, toucinho, sebo, óleo de amendoim, óleo de soja. O seu nome sistemático químico é ácido cis-octadeceno-9-ico.

ácido oxálico: ou ácido etanodióico, é um sólido cristalino, (HOOC – COOH), que é ligeiramente solúvel em água. O ácido oxálico é fortemente ácido e muito venenoso.

ácido permangânico: oxiácido derivado do manganês.

Forma cristais brancos.

Origina os permanganatos.

Obtém-se pela reação do ácido sulfúrico com o permanganato de bário.

Tem ação fortemente oxidante.

Normalmente, usa-se o permanganato de potássio em solução ácida.

Uma reação típica é a liberação de iodo do iodeto de potássio:

$2\ KMnO_4 + 8\ H_2SO_4 + 10\ KI$
$6\ K_2SO_4 + 2\ MnSO_4 + 8\ H_2O + 5\ I_2$

ácido salicílico: sólido incolor, pouco solúvel em água, mas solúvel em solventes orgânicos.

É utilizado como anti-séptico na desinfecção de feridas e na preservação de frutos, alimentos etc.

Conhecido como o nome de ácido orto hidróxi benzóico (HOC_6H_4COOH).

Seu maior consumo é na preparação do ácido acetil salicílico, quando na reação o hidrogênio da hidroxila é substituído por um grupo acetil ($- CO - CH_3$).

acidose: pH sangüíneo cai abaixo de 7,35. Ocorre quando o nível de H_2CO_3 sobe porque CO_2 suficiente não é exalado.

ácidos de Lewis: substâncias que podem receber um ou mais pares de elétrons.

ácidos de Bronsted: substância capaz de doar um próton (H^+).

acidulante: é a substância capaz de comunicar ou intensificar o gosto ácido (azedo) dos alimentos e bebidas.

actinídeos: série de elementos da tabela periódica em que se considera normalmente que o número atômico varia desde o actínio (Z = 89) até o laurêncio (Z

= 103), inclusive. Todos são radioativos, o que dificulta a investigação devido ao auto-aquecimento, tempos de vida curtos, precauções de segurança etc.

açafrão: é um corante de origem vegetal extraído dos estigmas dessecados das flores de *crocus sativus* L. Muito raro e usado em alimentos.

aço: é ferro com um pouco de carbono. Esta liga é dura e sólida. Juntando-lhe certos metais em pequenas quantidades, podemos conferir-lhe várias propriedades. O aço inoxidável contém cromo e níquel, que o impedem de enferrujar.

aço inoxidável: uma forma de aço contendo pelo menos 11 a 12% de cromo, uma pequena porcentagem de carbono e, por vezes, alguns outros elementos, nomeadamente níquel e molibdênio.

açúcar: é um sacarídeo. Qualquer elemento do grupo de compostos carboidratados solúveis em água de peso molecular relativamente baixo e que tem tipicamente um sabor doce.

açúcar invertido: é a inversão por hidrólise da sacarose para glicose e frutose, modificando polarização da sacarose de +66,6 graus (o sinal mais significa dextrógira) para -20,0 graus (o sinal menos significa levógira) e mostrando uma diminuição no rendimento de açúcar refinado.

adesivo: uma substância usada para unir superfícies. Os adesivos são normalmente soluções coloidais, que dão origem a um gel.

adiabático: qualquer processo que ocorre sem entrada ou saída de calor do sistema.

adição eletrofílica: é uma reação de adição na qual o primeiro passo é o ataque de uma parte da molécula com excesso de elétrons por um íon positivo (eletrófilo).

adição nucleofílica: um tipo de reação de adição na qual o primeiro passo é a ligação de um nucleófilo (substância com elétrons disponíveis) a uma parte positiva (deficiente em elétrons) da molécula.

adoçante: são substâncias artificiais que estimulam os mesmos bulbos gustativos do açúcar, mas fornecem poucas ou nenhuma caloria. Eles são especialmente importantes para indivíduos obesos e diabéticos. Os que estão agora no comércio são a sacarina e o aspartame.

adrenalina: ou epinefrina, é um hormônio, produzido pela medula das glândulas endócrinas (ou supra-renais), que aumentam a atividade do coração, prolonga a ação dos músculos e aperfeiçoa a sua força, e aumenta a velocidade e profundidade da respiração, preparando, desse modo, o corpo para situações inesperadas. Ao mesmo tempo inibe a digestão e a excreção.

adsorção: a formação de uma camada de gás sobre a superfície de um sólido ou, menos freqüentemente, de um líquido.

aerossol: é um líquido ou sólido disperso num gás. Neblina, que consiste em minúsculas gotículas de água no ar, é um aerossol. A poeira em meio gasoso. Na terapia por umidificação, um nebulizador produz um aerossol de água que é conduzido para as vias respiratórias do paciente.

aeróbico: do grego *aeros*, "ar", mais *bios*, " vida ". Por exemplo: organismos aeróbicos utilizam o oxigênio na respiração.

afinidade eletrônica: troca de energia que ocorre quando um átomo ou um íon em estado gasoso recebe um elétron.

ágar-ágar: é um extrato de certas espécies de algas marinhas vermelhas que é empregado como agente gelatinoso usado em ambientes de cultura microbiológica, produtos alimentares, produtos farmacêuticos e em geléias e cremes cosméticos.

agente redutor: substância que pode dar elétrons a outra substância ou diminuir os números de oxidação da outra substância.

agente oxidante: substância que pode aceitar elétrons provenientes de outra substância ou aumentar o número de oxidação da outra substância.

água: é um líquido incolor, inodoro, insípido, transparente, que apresenta ponto de solidificação igual a 0ºC e ponto de ebulição igual a 100ºC, sob pressão de uma atmosfera, constituindo o mais importante solvente da natureza.

água boricada: solução límpida, incolor e inodora. É uma solução a 3% de ácido bórico, possui ação anti-séptica, atuando como antibacteriano e antifúngico. Uso externo em afecções da pele e oculares.

água branda: água predominantemente livre de íons cálcio (Ca^{+2}) e íons magnésio (Mg^{+2}).

água carbonatada: é uma água que tem misturada uma certa quantidade de dióxido de carbono, transformando-se numa bebida agradavelmente ácida e refrescante. Esta mistura, mais açúcar e uma substância com sabor de frutas gerou o que hoje conhecemos por refresco.

água destilada: água purificada por aquecimento, vaporização e posterior condensação (destilação simples) de modo a eliminar os sais dissolvidos e outros compostos.

água doce: as águas doces não têm sabor adocicado. São assim chamadas porque não têm sais dissolvidos em quantidade suficiente para lhes conferir sabor salgado. São as águas da chuva, dos rios e de muitos lagos.

água dura: água que contém os íons cálcio (Ca^{+2}) e os íons magnésio (Mg^{+2}).

água oxigenada: é uma solução aquosa de peróxido de hidrogênio e a sua concentração é expressa em volumes. Por exemplo, peróxido de hidrogênio a 20 volumes significa 20 volumes de oxigênio por cada volume de solução.

água pesada: ou óxido de deutério (D_2O), é um líquido incolor que forma cristais hexagonais quando solidificado. As suas propriedades diferem das da água normal. Densidade = 1,105, ponto de fusão = 3,8°C e ponto de ebulição = 101,4°C. O óxido de deutério ocorre naturalmente em pequena quantidade (cerca de 0,003% por peso) em água natural, da qual pode ser separado por destilação fracionada ou por eletrólise.

água pura: é a água sem sais minerais dissolvidos. É obtida através de tratamentos específicos, como destilações sucessivas ou pela passagem através de colunas que contenham resinas capazes de reter íons, geralmente com a finalidade de ser usada em investigações científicas.

água régia: uma mistura de ácido nítrico concentrado e de ácido clorídrico concentrado na proporção 1:3, respectivamente. É uma mistura oxidante muito poderosa e que dissolve todos os metais (exceto a prata, que forma um cloreto insolúvel), incluindo metais nobres como o ouro e a platina.

aguarrás: um líquido oleoso extraído da resina do pinheiro. Contém pineno, $C_{10}H_{16}$ e outros terpenos e é usado principalmente como solvente.

água sanitária: é uma mistura basicamente formada por hipoclorito de sódio (como cloro ativo), hidróxido de sódio e água potável. É usada como alvejante, desinfetante e germicida de uso universal.

albumina: um dos vários grupos de proteínas globulares solúveis em água mas que formam coágulos insolúveis quando aquecidas. Existem albuminas na clara de ovo, no sangue, no leite e nas plantas. O soro de albuminas, que constitui 55% das proteínas do plasma sangüíneo, ajuda a regular a pressão osmótica e, conseqüentemente, o volume do plasma.

alcadienos: hidrocarbonetos insaturados que apresenta duas ligações duplas na sua molécula. Tem fórmula geral C_nH_{2n-2}.

alcalimetria: volumetria de neutralização em que se determina a concentração de uma solução básica por meio de titulação com uma solução ácida de concentração conhecida.

alcalina: uma solução resultante da dissolução de uma base em água com formação de íons hidróxido (OH^{-1}).

alcalóide: a definição atualmente aceita para alcalóide deve-se a Pelletier, que considera alcalóides as moléculas cíclicas que contêm nitrogênio e que são verdadeiros metabólitos secundários. Esta definição exclui as aminas simples e os derivados de amônia acíclicos e ainda os compostos nitro e nitrosos (uma vez que nos alcalóides o átomo de nitrogênio tem de possuir estado de oxidação negativo). Os alcalóides formam um grupo muito vasto de metabólitos que podem ocorrer tanto em microrganismos como plantas superiores e inferiores e ainda em animais, apesar de nestes últimos ocorrerem com muito menor freqüência.

alcalose: pH sangüíneo sobe além de 7,45. Ocorre quando muito CO_2 é perdido pelos pulmões e a concentração de H_2CO_3 é reduzida abaixo do nível normal.

alcanos: compostos binários de carbono e hidrogênio de fórmula geral C_nH_{2n+2}, também denominados hidrocarbonetos saturados, por apresentar em somente ligações simples entre seus átomos.

alcatrão: qualquer das várias misturas semi-sólidas de hidrocarbonetos e de carbono livre, produzidas por destilação destrutiva de carvão ou por refinação do petróleo.

alcenos: também denominados alquenos. Hidrocarbonetos insaturados por apresentar uma ligação dupla na molécula. Têm fórmula geral C_nH_{2n}.

alcinos: também denominados alquinos. Hidrocarbonetos insaturados por apresentar uma ligação tripla na molécula. Têm fórmula geral C_nH_{2n-2}.

álcool: composto orgânico que contém o grupo hidroxila ou oxidrila (OH^-) ligado a um carbono saturado.

álcool desnaturado: álcool impurificado com determinadas substâncias, tais como álcool amílico, cânfora, benzeno, gasolina, ácido sulfúrico, acetona ou corantes etc. A impurificação é feita para que o álcool tenha apenas usos industriais, não podendo portanto ser usado em bebidas.

álcool destilado: com o tempo, as bebidas alcóolicas passaram a ser destiladas. Como o álcool entra em ebulição em uma temperatura muito mais baixa do que a água, os vapores iniciais da bebida apresentam álcool em concentração muito maior do que o líquido original. Se os vapores são a seguir resfriados e condensados, o resultado é uma bebida muito mais forte que a original.

álcool etílico: líquido incolor com cheiro característico, volátil, inflamável e solúvel em água. Solidifica a menos 115°C e entra em ebulição a 78°C. É utilizado como solvente de tintas, vernizes etc., como combustível, assim como na preparação de produtos farmacêuticos em virtude da sua reatividade e preço relativamente baixo.

álcool 96 graus gl: também chamado de álcool etílico hidratado, é uma mistura de 96% de etanol (álcool etílico) e 4% de água. Sendo uma mistura azeotrópica

álcool isobutílico: ou isobutanol é um solvente orgânico líquido, miscível em quase todos os solventes orgânicos, e com relativa solubilidade em água. Suas principais aplicações são na produção de plastificantes, solventes, e como intermediário químico na fabricação de adesivos e aditivos para lubrificantes.

álcool isopropílico: este álcool é usado em solução aquosa a 70% como desinfetante para a pele. Ele age como adstringente, fazendo com que o tecido se contraia, endurecendo a pele e limitando as secreções.

aldeído: composto com um grupo funcional carbonila e de fórmula geral RCHO, onde o R é um átomo de hidrogênio, um grupo alquila ou um grupo arila.

aldose: são monossacarídeos que têm como base um grupo aldeídico. Ex.: glicose.

algodão: algodão purificado (consiste quase que inteiramente no polissacarídeo, celulose). É constituído por pêlos das sementes de diversas espécies cultivadas do gênero *Gossypium* (Malvaceae), alvejados, bem cardados, privados de matérias gordurosas, resinosas e outras impurezas e capazes de absorver água.

almofariz com pistilo: recipiente de ferro ou porcelana que serve para triturar sólidos, em pouca quantidade.

alotropia: propriedade que certos elementos manifestam e que se caracteriza pela possibilidade de existirem sob mais de uma forma estável.

alótropos: duas ou mais formas de um mesmo elemento que diferem substancialmente em propriedades físicas e químicas.

alpaca: é uma liga metálica de níquel, zinco e cobre, usada principalmente na fabricação de talheres e objetos de adornos.

alquil benzeno: compostos orgânicos que têm um grupo alquila ligado a um anel benzênico. O exemplo mais simples é o metilbenzeno (tolueno), $C_6H_5CH_3$. Os alquilbenzenos podem ser obtidos através da reação de Friedel-Crafts.

alquimia: química rudimentar da Idade Média, explorada por sábios e charlatães. A origem da Alquimia deve ser procurada na mais remota antigüidade. Os séculos XV e XVII marcaram o apogeu, pois a Alquimia se tornou quase uma psicose da época. Abundavam as publicações sobre o assunto; nas principais cortes européias destilavam-se ervas, preparavam-se óleos, trabalhavam-se metais: quer visando a obtenção de elixires milagrosos, quer na esperança de se encontrar a cobiçada fórmula para fabricar ouro... que nunca foi descoberta. Todavia, foram inapreciáveis os benefícios que a humanidade auferiu destas experiências malogradas. Inventaram-se vários aparelhos de laboratório; descobriram-se vários produtos químicos.

alumínio: símbolo Al. Um elemento metálico prateado, brilhante que pertence ao grupo 13. O metal é extraído de bauxita purificada por eletrólise. O alumínio puro é macio e dúctil, mas a sua dureza pode ser aumentada por endurecedores. Um grande número de ligas é manufaturado; os elementos usados nas ligas são o cobre, o magnésio, o silício, o zinco e o manganês. Sua leveza, dureza, resistência à corrosão e condutividade elétrica fazem com que seja apropriado para uma variedade de usos, incluindo a construção de veículos e aviões, edifícios e cabos de potência aéreos. É o terceiro elemento mais abundante na crosta terrestre.

alvejante: qualquer substância com ação química, oxidante ou redutora, que exerce uma ação branqueadora.

amaciantes: substâncias ou formulações que, ao serem absorvidas sobre as fibras dos tecidos, aumentam a lubrificação entre elas, tornando-se macias ao tato.

amálgama: ligação de mercúrio com outro metal ou metais.

âmbar: o âmbar, desde a antigüidade, encantou e continua encantando as pessoas. Por que motivo uma resina fossilizada de árvores antigas tem tanto charme e exerce tanta atração sobre nós? As árvores que produziram o âmbar viveram há milhões de anos: nas zonas temperadas, principalmente os pinheiros; e nas regiões tropicais, várias espécies de leguminosas. As resinas que essas árvores produziam funcionavam como proteção contra as bactérias e contra os insetos que furavam sua madeira. Com o passar do tempo, essa resina foi perdendo água e ar, e as substâncias orgânicas que a constituíam sofreram o que os químicos chamam de polimerização: a resina endureceu e se transformou naquilo que conhecemos como âmbar.

amerício: símbolo Am. Um elemento metálico radiativo transurânico pertencente aos actíneos.

amianto: e asbesto são os nomes genéricos de um mineral natural encontrado no solo em mais de 30 variedades, das quais apenas seis têm interesse comercial. Asbestos tem origem grega e significa "o que não é destrutível pelo fogo". A palavra amianto é de origem latina (*amianthus*) e quer dizer incorruptível, sem mácula". As duas palavras são sinônimas, porém o termo amianto é mais empregado nos países de línguas neolatinas, entre os quais o Brasil. Os cientistas acreditam que o amianto foi formado na Pré-História, numa fase secundária da formação da crosta terrestre. Nesse período, rochas de silício (como a peridotita, composta por magnésio, sílica e ferro) foram alteradas física e quimicamente pela pressão, pelo calor e pela água, formando veios de fibras paralelas, com 1 a 40 mm de comprimento. Há dois grupos importantes de rochas amiantíferas: as serpentinas e os anfibólios.

amidas: a família das amidas entre compostos nitrogenados se forma pela combinação de uma amina com um ácido carboxílico. O nitrogênio da amina perde um átomo de hidrogênio e o ácido perde o grupo hidroxila, originando água.

amidação: reação química que permite obter amidas, pela ação do amoníaco, aminas primárias ou secundárias, sobre ácidos, seus halógenos ou seus ésteres.

aminação: reação química que permite introduzir numa molécula um ou mais radicais amino.

amido: uma mistura de dois tipos de polissacarídeos — um polímero de glicose de cadeia ramificada (10% a 20%) chamado amilose e um polímero altamente ramificado (80% a 90%) chamado amilopectina.

aminas: são compostos orgânicos derivados da substituição de um ou mais átomos de hidrogênio na amônia (NH_3) por grupos orgânicos alquilas ou arilas.

aminoácidos: são as unidades básicas das moléculas de proteínas. Eles contêm tanto um grupo amina, $-NH_2$, como um carboxílico, $-COOH$, além de um outro átomo ou grupo de átomos, a cadeia lateral, ligada ao carbono alfa.

amônia: um gás incolor, NH_3, com um odor forte e picante. É muito solúvel em água e solúvel em álcool. A solução de amoníaco, amônia líquida, tem algumas semelhanças com a água, por ter pontes de hidrogênio.

amoniacal: uma solução em que o solvente é a amônia aquosa.

amorfo: descrição de um sólido que não é cristalino, ou seja, não tem forma. Os vidros são exemplos de sólidos amorfos verdadeiros.

anaeróbico: do grego *an*, "privação", mais *aeros*, " ar " mais *bios*, " vida". Por exemplo: organismos anaeróbicos são capazes de viver sem oxigênio.

anaforese: eletroforese realizada com um colóide negativo, em que as micelas se dirigem para o ânodo; ou, então, com um aminoácido que produza zwitteríon negativo, quando dissolvido na água.

anel ou argola: empregado como suporte do funil de filtração simples ou do funil de separação de líquidos imiscíveis.

anestésico: é uma substância que deprime o sistema nervoso central a tal ponto que o paciente perde toda sensibilidade à dor, sofrendo perda de consciência.

anfetamina: é um medicamento com poderosa ação estimulante sobre o sistema nervoso central. Pode ser usada no tratamento de pacientes que sofrem de depressão e também em regimes para emagrecimento, uma vez que inibe a sensação de fome.

anilina: conhecida por fenilamina ou aminobenzeno ($C_6H_5NH_2$), é uma amina aromática, líquida, oleosa e incolor, com um cheiro de terra. O composto é usado largamente na indústria da borracha e na produção de drogas e corantes.

ânion: um íon carregado negativamente, que é atraído para o ânodo na eletrólise.

anodização: oxidação superficial de uma peça metálica, tomada como ânodo numa eletrólise.

ânodo: eletrodo em que ocorrem oxidações.

antiácido: mistura de substâncias com características básicas com a finalidade de diminuir a acidez estomacal. Geralmente, estas substâncias são sais ou bases formadas principalmente por cátions dos elementos dos grupos 1 ou 2 da tabela periódica.

antimônio: símbolo Sb. Um elemento que pertence ao grupo 15 da tabela periódica. A sua principal fonte é a antimonita. O metal é usado como agente formador de ligas em chapas acumuladoras de chumbo, em metais tipo, em ligas para mancais, soldas etc. Os seus compostos são usados em produtos à prova de fogo, tintas, cerâmicas, esmaltes, materiais corantes para vidro e na tecnologia da borracha.

antioxidante: é a substância que retarda o aparecimento de alteração oxidativa nos alimentos.

antipirético: substância ou processo utilizado para diminuir ou eliminar a febre.

anti-redepositores: certas substâncias mantêm em suspensão a sujidade removida, evitando sua redeposição sobre o objeto limpo.

antiumectante: é a substância capaz de reduzir a absorção de umidade pelos alimentos.

antraceno: um sólido branco cristalino, $C_{14}H_{10}$, com densidade igual a 1,25; ponto de ebulição igual a 286°C; ponto de fusão igual a 379,8°C. É um hidrocarboneto aromático com três anéis fundidos ou condensados. É usado especialmente na fabricação de tintas.

apolaridade: quando não ocorre separação de cargas em uma ligação química ou quando uma molécula tiver suas cargas distribuídas de forma simétrica.

ar puro: o gás que rodeia a terra é chamado atmosfera terrestre. A composição de ar seco ao nível do mar é: nitrogênio 78,08%, oxigênio 20,95%, argônio 0,93%, dióxido de carbono 0,03%, neônio 0,018%, hélio 0,0005%, criptônio 0,0001% e xenônio 0,00001%. Além de vapor de água, o ar contém em certas regiões compostos de enxofre, peróxido de hidrogênio, hidrocarbonetos e partículas suspensas.

areia: partículas de rochas com diâmetros da ordem de 0,06–2,00 milímetros. A maioria das areias compõe-se principalmente de partículas de quartzo, que resultam da ação da erosão sobre rochas quartzíferas.

argônio: símbolo Ar. Um gás monoatômico presente no ar. O argônio é obtido do ar líquido por destilação fracionada. É usado em atmosferas inertes na solda e no fabrico de metais especiais e para encher as lâmpadas de luz elétrica.

aromaticidade: propriedade característica dos compostos aromáticos (hidrocarbonetos que apresentam núcleo benzênico).

aromatizante: tem como função realçar ou fornecer aroma e sabor aos alimentos.

arsênio: símbolo As. Um elemento semimetal (metalóide) do grupo 15 da tabela periódica. Os compostos de arsênio são usados em inseticidas e como agentes de dopagem em semicondutores. O elemento é incluído em ligas com base no chumbo para promover o endurecimento. Os compostos de arsênio são venenos acumulativos.

ascarel: é um termo genérico para designar um grupo de hidrocarbonetos clorados sintéticos resistentes ao fogo usados como isolantes elétricos líquidos. É um óleo lubrificante que serve para resfriar equipamentos elétricos e evitar curto-circuitos. É usado internamente nos aparelhos. Altamente tóxico, pode causar câncer, lesões na pele, alterações psíquicas, nos dentes, nos rins, na libido e malformações congênitas.

aspirina: ($CH_3COO(C_6H_4)COOH$); ácido acetilsalicílico. Medicamento antipirético e anti-reumático, de vasta aplicação no mundo ocidental. É um pó branco, cristalino, solúvel em álcool, éter e clorofórmio. Pouco solúvel em água. Em doses maciças, tende a atacar a mucosa do estômago.

astato: símbolo At. Um elemento do grupo dos halogênios e radioativo; ponto de fusão igual a 302°C; ponto de ebulição igual a 377°C. Ocorre na natureza por decaimento natural dos isótopos de urânio e de tório. É mais metálico que o iodo; conhecem-se pelo menos cinco estados de oxidação em soluções aquosas.

atenuador de espuma: substância que impede a formação de espuma ou reduz consideravelmente a sua persistência.

atmosfera: camada de gases que envolve a Terra como um manto protetor e estende-se, no espaço, até vários milhares de quilômetros.

atomicidade: é o número de átomos numa dada molécula. Por exemplo, o oxigênio (O_2) tem uma atomicidade de 2, o ozônio (O_3) tem uma atomicidade de 3, o benzeno (C_6H_6) tem uma atomicidade de 12.

átomo: a parte mais pequena de um elemento que pode existir quimicamente. Os átomos são constituídos por núcleos pequenos e cheios de prótons e de nêutrons rodeados por elétrons que se movem.

átomos polieletrônicos: átomos que contêm dois ou mais elétrons.

atp: transportador universal de energia nas células dos seres vivos e que se designa por adenosina trifosfatada, pois possui três fosfatos na sua composição.

auto-oxidação: reação química não induzida, consistindo na fixação mais ou menos rápida do oxigênio molecular sobre uma substância química orgânica ou inorgânica.

azeite: óleo extraído de azeitona. Óleo de plantas ou das gorduras de certos animais. Comestível, destinado à iluminação ou à lubrificação. Os azeites vegetais são quase sempre triésteres da glicerina.

azida de sódio: um sólido cristalino branco ou incolor, NaN_3, solúvel em água e ligeiramente solúvel em álcool.

Densidade = 1,846.

Decompõe-se por aquecimento.

É obtido por ação de óxido de nitrogênio I (N_2O) em sodamida quente ($NaNH_2$); é usado como um reagente orgânico na manufatura de detonadores.

balão de destilação ou de Engler: balão de fundo chato com saída lateral para passagem dos vapores durante uma destilação.

balão de fundo chato: empregado para aquecimento ou armazenamento de líquidos ou solução.

balão de fundo redondo: usado para aquecimento de líquidos e reações com desprendimento gasoso. Balão volumétrico: Usado para preparação de soluções. Não deve ser aquecido.

balão volumétrico: recipiente usado na medição rigorosa de volumes de líquidos.

baquelite: designação comercial para determinadas resinas de fenolformaldeídos que foram introduzidas pela primeira vez em 1900 pelo químico belga-americano Leo Hendrik Baekeland.

barbitúricos: são substâncias usadas como anticonvulsivos, principalmente nos casos de epilepsia. Apresentam, porém, como hipnótico, o inconveniente de deixar em estado de sonolência o paciente que os toma.

bário: símbolo Ba. Um elemento prateado-esbranquiçado reativo pertencente ao grupo 2 da tabela periódica. O metal é usado como absorvente metálico em tubos de sistemas de vácuo. Compostos de bário solúveis são extremamente venenosos.

barômetro: instrumento para medir a pressão atmosférica.

base de Lewis: substância que pode doar um ou mais pares de elétrons.

base de Bronsted: substância capaz de aceitar um próton (H^+).

base de Arrhenius: substância que libera íon hidroxila (OH^-) quando dissolvida em água.

bastão de vidro ou bagueta: é um bastão maciço de vidro. Serve para agitar e facilitar as dissoluções, mantendo as massas líquidas em constante movimento. Também auxilia na filtração.

bateria: uma ou um conjunto de celas eletroquímicas conectadas em série, que se pode usar como fonte de corrente elétrica direta com voltagem constante.

benzaldeído: também chamado de benzenocarbaldeído, é um líquido amarelo gorduroso e volátil, C_6H_5CHO. O composto existe no miolo da amêndoa. É usado em aromatizantes, perfumes e na indústria dos corantes.

benzeno: um hidrocarboneto líquido e incolor, de fórmula C_6H_6, apresenta:
densidade = 0,88;
ponto de fusão = 5,5°C;
ponto de ebulição = 80,1°C.
É atualmente produzido a partir da gasolina de petróleo por reforma catalítica. O benzeno é o modelo de compostos aromáticos. Pode ser representado por um hexágono com um anel no seu interior.

benzoato de sódio: de fórmula $C_7H_5NaO_2$, é um pó branco, granuloso ou cristalino, inodoro ou com fraco odor balsâmico, sabor adocicado e levemente adstringente. Sua solução aquosa é neutra ou fracamente alcalina (pH próximo a 8). Usado como conservante, antifúngico.

benzopireno: um potente agente cancerígeno, formado pela combustão incompleta do tabaco, hulha e óleo. Ele é encontrado no alcatrão da fumaça do cigarro e pode ser um fator na relação entre fumo e câncer de pulmão, câncer de laringe e da cavidade oral, e possivelmente câncer de bexiga e pâncreas. O benzopireno e outros hidrocarbonetos polinucleares estão também presentes em carnes fortemente grelhadas sobre carvão e em peixe defumado, assim como na atmosfera sobre grandes cidades, onde eles são poluentes do ar.

bequer: recipiente que resiste ao aquecimento, resfriamento e ataque de substâncias muito reativas.

berílio: símbolo Be. Um elemento cinzento metálico do grupo 2 da tabela periódica. É usado no fabrico de ligas de Be-Cu, que são usadas em reatores nucleares como refletores e moderadores devido à baixa absorção da secção transversal. O óxido de berílio é usado na cerâmica e nos reatores químicos. O berílio e seus compostos são tóxicos e podem provocar doenças pulmonares muito graves e dermatites.

berquélio: símbolo Bk. Um elemento metálico transurânico radiativo pertencente aos actinídeos.

bicarbonatos: nomenclatura oficial hidrogenocarbonato, é um sal de ácido carbônico no qual um átomo de hidrogênio foi substituído; por isso contém o íon hidrogenocarbonato $(HCO_3)^{-1}$ Hidrogeno carbonato de sódio ($NaHCO_3$), ou bicarbonato de sódio; é o bicarbonato mais conhecido comercialmente, é muito usado nos antiácidos, em fermentos químicos, extintores de fogo de pó seco e nas indústrias de têxteis, curtume, papel e cerâmica.

bicarbonato de amônio:

$[(NH_4)HCO_3]$, sal derivado do ácido carbônico.

Muito usado como intermediário na fabricação do carbonato de sódio. É obtido saturando-se uma salmoura com amoníaco e, a seguir, passando CO_2 através da mesma.

bico de Bunsen: um bico de gás de laboratório com um tubo de metal vertical para o qual o gás é conduzido, com um buraco do lado da base do tubo para entrar ar.

biodegradação: é a decomposição parcial ou completa de um composto orgânico, por microrganismo. O grau de biodegradabilidade é a porcentagem de substância ativa, biodegradada num período de tempo definido, avaliada segundo a técnica oficialmente adotada.

bioluminescência: é a emissão de luz (luminescência) produzida por um ser vivo (vaga-lume).

bismuto: símbolo Bi. Um metal branco cristalino com matiz rosa pertencente ao grupo 15 da tabela periódica. É usado na produção de ligas de estanho e de cádmio fáceis de moldar com baixo ponto de fusão. Estas ligas expandem-se ao solidificar, permitindo a construção de réplicas bem definidas de estruturas complexas. É também usado no fabrico de aparelhos de segurança ativados termicamente para a detecção de incêndio e em sistemas de extintores de incêndio. Nas aplicações mais recentes é usado como catalisador na produção de fibras acrílicas, como constituinte do ferro maleável, como portador de combustível de urânio-235 em reatores nucleares e como material especializado para medidores de temperatura (termopares). Os compostos de bismuto são usados como cosméticos e em preparações medicinais.

bóhrio: símbolo Bh. Número atômico 107 e massa atômica 262.

borato de sódio: bórax ou tetraborato de sódio, $Na_2B_4O_7$. 10 H_2O, apresenta-se como um pó branco muito usado em farmácia.
Nativo e de cor branca-esverdeada.
Solúvel em água, densidade = 1,7.
Existe em solução na água quente e no vapor que brota da terra em alguns países (Chile, Pérsia e Estados Unidos).
É empregado como anti-séptico; na indústria química emprega-se na fabricação de vidros óticos, na solda de metais e em detergentes finos.
boro: símbolo B. Um elemento do grupo 13 da tabela periódica. É usado em semicondutores e em filamentos para aplicações aeroespaciais especializadas. O boro amorfo é usado em combustões, dando uma coloração verde. O isótopo boro-10 é usado em barras de controle e blindagem de reatores nucleares.
borracha: uma das várias substâncias obtidas de plantas. Tipicamente são insolúveis em solventes orgânicos, mas formam soluções gelatinosas ou peganhentas com a água.
borracha butilo: um tipo de borracha sintética obtida por copolimerização de 2-metilpropeno e 1,3-metilbutadieno.
Apenas pequenas quantidades de isopreno (cerca de 2 moles%) são usadas. A borracha pode ser vulcanizada. Grandes quantidades foram antes usadas em tubos interiores de pneus.
borracha natural: uma substância polímera obtida da seiva da árvore *Hevez brasiliensis.* Obtém-se o óleo de borracha natural por coagulação e secagem da seiva (látex) sendo depois modificada por vulcanização e por mistura com outras substâncias.
borracha nitrilo: um copolímero de butadieno-1,3 e do propenonitrilo. É uma borracha sintética importante comercialmente devido à sua resistência ao óleo e a muitos solventes.
bosão: partícula cujo spin é caracterizado por um número inteiro.
brandy: é obtido da destilação do vinho, este fica com um teor alcóolico muito mais elevado do que o vinho puro.
branqueador óptico: substância química que absorve radiações ultravioleta e emite radiação na região visível.
bromato de potássio: cristais hexagonais, brancos ou pó branco, cristalino ou granuloso, inodoro e de sabor salino e picante. Solúvel em cerca de 15,5 partes de água, em 2 partes de água fervente e pouco solúvel no álcool. Aquecido a 350°C, desprende tumultuosamente oxigênio, transformando-o em brometo de potássio. Pode provocar incêndio em contato com materiais orgânicos. Usado como oxidante, agente de maturação em farinhas, na fabricação de pães nas padarias para aumentar o rendimento da massa e em palitos de fósforo.
bromo: símbolo Br. Um não-metal líquido, pertencente ao grupo 17 da tabela periódica. É encontrado na água do mar e usam-se grandes quantidades desta água na produção de 1,2-dibromoetano, na forma de aditivo do petróleo.
bronze: qualquer liga do grupo de ligas de cobre (Cu) e de estanho (Sn), existindo por vezes chumbo (Pb) e zinco (Zn). A quantidade de estanho varia entre 1%

a 30%. A liga é dura, funde-se facilmente e é amplamente usada em suportes, válvulas e outros componentes de máquinas.

bureta: um tubo de vidro graduado com uma torneira num dos extremos conduzindo a um tubo de saída mais fino. É usado para adicionar volumes conhecidos de um líquido.

cadinho: dispositivos de ferro, chumbo, platina ou porcelana, usados em análises gravimétricas e para fundir substâncias ou misturas.

cádmio: símbolo Cd. Um metal azulado e macio pertencente ao grupo 12. O cádmio é usado em ligas com baixos pontos de fusão para fabricar soldas, em baterias Ni-Cd em ligas para mancais, e em eletrogalvanização. Os compostos de cádmio são usados como revestimentos fosforescentes nos tubos de televisão. O cádmio e os seus compostos são extremamente venenosos em baixas concentrações; é necessário tomar grandes precauções quando se usam soldas ou quando há liberação de fumos.

cafeína: é uma molécula nitrogenada, um alcalóide, encontrada nos grãos de café e folhas de chá, é o estimulante do sistema nervoso central mais amplamente usado sem prescrição médica.

calcário: é uma rocha sedimentar que é composta largamente por minerais de carbonato, especialmente carbonato de cálcio e magnésio.

calcinação: processo de aquecimento de corpos sólidos para provocar sua decomposição, mas sem oxidação pelo ar atmosférico. O calcário (carbonato de cálcio), ao ser calcinado, transforma-se em cal viva (óxido de cálcio) e gás carbônico (dióxido de carbono).

cálcio: símbolo Ca. Um elemento metálico cinzento e macio pertencente ao grupo 2. É usado como um absorvedor de gás, em sistemas aspiradores e como desoxidante na produção de ligas não-ferrosas. Pode ser ainda utilizado como agente redutor na extração de metais como o tório, zircônio e urânio. O cálcio é um elemento essencial para os organismos vivos, sendo necessário para o seu crescimento e desenvolvimento.

calcogênios: a palavra vem do grego, cujo significado é "formadores de cobre". Os minérios dos quais o cobre é extraído são compostos formados geralmente pelo cobre e oxigênio ou enxofre, selênio, telúrio, polônio, elementos pertencentes hoje ao grupo 16 da tabela periódica.

califórnio: símbolo Cf. Um elemento transurânico metálico radiativo que pertence aos actíneos. É útil em análises de ativações por nêutrons e potencialmente útil como uma fonte de radiação em medicina.

calor: é a transferência de energia, geralmente térmica, entre corpos que estão em temperaturas diferentes.

calor de hidratação: ou energia de hidratação é a energia liberada quando moléculas de água se separam uma das outras e são atraídas pelos íons do soluto que está solubilizando na água. Note-se que a energia de hidratação realmente compreende tanto a interação solvente — solvente (a energia necessária para afastar as moléculas de água) e a interação solvente — soluto. Ambas aparecem juntas porque é muito difícil separá-las experimentalmente. Em outras palavras, não podemos hidratar um íon sem antes fazer um lugar para ele, do mesmo modo que não podemos afastar as moléculas de água para dar lugar ao íon se não pusermos o íon na água.

calor específico: cada substância requer determinada quantidade de calor para que sua temperatura seja elevada de 1 °C. Essa quantidade é o seu calor específico.

calor específico: quantidade de energia térmica necessária para aumentar de 1 °C a temperatura de um grama de água.

calor molar de vaporização: energia, em quilojoules, necessária para evaporar um mol de um líquido.

calor molar de sublimação: energia, em quilojoules, necessária para sublimar um mol de um sólido.

calor molar de fusão: energia, em quilojoules, necessária para fundir um mol de um sólido.

calor molar de combustão: a energia liberada quando um mol de uma dada substância é completamente oxidado.

calor molar de cristalização: a energia liberada quando um mol de uma dada substância cristaliza a partir de uma solução saturada da mesma substância.

calor molar de formação: a energia liberada ou absorvida quando um mol de um composto se forma a partir dos seus componentes.

calor molar de neutralização: a energia liberada na neutralização de um ácido ou base.

calor molar de dissolução: a energia liberada ou absorvida quando um mol de uma dada substância é completamente dissolvido num grande volume de solvente.

calorimetria: estuda as quantidades de calor trocadas pelos sistemas.

camada de ozônio: também chamada de ozonosfera, é uma camada da atmosfera terrestre na qual se concentra a maior parte do ozônio atmosférico. Nesta camada a maior parte da radiação ultravioleta solar é absorvida pelas moléculas de ozônio.

camada de valência: é a camada eletrônica externa de um átomo que contém os elétrons que participam geralmente nas ligações químicas.

campo magnético: campo de forças que existe em redor de um corpo magnético ou de um condutor percorrido por corrente elétrica.

cânfora: é uma cetona na qual o grupo carbonila é parte de um hidrocarboneto cíclico substituído. É um anti-séptico suave usado como medicamento líquido, untuoso, para fricções, chamado de linimento.

capacidade calorífica: é a quantidade de calor requerida para aumentar a temperatura de uma quantidade dada de substância em 1 °C.

cápsula de porcelana: recipiente usado na evaporação de líquidos em soluções.

caráter metálico: quanto maior a eletropositividade, maior o caráter metálico. Quanto maior o raio do átomo, menor a atração do núcleo sobre a última camada e maior a facilidade desse átomo em doar elétrons (eletropositividade).

carbetos: ou carbonetos, sais binários de características inorgânicas, contendo carbono, derivado da substituição dos hidrogênios do etino. O mais importante é o carbeto de cálcio, ou carbureto do comércio, CaC_2. Outro muito importante é o carbeto de silício ou carborundum.

carboidratos: são uma classe de moléculas orgânicas que contêm carbono, hidrogênio e oxigênio. Os carboidratos são relacionados com os aldeídos ou com as cetonas e contêm ainda grupos hidroxilas. Ex.: glicose, sacarose, amido etc.

carbonato de cálcio: um sólido branco, de fórmula $CaCO_3$, que é pouco solúvel na água.

O carbonato de cálcio decompõe-se por aquecimento, formando-se óxido de cálcio (cal viva) e dióxido de carbono.

Ocorre na natureza como os minerais calcita e aragonita.

As rochas contendo carbonato de cálcio dissolvem-se lentamente sob a ação de chuvas ácidas (contendo CO_2 dissolvido), provocando dureza temporária.

No laboratório, o carbonato de cálcio é precipitado borbulhando dióxido de carbono na solução aquosa de cal viva.

O carbonato de cálcio é usado na produção de cal (óxido de cálcio)por aquecimento (decomposição térmica), segundo a reação:

$CaCO_3$ $CaO + CO_2$.

carbonato de sódio: é um pó branco que endurece e se agrega quando exposto ao ar devido à formação de hidratos. O carbonato de sódio pode ser produzido por cristalização adequada de seus depósitos naturais (trona; natro; ranksita; pirsonita e gailussita). O carbonato de sódio é usado em fotografia, em limpezas, no controle do pH da água, no tratamento têxtil, vidros e como aditivo alimentar.

carboneto de tungstênio: um pó preto, de fórmula WC, obtido por aquecimento de metal de tungstênio em pó com negro de fumo a 1.600°C. É extremamente duro (9,5 na escala de Mohs) e é usado em tintas, em ferramentas de corte e como abrasivo.

Também existe um dicarboneto de tungstênio, W2C.

carbono: símbolo C. Um elemento não-metálico do grupo 14 da tabela periódica. O carbono puro apresenta-se na formas principais: diamante e grafite, sendo o diamante muito duro e a grafite boa condutora de eletricidade e calor. Usado também como lubrificante. Sua maior importância é formar os compostos orgânicos.

carbono 14: uma variedade isotópica do carbono. É produzido na atmosfera pelo bombardeio de raios cósmicos no gás nitrogênio. O carbono 14 é usado em datação por carbono.

carbureto: ou pedra de carbureto, é um sólido iônico branco acizentado que, em contato com a água, reage imediatamente produzindo gás acetileno (nome usual para o etino) e hidróxido de cálcio. Seu nome oficial é carbeto de cálcio (CaC_2), mais conhecido por carbureto de cálcio.

carga: produto mineral ou orgânico, geralmente inerte, empregado para assegurar o tipo desejado de apresentação e/ou consistência.

cárie dentária: o processo de formação da cárie dentária ocorre porque bactérias bucais e monossacarídeos ou dissacarídeos (açúcares) são decompostos por enzimas bacterianas. Estas enzimas produzem ácidos orgânicos, principalmente ácido láctico, que desmineraliza a superfície exposta do esmalte do dente. A placa, combinação de bactérias, polissacarídeos e glicoproteínas salivares, serve como sítio de produção de ácido. Quando o processo atinge a dentina, a cárie se espalha rapidamente porque a dentina e o cemento têm menor conteúdo mineral.

carvão: um depósito carbonado castanho ou preto derivado da acumulação e alteração de vegetação antiga, que teve origem principalmente em pântanos e outros ambientes úmidos.

carvão ativo: é o resíduo, isento de compostos impregnantes, obtido por carbonização de produtos ou substâncias orgânicas tratadas por processos que lhe conferem elevado poder adsorvente. Pó preto, finíssimo, inodoro e insípido, queima sem chama. Exposto ao ar fixa umidade, diversos gases e vapores odorantes. É insolúvel em solventes comuns.

caseína: proteína fosforada e sulfurada, presente no leite e numerosas sementes, com peso molecular de aproximadamente 375.000. Pó granuloso, branco ou amarelo claro, inodoro e insípido, insolúvel na água e em outros solventes neutros; facilmente solúvel em amônia e soluções de hidróxidos alcalinos, dando soluções opalescentes.

catação: processo de separação dos componentes de um sistema sólido-sólido empregado quando as partículas desses componentes são bem distintas e que, deste modo, podem ser separadas com as mãos. Muito usado na separação dos lixo urbano.

cataforese: ou eletroforese, é uma técnica para análise e separação de colóides, baseada no movimento de partículas coloidais carregadas negativamente num campo elétrico. É muito usada no estudo de misturas de proteínas, ácidos nucléicos, carboidratos, enzimas etc.

catalisador: substância que aumenta a velocidade de uma reação química sem ser consumido.

catalisador de carro: O catalisador é o nome popular do conversor catalítico, equipamento instalado no tubo de escape dos veículos a partir de 1992, com a finalidade de reduzir os gases tóxicos provenientes da queima dos combustíveis pelos motores. O catalisador consiste em uma colméia cerâmica ou metálica, impregnada de metais preciosos (paládio, platina e ródio), envolvida em uma manta amortecedora, para proteção contra vibrações e choques, e encapsulada em uma carcaça de aço inoxidável.

catecol: 1,2-diidroxibenzeno, um fenol cristalino incolor, $C_6H_4(OH)_2$;
densidade = 1,4;
ponto de fusão = 105ºC;
ponto de ebulição = 240ºC.
É usado como revelador fotográfico.

cátion: um íon positivamente carregado que é atraído para o catodo na eletrólise.

catodo: eletrodo onde ocorrem reduções de cátions.

célula eletroquímica: ou pilha eletroquímica é um sistema onde ocorre uma reação química de oxidação e redução de substâncias, sendo aproveitada para produzir corrente elétrica.

celulose: consiste em unidades de betaglicose. Esta estrutura torna a celulose fibrosa, resistente e insolúvel em água. Também por causa das ligações beta, a celulose não pode ser digerida no seu corpo.

centrifugação: método de separação baseado na força centrifuga. A centrífuga é um aparelho no qual partículas sólidas ou líquidas de diferentes densidades são separadas através da sua rotação num tubo colado num círculo horizontal.

cera: uma substância sólida ou semi-sólida. Existem dois tipos principais. As ceras minerais são misturas de hidrocarbonetos com pesos moleculares elevados. A cera de parafina, obtida do petróleo, é um exemplo. As ceras segregadas por plantas ou animais são principalmente ésteres de ácidos graxos e geral mente têm funções de proteção.

cerâmica: materiais inorgânicos, como a louça de barro, esmaltes e refratários. As cerâmicas são silicatos de metal, óxidos, nitratos etc.

cério: símbolo Ce. Um elemento metálico prateado pertencente ao grupo dos lantanídeos. É usado em mishmetal, um metal do grupo dos terras raras, contendo 25% de cério, para uso em pedras de isqueiro. O óxido é usado na indústria do vidro.

césio: símbolo Cs: Um metal branco prateado e macio pertencente ao grupo 1 da tabela periódica. É usado como uma fonte de raios gama. Sendo o metal alcalino mais pesado, tem o potencial de ionização mais baixo de todos os elementos e, por essa razão, é usado em pilhas fotoelétricas.

cetona: compostos orgânicos que contêm o grupo funcional carbonila — CO — e fórmula geral R C O R′, sendo R e R′ grupos alquila ou arila.

cetoses: são monossacarídeos que têm como grupo funcional grupo cetônico. Ex.: frutose.

chá: o chá é uma das mais famosas e antigas bebidas, tanto no Oriente como no Ocidente. Pode ser chá preto e chá verde, o preto obtém-se por fermentação do chá verde. O chá é rico em íon fluoreto (o chá verde é duas vezes mais rico que o chá preto), bastando uma simples chávena para fornecer o fluoreto necessário a uma dentição saudável. Contém também cafeína, embora em menor quantidade que o café.

chama: uma mistura quente e luminosa de gases que estão queimando. A reação química numa chama são principalmente reações em cadeia de radicais livres e a luz provém da fluorescência de moléculas excitadas ou de íons ou ainda da incandescência de pequenas partículas (carbono).

chama oxidante: é a chama azul, de um bico de Bunsen, por exemplo, que libera maior quantidade de calor (temperatura em torno de 1.550°C), menos luminosa (quase invisível), onde os gases sofrem combustão completa.

chama redutora: é a chama amarela, de um bico de Bunsen, por exemplo, que libera menor quantidade de calor (temperatura entre 530 e 1.540°C), mais luminosa, região onde os gases sofrem combustão incompleta.

chantili: o creme de leite, quando batido convenientemente, se transforma em "chantilly" pela incorporação de grande quantidade de ar, formando uma espuma cujo volume é várias vezes maior do que o volume original.

charque: também chamado jabá ou carne-seca é feito colocando-se uma manta de carne dentro da salmoura até que seque. A água é retirada do interior das células pelo processo de osmose. A carne é desidratada e os microrganismos morrem também por desidratação.

chumbo: símbolo Pb. Um elemento metálico pesado, mole, cinzento, macio e dúctil que pertence ao grupo 14 da tabela periódica. O chumbo tem uma grande variedade de usos como na construção de edifícios, acumuladores de chumbo, balas e projéteis. É um constituinte de ligas como a solda, peltre, mancal de metal, metais tipo e ligas fusíveis.

chumbo tetraetila: um líquido incolor, $Pb(C_2H_5)_4$, insolúvel em água, solúvel em benzeno, etanol, éter e petróleo. É usado em combustíveis de motores de combustão interna para aumentar o número de octanas e reduzir o ruído do motor. O uso do chumbo tetraetila em gasolina resulta na emissão de compostos de chumbo perigosos para a atmosfera.

cianeto: um sal inorgânico contendo o íon cianeto (CN^-). Os cianetos são extremamente venenosos devido à habilidade do íon cianeto em se combinar com o ferro da hemoglobina, bloqueando deste modo a recepção de oxigênio pelo sangue.

cíclico: descrição de um composto que tem um anel de átomos nas suas moléculas.

ciclização: a formação de um composto cíclico a partir de um composto de cadeia aberta.

ciclopropano: ou trimetileno (C_3H_6), é o melhor anestésico geral entre os hidrocarbonetos. É gás altamente inflamável, incolor, de odor característico e sabor ardente. Solúvel em água, e mais ainda em álcool, éter, e clorofórmio. Pode ser liquefeito com facilidade: a 20°C basta pressão de 6 atmosferas. É o mais potente dos gases anestésicos: é cinco vezes mais ativo que o etileno. Não causa acidentes tóxicos como o clorofórmio e o éter, nem provoca vômitos pós-operatórios tão freqüentemente quanto este último. Ao administrá-lo por inalação, costuma-se diluí-lo com oxigênio, ainda que, em determinadas proporções, essa mistura possa ser explosiva.

cicuta: erva venenosa da família das Umbelíferas (*Conium maculatum*), vulgarmente conhecida por funcho selvagem. A cicutina é um alcalóide extraído da cicuta; tem a aparência de um óleo amarelado e é muito venenoso.

cimento: é qualquer das substâncias usadas para ligar ou fixar materiais duros. O cimento Portland é uma mistura de silicatos de cálcio e aluminatos produzido pelo aquecimento de calcário com argila num forno.

cinética química: é a parte da química que estuda a velocidade das reações químicas e os fatores que nela influem. Temperatura, pressão, luz, natureza dos reagentes, catalisador, concentração dos reagentes. Do ponto de vista cinético, são três os grupos das reações químicas: 1. reações extremamente rápidas: explosões e precipitações instantâneas; 2. reações extremamente lentas:

em geral associadas a processos geológicos como fossilização; 3. reações de velocidades moderadas, suscetíveis de medida na prática, tais como a esterificação.

cisurânicos: o prefixo CIS (aquém de, antes de) antes do urânio. Denominação dos elementos artificiais de número atômico inferior a 92 e que na tabela periódica se situam antes do urânio.

clima: conjunto das condições meteorológicas que se pode esperar encontrar numa dada região, ao longo do ano.

cloreto de alumínio: um sólido esbranquiçado, $AlCl_3$, que reage violentamente com água (formando-se cloreto de hidrogênio). É conhecido como sal anidro (sem água), ou como sal hexaidratado, perde água a 100°C. O cloreto de hidrogênio pode ser obtido fazendo-se passar cloreto de hidrogênio ou cloro sobre alumínio quente ou (industrialmente) fazendo-se passar cloro sobre óxido de alumínio aquecido e carbono. O cloreto de alumínio é usado comercialmente como um catalisador no craqueamento do petróleo, é também usado como catalisador em reações orgânicas.

cloreto de benzalcônio: ou cloreto de Zefiran ($[C_6H_5$ CH_2 N $(CH_3)CH_3$ R] Cl) onde,

R = mistura de radicais alquila de C_8H_{17} a $C_{18}H_{37}$. É usado em soluções para desinfecção de pele, limpeza de membranas mucosas e esterilização de instrumentos.

cloreto estanoso: ou cloreto de estanho II e um sólido branco, Sn_2Cl solúvel em água e etanol. O composto é obtido por reação do estanho metálico com ácido clorídrico. É um agente redutor em solução ácida e oxida-se lentamente no ar.

cloreto férrico: cloreto de ferro III, um sólido castanho-escuro, $FeCl_3$; hexagonal; densidade igual a 2,9 e ponto de fusão igual a 306°C, decompõe-se a 315°C. O cloreto de ferro III é preparado passando-se cloro sobre fio de ferro ou de aço. O composto é parecido, sob muitos aspectos, com o cloreto de alumínio, que pode substituir em reações orgânicas.

cloreto mercúrico: dicloreto de mercúrio, $HgCl_2$ é um sublimado corrosivo contendo 74% de mercúrio. Apresenta-se em massas cristalinas, incolores, translúcidas, ou cristais rômbicos, prismáticos, transparentes, ou, ainda, pó branco cristalino. Funde sem decomposição a cerca de 280°C. Solúvel em água e em álcool, é arrastável pelo vapor d'água. Dos sais inorgânicos é o mais ativo e o mais irritante. Absorvido, é extremamente tóxico: não pode ser empregado para desinfetar instrumentos, pois corrói os metais. Por esses motivos, hoje em dia é pouco utilizado, restringindo-se o seu emprego à desinfecção de objetos inanimados.

cloridrato: sal formado pela combinação do cloreto de hidrogênio (HCl) com uma base, sem eliminação de água. São muito comuns na química orgânica, em particular na química dos alcalóides (cocaína, morfina, estricnina e quinina).

cloro: símbolo Cl. Um elemento do grupo 17 (halogênios). É um gás venenoso, amarelo-esverdeado que ocorre abundantemente na natureza na forma de cloreto de sódio na água do mar. Tem muitas aplicações, como a cloração de água para beber, branqueador e na produção de um elevado número de químicos orgânicos.

clorofila: em 1817 foi isolado das plantas um composto verde (na realidade, o composto que as tornava verdes) a que se denominou clorofila, do grego significando "folha verde". Como se descobriu mais tarde, era esse composto que captava a energia da luz do sol e transformava o dióxido de carbono e água no tecido das plantas e no oxigênio.

clorofórmio: ou triclorometano ($CHCl_3$), é um líquido, incolor, volátil com cheiro doce. É um anestésico eficiente, mas pode provocar danos ao fígado, e foi por essa razão substituído por outros hidrocarbonetos halogenados. O clorofórmio é usado como solvente e matéria-prima para a produção de outros compostos.

coadjuvante: componente complementar de um detergente ou congênere, geralmente inorgânico, que acrescenta suas propriedades particulares àquelas dos componentes básicos, com o objetivo de melhorar sua eficiência sob as condições de uso.

coalescência: processo pelo qual as gotas de água aumentam de tamanho por colisões com outras. Especificamente no ambiente, pode ocasionar a formação da chuva.

cobalto: símbolo Co. Um elemento transurânico, cinzento e leve. É usado em ligas. Alnico é uma liga magnética muito conhecida e o cobalto é também usado na produção de aço inoxidável e em ligas de elevada força (para hélices de turbinas e ferramentas de corte). Os sais de cobalto são usados para dar cor azul brilhante ao vidro, azulejos e tijolos. Também se pode usar certos compostos para fabricar tintas sensíveis ao calor, outros são essenciais para uma alimentação equilibrada nos mamíferos. O cobalto 60 é produzido artificialmente e é um importante elemento de rastreio radiativo e um agente no tratamento do cancro.

cobalto 60: é um radioisótopo usado na "teleterapia", que consiste em irradiar um sítio canceroso com raios X ou raios gama de uma fonte externa contendo cobalto 60.

cobre: símbolo Cu. Um elemento de transição marrom-avermelhado. Este metal pode ser usado para fabricação de cabos e fios elétricos. As suas ligas, latão (cobre-zinco) e bronze (cobre-estanho), são usadas em grande escala.

coeficiente de solubilidade: ou ponto de saturação, é a quantidade máxima de uma substância sólida (soluto) que se dissolve numa quantidade padrão, geralmente 100 g ou 1.000 g de um solvente líquido. No caso de dissolução de gases em líquido, o coeficiente de solubilidade expressa o volume máximo em litros nas CNTP do gás que se dissolve em um litro do solvente líquido.

coesão: atração intermolecular entre moléculas semelhantes.

colágeno: uma proteína fibrosa e insolúvel que se encontra em grande quantidade nos tecidos da pele, nos tendões e nos ossos. Mais de 30% do total das proteínas nos organismos dos mamíferos são colágenos.

colesterol: é um esterol que ocorre com abundância nos tecidos de animais e também em algumas plantas de alto porte e em algas. O aumento do nível de colesterol no sangue está associado ao acúmulo de lipídios nas paredes interiores das artérias, com eventual obstrução ao movimento do sangue.

colina: composto de função mista amina e álcool. É uma base orgânica ou hidróxido de alquil amônio.
$[H_2C\ (OH)CH_2N\ (CH_3)_3]OH$. Existe em grande abundância nos organismos vivos como constituinte de certos tipos de fosfolipídios.

colóide: ou sistemas coloidais, são, na verdade, misturas heterogêneas em que o diâmetro médio das partículas do disperso se encontra na faixa de 10 a 1.000 ângstrons.

comburente: nome dado à substância que é REDUZIDA em uma reação de combustão. No senso comum, é o oxigênio do ar atmosférico. O oxigênio é o principal comburente, porém temos casos isolados de combustões em que o comburente é o CLORO, o BROMO ou o ENXOFRE.

combustível: nome dado à substância que é OXIDADA em uma reação de combustão. No senso comum, é a substância que sofre queima quando em presença de oxigênio do ar. Exemplos: madeira, álcool, papel, derivados do petróleo etc.

combustível fóssil: combustíveis fósseis incluem os derivados do petróleo — gasolina e óleo diesel e óleos combustível, o gás natural e o carvão mineral. Eles são chamados de combustíveis fósseis porque são derivados dos remanescentes da plantas e animais antigos. Quando um combustível fóssil é queimado, ele libera energia e também provoca a emissão de gases poluentes.

combustão: é uma reação química de oxidação-redução onde necessariamente se tem a presença de um combustível e de um comburente, geralmente o oxigênio. Esta reação sempre libera energia calorífica e luminosa no espectro visível ou não.

combustão total: também chamada combustão completa, ocorre quando se tem oxigênio em quantidade suficiente para reagir todo o combustível e liberar o máximo de energia possível.

combustão parcial: também chamada combustão incompleta, ocorre quando a quantidade de oxigênio necessária não esta sendo utilizada, ou seja, uma quantidade insuficiente, e os produtos formados serão outros.

complexo: um composto no qual moléculas ou íons formam ligações coordenadas com um átomo ou íon ou íon de metal.
O complexo pode ser um
íon positivo
Ex.: . $[Cu\ (H_2O)_6]^{+2}$),
um íon negativo
Ex.: $Fe[CN)_6]^{-3}$),
ou uma molécula neutra
Ex.: $PtCl_2\ (NH_3)_2$).
A formação destes complexos de coordenação é um comportamento típico dos metais de transição.

Os complexos que se formam são freqüentemente coloridos e têm elétrons desemparelhados, ou seja, são paramagnéticos.

complexo ativado: espécie formada temporariamente por moléculas dos reagentes como resultado de colisões prévias a formação de produtos.

compressibilidade: propriedade que têm os corpos de poderem diminuir de volume sob ação de forças externas.

composição percentual em peso: porcentagem em peso ou massa de cada um dos elementos que formam o composto.

compostos: substância composta por átomos de dois ou mais elementos químicos unidos em proporções fixas.

compostos aromáticos: um composto orgânico que contém um anel de benzeno nas suas moléculas ou que tem propriedades químicas similares às do benzeno. Os compostos aromáticos são compostos não saturados, no entanto, eles não tomam facilmente parte em reações de adição, em vez disso, sofrem reações de substituição.

composto binário: composto formado somente por dois elementos.

composto co-valente: sólido cristalino formado somente por ligações co-valentes. São substâncias duras de altos pontos de fusão.

composto iônico: qualquer composto neutro formado por cátions e ânions que formam uma estrutura cristalina, chamada de retículo cristalino.

composto metálico: qualquer composto formado por um tipo de metal ou por vários tipos de metais unidos por ligações metálicas e formando um sólido cristalino.

composto molecular: são compostos que só apresentam ligações co-valentes entre seus átomos, intramoleculares, mas não entre moléculas, intermoleculares.

composto não-polar: um composto que tem moléculas co-valentes sem momento dipolar permanente. O metano e o benzeno são exemplos de compostos não-polares.

compostos orgânicos: compostos orgânicos: denominação dada inicialmente aos compostos provenientes de organismos vivos animais e vegetais. Atualmente, porém, esta denominação é usada para qualquer composto que contém carbono. Existem alguns compostos que contêm carbono e apresentam propriedades intermediárias entre os compostos orgânicos e inorgânicos, que alguns autores classificam como compostos de transição. Dentre os compostos de transição, tem-se carbonatos, cianetos, gás carbônico, carbureto etc.

composto organometálico: um composto no qual um átomo ou íon de metal está ligado a um grupo orgânico.

composto polar: um composto que é iônico (NaCl) ou que tem moléculas com um elevado momento dipolar (H_2O).

compostos sulfonados: compostos sulfonados são compostos orgânicos que receberam um ou mais grupos sulfônicos em sua estrutura.
Grupo sulfônico (- SO_3H).

comprimento da ligação: distância entre os centros de dois átomos ligados em uma molécula.

comprimento de onda: distância entre dois pontos idênticos de ondas sucessivas.

concentração de uma solução: quantidade de substância dissolvida por unidade de volume de solução.

concreto: os romanos usavam o concreto para construção de suas estruturas, que era composto de areia, cascalho ou rocha triturada, tudo isso unido pelo cimento, uma mistura de substâncias que endurecia quando se lhe acrescentava água.

condensação: fenômeno físico em que uma substância passa do estado gasoso para o estado líquido.

condensador: também chamados de refrigerantes, servem para resfriar e condensar vapores, num processo de destilação.

condicionadores: são cremes que contêm substâncias que neutralizam as cargas elétricas obtidas do xampu na lavagem do cabelo, fazendo o cabelo ficar mais macio. Tais substâncias são, geralmente, tensoativos catiônicos e ceras naturais.

condutibilidade: propriedade que os corpos apresentam de permitir a passagem do calor e da eletricidade.

condutor: substância capaz de conduzir a corrente elétrica.

configuração eletrônica: distribuição dos elétrons entre os diversos orbitais de um átomo ou molécula.

conservante: significa qualquer substância capaz de retardar ou impedir o processo de fermentação, acidificação ou outra decomposição do alimento ou de mascarar qualquer evidência desses processos ou de neutralizar os ácidos gerados por quaisquer desses processos.

constante do produto iônico: produto das concentrações dos íons hidrogênio (H^+) e hidróxido (OH^-), ambas expressas em molaridade, a uma temperatura específica.

constante de equilíbrio: número igual à relação entre as concentrações de equilíbrio dos produtos com as concentrações de equilíbrio dos reagentes, cada uma elevada a uma potência igual ao seu coeficiente estequiométrico.

constante de ionização básica: é a constante de equilíbrio de ionização das bases.

constante de ionização ácida: é a constante de equilíbrio de ionização dos ácidos.

constante de velocidade: constante de proporcionalidade entre a velocidade da reação e a concentração dos reagentes.

constante universal dos gases (r): a constante que aparece na equação dos gases ideais ($PV = nRT$). Geralmente expressa como 0,08206 atm.L/mol.K.

contaminação térmica: aquecimento do ambiente a temperaturas prejudiciais aos seres vivos que ali vivem.

copo graduado: recipientes utilizados para medir volumes de líquidos e soluções, sem grande precisão.

copolimerização: formação de um polímero que contém dois ou mais monômeros diferentes.

coque: (ou carvão de coque) forma mais ou menos impura do carvão grafítico, contém 85% a 90% de carbono.

É o resíduo sólido da destilação seca da hulha a temperatura acima de 800ºC.

As propriedades dependem da natureza das hulhas empregadas e também da maneira como foi executada a coqueificação.

Distinguem-se duas variedades principais:

1. Coque de gás ou coque mole, obtido na fábrica de gás de iluminação pela destilação seca das hulhas graxas ricas e ricas de gás em sistemas horizontais e preta porosa e frágil e contém muita cinza.

   É usado também como carvão de forja e combustível em geral, na fabricação de gás de água e para encher torres de absorção de gases ácidos.
2. Coque metalúrgico ou coque duro — produzido em fábricas especiais e em quantidade dez vezes maior do que o primeiro. Em sua manufatura empregam-se hulhas graxas especiais, em forma de pequenos pedaços úmidos, que produzem pouco gás e se aglutinam e se soldam bem, sendo a operação feita em fornos verticais altos.

Queima dificilmente com chama azulada e muito curta e sem produção de fumaça.

Poder calorífico = 29.260 a 33.440 quilojoules.

Usado nos altos fornos e operações metalúrgicas em geral.

cor dos compostos: a cor surge porque a energia absorvida ou emitida nas transições eletrônicas corresponde aos comprimentos de onda da região da luz visível.

corante: substâncias usadas para dar cor a tecidos, couro, alimentos, papel etc. Os compostos usados para tingir são geralmente compostos orgânicos contendo ligações duplas conjugadas.

corpos cetônicos: são três compostos com grupos carbonila. Compreendem uma cetona-cetona e dois ácidos carboxílicos (ácido acetoacético e ácido beta-hidroxibutírico) A presença destes compostos na urina é causada pela degradação incompleta de gorduras no corpo, tendo como conseqüência o *diabetes mellitus*, hipertireoidismo, gravidez, febre, jejum prolongado ou dieta hipergordurosa.

corrosão: é um processo natural e resulta da tendência inerente dos metais de reverterem para sua forma mais estável normalmente óxidos. A maioria dos metais é encontrada na natureza na forma de compostos estáveis como óxidos, sulfetos, silicatos etc., denominados minérios. Durante o processo de extração e refino, é adicionada uma quantidade de energia ao minério para extrair o metal ou metais nele contido. É esta mesma energia que possibilita o aparecimento de forças capazes de reverter o metal à sua forma primitiva de composto mais estável.

cortisona: é um hormônio cortical, ou corticóide, sendo usado com muito sucesso como medicamento antiinflamatório.

craqueamento: é o processo de produzir compostos orgânicos de cadeias menores partindo-se de cadeias maiores, pelo calor.

crepitação: quebra ou ruptura, provocada por aquecimento, dos cristais de certas substâncias. Esta ruptura se deve principalmente à existência de água no interior desses cristais.

creolina: solução alcalina de creolatos, cuja coloração escura deve-se à presença de partículas de carbono. É utilizada como desinfetante. Adicionada em água, dá origem a um precipitado branco de cresóis.

cresóis: compostos retirados do alcatrão da hulha, pertencentes à função fenol e utilizados como desinfetantes (creolina, lisos). Nome oficial orto (posição 1,2) ou meta (posição 1,3) ou para (posição 1,4) metil hidroxibenzeno.

criogenia: é um processo que envolve a produção e utilização de frio muito intenso, na faixa de temperatura abaixo de 100°C negativos.

criptônio: símbolo Kr. Um elemento gasoso e incolor que pertence ao grupo 18 na tabela periódica, sendo um gás nobre. O criptônio ocorre no ar (0,0001% por volume), a partir do qual pode ser extraído por destilação fracionada do ar líquido. Geralmente, o elemento não é isolado, mas é usado com outros gases inertes em lâmpadas fluorescentes etc. O elemento é praticamente inerte e forma muito poucos compostos, como fluoretos, por exemplo.

cristal: um sólido com formas poliédrica regulares. Todos os cristais de uma mesma substância desenvolvem-se de modo a terem os mesmos ângulos entre suas faces. No entanto, poderão não ter a mesma aparência exterior porque faces diferentes podem desenvolver-se a velocidades diferentes, dependendo das condições. Refere-se à forma externa de um cristal como a forma do cristal. Os átomos, íons e moléculas que formam o cristal têm uma disposição regular e esta é a estrutura do cristal.

cristal líquido: é um estado da matéria intermediário entre o estado sólido e o líquido: um estado mesomórfico (do grego *mesos morphe:* entre dois estados). O nome dado à molécula que origina uma mesofase é mesógenos. Um líquido é isotrópico: qualquer propriedade física verificada independe da direção da medida. Um sólido, por outro lado, possui planos de simetria, é anisotrópico. O cristal líquido também pode ser definido como sendo um líquido "orientacionalmente ordenado" ou um sólido "posicionalmente desordenado", combinando a anisotropia ótica e elétrica do estado sólido com a fluidez e mobilidade molecular do estado líquido.

cristalização: o processo de formação de cristais a partir de um líquido ou de um gás.

cristalização fracionada: um método de separação de uma mistura de sólidos solúveis por dissolução num solvente adequado, seguido de diminuição lenta da temperatura. O componente menos solúvel cristaliza primeiro, deixando os outros componentes em solução. Por controle da temperatura por vezes é possível retirar os componentes, um de cada vez.

cromagem: aplicação eletrolítica de uma camada de crômio sobre a superfície de um metal.

cromatografia: importante método de separação de substâncias, principalmente orgânicas, baseado no princípio da adsorção.

crômio: símbolo Cr. Também chamado de cromo. Um elemento de transição prateado e duro. Tem amplo uso na fabricação de ligas de aço, por ser muito resistente à corrosão.

cúrio: símbolo Cm. Um elemento transurânico metálico e radiativo pertence ao grupo de actíneos.

decantação: processo de separação dos componentes de um sistema heterogêneo sólido-líquido, sólido-gasoso ou líquido-líquido, onde o componente mais denso, sob a ação da gravidade, se deposita naturalmente.

deliquescência: a absorção de água da atmosfera por um sal higroscópico em tais quantidades que acaba por se formar uma solução concentrada do sal.

densidade absoluta: ou massa específica de uma substância é o volume ocupado por uma massa fixa da substâncias.

densidade eletrônica: representa a concentração de carga negativa de elétrons ao redor do núcleo. Na região onde a probabilidade de achar elétrons é alta, a densidade eletrônica é alta.

densidade de uma solução: é a relação entre a massa da solução e o volume desta solução.

densidade relativa: é a comparação da massa específica de uma substância com a de uma outra substância. No caso de sólidos e líquidos, a densidade relativa é tomada em relação à água. No caso de gases, a densidade relativa é tomada em relação ao ar ou hidrogênio.

desidratação: 1. Remoção de água de uma substância por aquecimento. 2. Uma reação química na qual um composto perde hidrogênio e oxigênio na proporção 2:1.

desinfetante: substância que, por sua ação sobre outra, faz com que esta não possa ocasionar infecções, quer dizer, não seja origem de enfermidade produzida pelos microrganismos que contém. Os desinfetantes não devem destruir todos os microrganismos, senão somente os prejudicariam, também não devem ser nocivos às pessoas. O número de desinfetantes empregados é muito grande: gás cloro, hipoclorito de sódio, gás sulfuroso, ácido fênico (fenol), cloreto de mercúrio etc.

desodorante: tem a função de evitar os desagradáveis odores de transpiração devidos a alguns ácidos carboxílicos presentes no suor. Existem no mercado talcos e desodorantes que contêm bicarbonato de sódio ($NaHCO_3$). Sua função é diminuir o odor, pois reagem com os ácidos carboxílicos, transformando-os no sal correspondente.

dessalinização: purificação da água do mar mediante a eliminação dos sais dissolvidos.

dessecador: recipiente usado na secagem de sólidos que se decompõem com a ação do calor. A secagem destes sólidos é conseguida pela ação de uma substância higroscópica, colocada na parte inferior da vasilha.

destilação: o processo de fervura de um líquido seguido de condensação e recuperação do vapor. O líquido recolhido é o destilado. O processo é usado para purificar líquidos ou separar sólidos misturados com líquidos, através da cristalização do sólido durante a vaporização do líquido.

destilação a vácuo: destilação realizada a pressão reduzida. A diminuição do ponto de ebulição da substância destilada significa que a temperatura é baixa, o que pode impedir a substância de se decompor.

destilação do vinho: o vinho é destilado para produzir Brandy (conhaque) ou Vermouth.

destilação fracionada: procedimento de separação dos componentes líquidos de uma solução que possuem diferentes pontos de ebulição.

detergente: é uma substância que, adicionada à água, melhora as suas propriedades de limpeza. Os detergentes são compostos que levam estas substâncias não-polares a formarem uma solução com água.

detergente biodegradável: é o detergente que se decompõe facilmente pela ação bacteriana, ou seja é facilmente oxidado por colônias de bactérias presentes na água dos rios, produzindo gás carbônico. Sua biodegradabilidade é melhorada se um dos seus componentes formado por cadeia ramificada for substituído por outro com cadeia normal ou cadeia linear.

dextrina: mistura de substâncias formadas pelas degradações do amido; é usada como aditivo em tecidos e papéis como substituto da cola na preparação de papéis gomados, selos postais, envelopes etc.

diagrama de fases: diagrama que mostra as condições em que uma substância existe como sólido, líquido ou vapor.

diálise: (do grego *dialyen* = dissolver, separar). Método criado por Graham (1861) para separar substâncias verdadeiramente dissolvidas de outras, que se acham em solução coloidal.

Baseia-se na difusão dos cristalóides através de uma membrana animal (bexiga de porco), vegetal (pergaminho) ou artificial celofane, que separa a solução do dissolvente puro.

Faltando aos colóides a faculdade de atravessar tal membrana, pode-se isentá-los completamente de cristalóides, renovando varias vezes, ou melhor, continuamente o dissolvente puro.

Os aparelhos destinados a esse método chamam-se dialisadores.

diamagnética: substância que é repelida por um imã, por conter todos seus elétrons emparelhados em seus orbitais.

diamante: o mineral mais duro que se conhece (com dureza 10 na escala de Mohs).

É uma forma alotrópica de carbono puro que se cristalizou no sistema cúbico, usualmente como octaedros ou cubos, sobre grande pressão.

Os cristais de diamante podem ser tanto incolores e transparentes como amarelos, castanhos ou pretos.

São muito apreciados como pedras preciosas, mas são também amplamente utilizados na indústria, principalmente em instrumentos de corte e polimento.

Os diamantes ocorrem em veios vulcânicos antigos de quimberlita; os depósitos mais importantes encontram-se na África do Sul, Tanzânia, Estados Unidos, Rússia e na Austrália.

Os diamantes também ocorrem em depósitos nos rios que derivaram de quimberlita desgastada pela erosão, principalmente no Brasil, no Zaire, em Sierra Leone e na Índia.

diamina: classe das aminas resultantes da substituição de um ou mais hidrogênios de duas moléculas de amoníaco por meio de radicais alcoólicos. Ex.: propildiamina = > C_3H_6 $(NH_2)_2$.

difração de raios X: a difração de raios X por um cristal. Os comprimentos de onda dos raios X são da mesma ordem de grandeza das distâncias entre os átomos na maioria dos cristais, e o padrão repetitivo da rede cristalina age com uma rede para os raios X.

difusão: o processo segundo o qual diferentes substâncias (sólidos, líquidos ou gases) se misturam como resultado do movimento aleatório dos seus componentes: átomos, moléculas ou íons.

digestão: é o processo pelo qual as complexas moléculas dos alimentos que se come são degradadas a moléculas mais simples. As enzimas são a base da digestão. Elas catalisam a hidrólise das moléculas dos alimentos, formando moléculas menores que podem ser absorvidas para o sangue pelas paredes intestinais.

diluição: procedimento para preparar uma solução menos concentrada a partir de outra mais concentrada pela adição de solvente.

diluído: descrição de uma solução que tem uma concentração relativamente baixa de soluto.

dímero: molécula formada pela união de duas moléculas idênticas.

dióis: são álcoois que contêm dois grupos hidroxilas em sua estrutura.

dipolo induzido: separação de cargas positivas e negativas em um átomo neutro ou em uma molécula apolar, causada pela aproximação de um íon ou molécula polar.

dispersão: sistema constituído por duas ou mais espécies químicas uniformemente distribuídas entre si.

disprósio: símbolo Dy. Um elemento metálico, prateado e macio, que pertence aos lantanídeos. Usado em ligas como absorvente neutro, principalmente em tecnologia nuclear.

dissacarídeo: consistem em duas unidades de monossacarídeos interligadas por um átomo de oxigênio. P. ex.: a maltose consiste em duas unidades de glicose.

dissolução fracionada: este processo é baseado nas diferentes solubilidades dos componentes. É um método que visa separar solúveis de insolúveis, bastando colocar a mistura em um solvente adequado. Formar-se-á uma solução da fase solúvel, a qual poderá ser separada da fase insolúvel por filtração. P. ex.: separar uma mistura de areia e sal. Joga-se a mistura em água. O sal dissolverá, a areia não. Por filtração separa-se a areia e por evaporação, a água do sal.

dissociação iônica: fenômeno em que ocorre a separação de íons. A dissociação iônica pode ocorrer com bases e sais, principalmente em solução aquosa.

dissociação molecular: é a ionização e após separação dos íons formados por um composto co-valente polar que esta dissolvido em um solvente, geralmente a água.

dubnio: símbolo Db. Número atômico 105 e massa atômica 262.
ductibilidade: capacidade que os metais têm, em geral, de serem reduzidos a fios.
duralumínio: é o nome comercial para uma classe de ligas leves de alumínio contendo cobre, magnésio, manganês e algumas vezes silício.
dureza: resistência que os corpos apresentam ao risco (penetração). O material mais duro que se conhece é o diamante.
dureza da água: a presença na água de íons cálcio e magnésio dissolvidos impede a formação de uma espuma de sabão. A principal causa da água dura é o hidrógeno carbonato de cálcio dissolvido.
ebulição: passagem violenta de um líquido a vapor (vaporização rápida) devido ao superaquecimento. As bolhas se formam a uma pressão superior à pressão atmosférica.
edulcorantes: é uma substância orgânica artificial, não-glicídica, capaz de conferir sabor doce aos alimentos.
efeito do íon comum: mudança no equilíbrio causado pela adição de um composto que possui um íon em comum com as substâncias dissolvidas.
efeito estufa: um efeito que ocorre na atmosfera devido a presença de certos gases, principalmente o dióxido de carbono, que absorvem a radiação nos infravermelhos.
efeito fotoelétrico: consiste na emissão de elétrons de átomos de metais quando sobre eles se faz incidir radiação eletromagnética com energia suficiente para ionizar os átomos.
eflorescência: um processo pelo qual um composto hidratado (absorveu água) cristalino perde água, formando um depósito em pó nos cristais.
efusão: processo pelo qual um gás, a baixas pressões, escapa do compartimento de um recipiente a outro, atravessando um pequeno furo.
einstênio: símbolo Es. Elemento transurânico, radiativo, metálico, que pertence aos actíneos.
elasticidade: propriedade que possuem os corpos de tomarem a forma e o volume primitivos, tão logo cesse a causa que os deformou.
elastômero: uma borracha natural ou sintética ou material borrachoso que tem a possibilidade de sofrer deformações devido à ação de uma força e recuperar a sua forma original quando se retira a força.
elemento: uma substância que não pode ser decomposta em substâncias mais simples. Num elemento, todos os átomos têm o mesmo número de prótons e de elétrons, embora o número de nêutrons possa variar.
elementos representativos: elementos pertencentes aos grupos 1, 2 e 13 a 17 com sua camada mais externa incompleta.
elementos semicondutores: elementos que em geral não podem conduzir a corrente elétrica, mas sua condutividade aumenta consideravelmente quando se aumenta a temperatura ou ao se adicionar certas impurezas.
eletrodo: nome genérico dos pólos condutores de corrente elétrica de um sistema que gera ou consome energia elétrica.
eletrodo negativo: se uma pilha é conectada como parte de um circuito, os elétrons são liberados através do eletrodo negativo.

eletrodo positivo: a corrente elétrica gerada por uma pilha, após percorrer um circuito, retorna à pilha pelo eletrodo positivo.

eletroforese: denominação do fenômeno em que uma dispersão coloidal é submetida à ação de um campo elétrico, fazendo com que as partículas dispersas se dirijam para um dos pólos. Este fenômeno também ocorre com os aminoácidos dissolvidos na água.

eletrólise: processo que utiliza energia elétrica para realizar uma reação química não espontânea.

eletrólito: substância que, ao ser dissolvida na água, forma uma solução que pode conduzir eletricidade.

elétron: partícula subatômica que tem uma massa muito pequena e possui uma carga elétrica unitária negativa.

eletronegatividade: é o poder relativo dos elementos de atrair elétrons formando íons negativos. Os elementos mais eletronegativos, em ordem decrescente, são: flúor, oxigênio, nitrogênio. Os não-metais são os elementos mais eletronegativos da tabela periódica.

eletropositividade: descrição de um elemento que tem tendência a perder elétrons e a formar íons positivos. Os metais alcalinos, grupo 1, são elementos eletropositivos típicos.

elétrons de valência: são os elétrons mais externos de um átomo que participam das ligações químicas.

elétron não-ligantes: elétrons de valência que não estão fazendo ligação co-valente.

emulsão: mistura de aspecto leitoso constituída por um líquido que tem em suspensão pequeníssimas gotas de gordura, resina ou outras substâncias. Exemplo: leite homogeneizado, maionese.

emulsificação: propriedade do detergente de atuar sobre óleos e gorduras, transformando-os em pequenas gotículas que permanecem em suspensão coloidal.

enantiômeros: isômeros ópticos, pois apresentam todas as propriedades físicas e químicas iguais, mas desviam o plano da luz polarizada para lados diferentes.

endorfinas: é um termo que significa substâncias endógenas (que se originam no corpo) semelhantes à morfina. Como as drogas opiáceas, elas regulam internamente a percepção da dor ligando-se a receptores especiais do cérebro.

endotérmica: é a reação química que absorve energia da sua vizinhança.

energia: uma medida da capacidade de um sistema para realizar um trabalho ou produzir trocas.

energia cinética: energia adquirida devido ao movimento de um objeto.

energia de ativação: quantidade de energia mínima para uma reação química iniciar.

energia de dissociação da ligação: também conhecida por energia de ligação. É a troca de entalpia requerida para romper ligações em um mol de moléculas diatômicas no estado gasoso.

energia de ionização: energia mínima requerida para tirar um elétron de um átomo isolado ou de um íon quando no estado gasoso.

energia de ligação nuclear: energia requerida para romper um núcleo em seus prótons e nêutrons.

energia interna: energia interna de um corpo é a soma das energias potencial e cinética dos átomos e moléculas que o constituem.

energia livre de Gibbs: é definida por G = H + TS, onde G é a energia liberada ou absorvida num processo reversível a temperatura constante (T), H é a entalpia e S a entropia do sistema.

energia potencial: energia adquirida devido à altura em que um objeto se encontra.

energia química: energia armazenada no interior das unidades estruturais das substâncias químicas.

energia reticular: energia requerida para separar completamente um mol de um composto sólido iônico em seus íons gasosos.

energia térmica: energia associada ao movimento aleatório de átomos e moléculas.

enferrujamento: corrosão do ferro (ou aço) formando óxidos de ferro III hidratado. O enferrujamento ocorre na presença tanto de água como de oxigênio.

entalpia: símbolo H. Uma propriedade termodinâmica de um sistema, definida por H = U + pV, onde H é a entalpia, U é a energia interna do sistema, p a sua pressão e V o seu volume.

entalpia padrão da reação: troca de entalpia que acompanha uma reação que é realizada em condições padrão.

entropia: símbolo S. Em sentido amplo, a entropia pode ser interpretada como uma medida da desordem; quanto mais alta a entropia, maior a desordem do sistema.

enxágüe: processo realizado após a lavagem principal com o objetivo de remover os resíduos finais de sujidade e detergente ou congêneres.

enxofre: símbolo S, do latim *sulfur*. Um elemento não-metálico amarelo que pertence ao grupo dos calcogênios (grupo 16) da tabela periódica. As flores de enxofre são um pó amarelo que se obtém por sublimação do vapor. O elemento ocorre em muitos minerais de sulfuretos e sulfatos e também se pode encontrar enxofre nativo na Sicília e nos EUA. É um elemento essencial para os seres vivos. É usado como fungicida vegetal. O elemento é também usado na produção de ácido sulfúrico e de outros compostos de enxofre.

enzima: uma proteína que age como um catalisador em reações bioquímicas.

epímeros: é um tipo de isomeria óptica em que as substâncias diferem uma da outra apenas pela configuração à volta do carbono 2 (C-2). Muito comum nos hidratos de carbono (glícidios).

epóxi: compostos que contêm átomos nas suas moléculas que fazem parte de 3 elementos. Epóxidos são, portanto, éteres cíclicos.

equação química: uma forma de representar uma reação química usando os símbolos das partículas participantes (átomos, moléculas, íons etc.)

equação iônica: equação que indica as espécies que realmente tomam parte da reação química.

equação dos gases ideais: equação que expressa as relações entre a pressão, o volume, a temperatura e a quantidade de gás (PV = nRT), sendo R a constante universal dos gases.

equação termoquímica: equação que mostra tanto as relações de massa como de entalpia dos reagentes e produtos.

equação molecular: equação em que aparecem escritas as fórmulas dos compostos como se todas as espécies presentes fossem moléculas ou entidades unitárias.

equilíbrio físico: equilíbrio que somente mantém constantes as propriedades físicas.

equilíbrio dinâmico: condição em que a velocidade de um processo em uma direção é exatamente balanceada pela velocidade do processo em direção oposta.

equilíbrio heterogêneo: estado de equilíbrio em que nem todas as substâncias da reação estão na mesma fase.

equilíbrio homogêneo: estado de equilíbrio em que todas as substâncias da reação estão na mesma fase.

equilíbrio químico: estado de equilíbrio em que não se observa macroscopicamente troca nenhuma.

érbio: símbolo Er. Um elemento rateado e macio que pertence aos lantanídeos. Sendo um absorvedor de nêutrons, é usado em ligas na tecnologia nuclear.

Erlenmeyer: recipiente usado para preparar e guardar soluções, para filtragens, titulações etc.

Escala de Temperatura Absoluta: escala de temperatura que usa o zero absoluto como temperatura mínima.

Escala de Temperatura Kelvin: ver escala de temperatura absoluta.

escória: um material produzido durante a fusão ou refinação de metais por reação de um fluxo com impurezas.

escândio: símbolo Sc. Um elemento metálico, macio, prateado e raro que pertence ao grupo 3 da tabela periódica. Muito reativo e de custo muito elevado, o que dificulta a pesquisa para determinar sua utilidade.

esfingolipídios: são lipídios importantes também na estrutura das membranas biológicas.

Formados por uma molécula de ácido graxo de cadeia longa, a esfingosina — um aminoálcool de cadeia longa — ou um de seus derivados, e uma cabeça polar alcoólica.

esmalte: são revestimentos com boas propriedades de uniformização e com um acabamento muito brilhante. São brancos, corados ou profundamente coloridos. A composição varia amplamente, de acordo com o custo e a finalidade.

espátula: material de aço ou porcelana usado para transferência de substâncias sólidas. Deve ser lavada e enxugada após cada transferência.

espectro de emissão: espectros contínuos ou de linhas emitidos pelas substâncias.

espectro de linhas: espectros produzidos por substâncias ao absorver ou emitir radiação de determinados comprimentos de onda.

espectroscópio: é um instrumento usado para produzir e analisar a luz emitida pelos elementos químicos. A luz emitida é oriunda dos átomos que irradiam energia quando um elétron salta de uma órbita de maior energia para uma órbita de menor energia.

espectroscopia de massa: método para identificar os diferentes átomos que compõem uma substância. Um espectrômetro de massa bombardeia uma substância com elétrons para produzir íons, ou átomos eletricamente carregados. Os íons atravessam um campo magnético que curva suas trajetórias de modos diferentes, dependendo de suas massas. O campo separa os íons em um padrão chamado espectro de massa. A massa e a carga dos íons podem ser medidas por sua posição no espectro. Os cientistas identificam assim os elementos e isótopos presentes na amostra.

espessante: substância capaz de aumentar, nos alimentos, a viscosidade de soluções, emulsões e suspensões.

espuma: é um gás disperso num líquido ou sólido. Exemplo: creme chantili.

espuma biodegradável: à base de óleos vegetais saponificados, poliglucosídeos naturais, ácido cítrico, álcool etílico, cor e fragrâncias naturais. São todos produtos de fontes renováveis. Desse modo, não contém tensoativos e detergentes à base de petróleo, nem fosfato, nem corantes e fragrâncias sintéticas, nem produtos de origem animal. É biodegradável em poucos dias, sendo no Brasil a única e primeira alternativa ecológica natural para lavagens.

estabilizante: substância que favorece e mantém as características físicas das emulsões e suspensões.

estado excitado: estado com maior energia que o estado padrão.

estado de um sistema: valores de todas as variáveis macroscópicas pertinentes, por exemplo, composição, volume, pressão e temperatura, de um sistema.

estado de oxidação: ver número de oxidação.

estado padrão: um estado de um sistema usado como valor de referência em medidas termodinâmicas. Os estados padrão envolvem um valor de referência de pressão, geralmente uma atmosfera, ou de concentração, geralmente um molar.

estanho: símbolo Sn. Um elemento metálico maleável prateado que pertence ao grupo 16 (calcogênios) da tabela periódica. O metal é usado como revestimento muito fino e protetor de chapas de aço e é um constituinte de várias ligas.

estado estável: estado de mínima energia de um sistema.

estequiometria: as proporções relativas nas quais os elementos formam compostos ou segundo as quais as substâncias reagem.

estequiométrico: descrição de reações químicas nas quais os reagentes se combinam em proporções simples de números inteiros.

estereoisomeria: existência de dois ou mais compostos com o mesmo tipo e número de átomos e com as mesmas ligações químicas, mas com diferentes distribuições espaciais.

ésteres: compostos que têm a fórmula R'COOR, onde R' pode ser hidrogênio, um grupo alquila ou arila, e R é um grupo alquila ou arila, mas não hidrogênio.

esterificação: reação química permitindo obter um éster a partir do ácido e um álcool, enol, fenol, com eliminação de água.

esteróides: qualquer elemento do grupo de lipídios derivados de um composto saturado designado ciclopentanoperidrofenantreno (são moléculas construídas em torno de um esqueleto de 17 átomos de carbono consistindo em quatro anéis de hidrocarbonetos fundidos). Os esteróides que ocorrem naturalmente incluem o colesterol, os sais biliares, e muitos hormônios reguladores dos processos químicos.

estireno: nome oficial fenileteno (vinil benzeno), um hidrocarboneto líquido,
$C_6H_5CH = CH_2$,
densidade = 0,9;
ponto de fusão = –31°C;
ponto de ebulição = 145°C.
Pode ser obtido por desidrogenação de etilbenzeno e é usado na produção de poliestireno.

estrôncio: símbolo Sr. Metal, macio de cor amarelada que pertence ao grupo 2 (metais alcalinos terrosos) da tabela periódica. Usado em ligas e como gerador de vácuo. O isótopo estrôncio-90 está presente em partículas radiativas liberadas numa explosão radiativa e pode ser metabolizado com cálcio acumulando-se nos ossos.

estratosfera: camada da atmosfera que se localiza a uma distância compreendida, aproximadamente, entre os 15 km e 50 km da superfície da Terra. É nesta camada que se situa o ozônio.

estrutura cristalina: distribuição atômica nos cristais ou ordem geométrica dos pontos reticulares que formam um cristal.

estrutura de Lewis: representação das ligações co-valentes que usa os símbolos de Lewis. Os pares de elétrons compartilhados se representam com linhas ou como pares de pontos entre átomos e os pares livres se mostram como pares de pontos de átomos individuais.

estrutura ressonante: uma das duas ou mais estruturas alternativas de Lewis para uma molécula específica que não se pode descrever completamente com uma só estrutura de Lewis.

estufa: equipada com termostatos (medidores de temperatura), mantém em seu interior temperatura constante.

etanol: pertence à classe dos álcoois e é solúvel em água em qualquer proporção, pois tem uma parte polar que estabelece pontes de hidrogênio com a água.

etapas elementares: série de reações intermediárias que representam o avanço de uma reação global em nível molecular.

éter: segundo Aristóteles, era a substância que estava na origem dos movimentos dos céus, movendo-se espontaneamente de maneira circular; segundo Descartes, era a substância que ao girar em torno da Terra, nos mantinha à superfície; segundo as teses do eletromagnetismo, era o meio que suportava a propagação de ondas.

éter difenílico: é um sólido incolor de ponto de fusão igual a 28°C, ponto de ebulição igual a 255°C. Muito pouco solúvel em água, solúvel nos dissolventes orgânicos comuns. Encontra aplicação como perfume artificial para imitar o odor de gerânio. Muito utilizado para substituir a água em banhos de aquecimento, isto é, na transferência de calor. Sua obtenção deve ser feita com auxílio de catalisadores, pois o iodo benzeno ($C_6H_5 - I$) não reage com o fenolato de sódio ($C_6H_5 - O\ Na$) sem o auxílio destes agentes. O catalisador empregado é o cobre finamente dividido.

éter de petróleo: uma mistura de hidrocarbonetos incolor, volátil e inflamável, principalmente de pentano e hexano. Ferve entre 30°C a 70°C e é usado como solvente.

éter orgânico: composto orgânico que contém o grupo funcional (R – O – R′), sendo R e R′ grupos alquila ou arila.

éter sulfúrico: líquido incolor, volátil, inflamável, pouco solúvel em água, mas solúvel em álcool e benzeno. É um composto muito perigoso, pois os seus vapores formam com o ar uma mistura explosiva. É empregado como solvente, na preparação de pólvora sem fumaça, de seda artificial etc.

Fórmula estrutural:

$H_3C - CH_2 - O\ CH_2 - CH_3$.

Nome oficial: etóxi etano.

Outros nomes: éter comum, éter etílico, éter comercial.

etilenoglicol: ou etanodiol-1,2 ou glicol, é um líquido higroscópico incolor e viscoso, CH_2OHCH_2OH; ponto de fusão igual a 13°C e ponto de ebulição igual a 197°C. É obtido pela hidrolisação de epoxietano (do eteno) e usado com anticongelante e como matéria-prima na produção de poliésteres.

etoxilação: reação química permitindo a fixação de uma ou mais moléculas de óxido de etileno sobre um composto químico.

európio: símbolo Eu. Um elemento prateado e macio pertencente aos lantanídeos. É um metal absorvedor de nêutrons e poderia ser usado em partes de reatores nucleares, não fosse a dificuldade de obtenção.

evaporação: escape das moléculas desde a superfície de um líquido pelo aumento de sua energia cinética, também se chama vaporização lenta.

excitar: provocar a passagem de um ou mais elétrons de um nível de energia inferior, mais estável, para outro mais elevado, através da absorção de energia.

exosfera: camada da atmosfera que se localiza a uma altitude de cerca de 1.000 km onde o ar é muito rarefeito e tem limite indefinido; é na parte mais alta desta camada que se podem encontrar satélites meteorológicos de órbita polar.

exotérmica: é a reação química que libera energia para a sua vizinhança.

extensão: propriedade que possuem todos os corpos de ocuparem lugar no espaço.

gadolínio: símbolo Gd. Um elemento prateado e macio da série dos lantanídeos. O metal aplica-se, de forma limitada, em tecnologia nuclear em ligas ferromagnéticas (com cobalto, cobre, ferro e cério). Os compostos do gadolínio são usados em componentes elétricos.

gálio: símbolo Ga. Um elemento prateado e macio do grupo 13 da tabela periódica. O metal tem alguns usos de pouca importância, como ativador em tintas luminosas, mas o arsenito de gálio é largamente usado como semicondutor em muitas aplicações.

galvanoplastia: processo por meio do qual se faz depositar sobre um objeto qualquer, que serve de molde, uma camada de um metal previamente dissolvido num líquido submetido à ação de uma corrente elétrica.

ganga: são rochas e outros resíduos presentes em um minério.

gás: um estado da matéria no qual a matéria em questão ocupa todo o volume disponível, independentemente da sua quantidade.

gás carbônico: um gás incolor e sem cheiro, CO_2, solúvel em água, em etanol e em acetona.
Densidade = 1,997 g/dm^3;
ponto de fusão = -56,6°C;
ponto de ebulição = -78,5°C.
Ocorre na atmosfera (0,03% por volume), mas tem uma residência curta nesta fase, já que é tanto consumido por plantas durante a fotossíntese como produzido por respiração e por combustão.

gás de carvão: um combustível gasoso produzido pela destilação destrutiva do carvão. Tipicamente, contém hidrogênio (50%), metano (35%) e monóxido de carbono (8%).

gás do riso: é o óxido nitroso que, quando aspirado, produz uma sensação vertiginosa, intoxicante, tornando a pessoa sugestionável, rindo ou chorando imoderadamente, ou apresentando outras exibições emocionais. Foi o primeiro anestésico químico verdadeiro, sendo muito usado na odontologia.

gás ideal: este gás apresenta moléculas com volume desprezível e forças entre elas também desprezíveis, e as colisões entre as moléculas seriam perfeitamente elásticas.

gás liquefeito do petróleo: vários gases de petróleo, principalmente propano e butano, armazenados como líquidos sobre pressão. Pode ser usado como um combustível para motores e tem vantagem de provocar poucos depósitos na cabeça do cilindro.

gás natural: uma mistura de gases de hidrocarbonetos que ocorre naturalmente encontrado em rochas sedimentares porosas na crosta terrestre, geralmente em associação com depósitos de petróleo. Constitui-se principalmente de metano (85%), etano (10%), propano (3%) e butano. É um combustível sem cor, inodoro e de queima mais limpa que os demais combustíveis fósseis tradicionais. É uma das formas de energia mais populares hoje em dia.

gás mostarda: ($Cl - CH_2CH_2 - S - CH_2CH_2 - Cl$)
A denominação gás mostarda foi dada devido à cor semelhante do condimento e ao seu efeito picante sobre a pele. A atuação desse gás se deve, entre outras coisas, à sua reação com a água, produzindo HCl, o responsável pela irritação da pele, dos olhos e do sistema respiratório.

gás real: suas moléculas ocupam um volume finito, há pequenas forças entre as moléculas e em gases poliatômicos as colisões são, até certo ponto, inelásticas.

gases nobres: elementos não-metálicos do grupo 18 (He, Ne, Ar, Xe e Rn). Com exceção do hélio, todos apresentam oito elétrons no último nível, o mais externo.

gasolina: mistura líquida de hidrocarbonetos (hexanos, heptanos e octanos), volátil e inflamável, obtida por destilação fracionada do petróleo. Usada como combustível para motores a explosão, tendo sua eficiência para este fim avaliada em número de octanas, pois considera-se um hidrocarboneto, a octana, como valor 100.

gel: é uma dispersão de sólido em líquido, sendo a quantidade de sólido bem maior, e pode ser obtida por evaporação do líquido. Exemplo: geléias e gelatina.

gelatina: apresenta-se em folhas, escamas, fragmentos, pó fino ou grosso. É branca ou fracamente amarelada, de odor e sabor característico, pouco pronunciados. A gelatina é um produto obtido da hidrólise parcial do colágeno, extraído geralmente da pele e dos ossos de certos animais.

gelo seco: dióxido de carbono sólido, usado como refrigerante. É conveniente porque sublima a menos 78°C à pressão padrão, em vez de fundir.

germânio: símbolo Ge. Um semimetal duro e lustroso que pertence ao grupo 14 da tabela periódica. Usam-se pequenas quantidades em ligas especializadas, mas o seu principal uso depende das suas propriedades semicondutoras.

glicerina: ou glicerol, é um líquido incolor, viscoso (xaroposo), não tóxico e higroscópico (absorve água). É usado como agente amaciante em loções para a pele e membranas mucosas, e em supositórios para alívio da prisão de ventre.

glicose: também chamada de dextrose, um açúcar branco cristalino, $C_6H_{12}O_6$, que ocorre largamente na natureza. A glicose e os seus derivados são de importância crucial no metabolismo da energia dos seres vivos.

glicogênio: o glicogênio, também chamado amido animal, é um polissacarídeo constituído de um polímero de glicose com um número elevado de ramificações que ocorre nos tecidos de animais, especialmente nas células do fígado e dos músculos. É a principal forma de armazenar energia em células animais.

glutamato monossódico: ou MSG, é um sal de sódio do ácido glutâmico usado para realçar o sabor dos alimentos, mas em excesso pode causar a "síndrome do restaurante chinês", caracterizada por rigidez dos músculos da face e pescoço, cefaléia e náuseas em algumas pessoas.

grafite: um alótropo do carbono, substância negra e mole (às vezes designado chumbo preto ou grafita). Ocorre na natureza e pode também ser produzido pelo processo de Achenson.

Na grafite os átomos de carbono estão dispostos em camadas, nas quais cada átomo de carbono está rodeado de outros três, aos quais está ligado por ligações simples ou duplas.

As camadas são mantidas unidas por forças de Van der Waals muito fracas. Possui elétrons livres, por isso é bom condutor de eletricidade e calor. Usado como lubrificante em altas temperaturas, na fabricação de eletrodos e utilizado em grandes quantidades na fabricação de lápis.

granito: rocha ígnea, granular, de cor clara e textura uniforme, sendo uma mistura heterogênea de quartzo, feldspato, mica e magnetita.

graspa: ou grappa ou grapa trata-se de um destilado envelhecido de bagaço. O bagaço da uva, após sua fermentação em silos, é destilado em alambiques especiais. A graspa é um destilado bastante forte em sabor.

graxa lubrificante: óleo comum misturado com um espessante (normalmente um tipo de sabão, obtido pela reação química entre um ácido graxo e um produto alcalino, como cal virgem, soda cáustica ou hidróxido de lítio). As graxas são usadas em locais onde não existem condições para a lubrificação por intermédio de óleos.

grisu: é o gás metano que se forma nas minas de carvão.

grupo: é representado pelos elementos de uma coluna da tabela periódica.

grupo acila: um grupo do tipo RCO, onde R é um grupo orgânico.

grupo alquila: um grupo que se obtém pela remoção de um átomo de hidrogênio de um alcano. Ex.: o grupo metil, CH_3, derivado do metano.

grupo arila: um grupo de átomos equivalente a um anel benzênico ou conjunto de anéis unidos, menos um átomo de hidrogênio.

grupo carbonila: o grupo C = O encontrado em aldeídos, cetonas, ácidos carboxílicos, amidas, ésteres etc.

grupo carboxila: o grupo orgânico COOH, presente em ácidos carboxílicos.

grupo funcional: átomo ou grupo de átomos que caracterizam a função de um composto químico.

grupo hidroxila: o grupo — OH presente principalmente nos álcoois, fenóis, enóis e ácidos carboxílicos.

guaraná: de fórmula igual a $C_8H_{10}N_4O_2$, droga retirada de uma sapindácea, gênero Paullinia H. et B. Contém de 3,25 a 6,98 g% de cafeína.

háfnio: símbolo Hf. Um elemento de transição metálico, prateado e lustroso. É usado em ligas de tungstênio em filamentos e em eletrodos e como um absorvente de nêutrons.

haleto orgânico: é um derivado halogenado, ou seja, uma função orgânica que compreende compostos derivados de hidrocarbonetos por substituição de átomos de hidrogênio por igual número de átomos de halogênio.

halogênios: o nome halogêneo vem do grego "produtor de sais". Elementos não metálicos do grupo 17 (F, Cl, Br, I e At).

halogenação: introdução de um átomo do grupo dos halogênios em um composto através de uma reação química chama de halogenação.

hássio: símbolo Hs. Número atômico 108 e massa atômica 265.

hélio: símbolo He. Um elemento não-metálico, incolor, gasoso e sem cheiro. Ocorre em minérios de urânio e de tório e em alguns depósitos de gás natural. Tem uma grande variedade de usos, incluindo o aprovisionamento de atmosferas inertes para soldar e para a manufatura de semicondutores, como refrigerante para supercondutores e como diluente em aparelhos de respiração. É também usado para encher balões.

hematita: uma forma mineral de óxido de ferro III, Fe_2O_3. É o minério de ferro mais importante. A hematita é o maior agente de coloração vermelha das rochas; os maiores depósitos têm origem sedimentar. Na indústria, a hematita é também usada como um agente polidor e em tintas.

hemoglobina: um membro do grupo de proteínas globulares que ocorre largamente em animais como transportadores de oxigênio das hemácias no sangue. A hemoglobina consiste em quatro cadeias polipeptídicas separadas, cada uma consistindo em cerca de 150 aminoácidos. Além disso, cada cadeia forma uma "bolsa" contendo um heterociclo nitrogenado chamado heme. Um íon ferroso, no centro do grupo heme, pode fixar uma molécula de oxigênio, transportando-a dos pulmões aos tecidos.

heptano: é um hidrocarboneto de fórmula C_7H_{16}, líquido, apolar cujas moléculas estão unidas por forças de van der Waals e insolúvel em água.

heterogêneo: relacionado com duas ou mais fases.

heterosídeos: são glicídios que sofrem hidrólise, produzindo oses (hidratos de carbono simples) e outros compostos.

hexano: é um hidrocarboneto de fórmula C_6H_{14}, apolar, cujas moléculas estão unidas por forças de van der Waals e insolúvel em água.

hexose: são moléculas com seis átomos de carbono e constituem um dos mais importantes grupos de monossacarídeos. Entre eles a glicose ($C_6H_{12}O_6$) desempenha um papel de destaque.

hidratação: a hidratação é o processo que provoca a dissolução de sólidos iônicos, porque a energia liberada no processo compensa a energia liberada para quebrar a rede cristalina. Por exemplo, quando se dissolve cloreto de sódio em água, os íons de sódio atraem moléculas de água que são polares, com os átomos de oxigênio de carga negativa apontando para os íons positivos (Na^+) e os átomos de hidrogênio de carga positiva apontando para os íons negativos (Cl^-).

hidratos: compostos que têm um número específico de moléculas de água unidas a eles.

hidratos de carbono: composto orgânico formado por carbono, hidrogênio e oxigênio, geralmente combinados na proporção de um átomo de carbono para um número de átomos de hidrogênio e de oxigênio equivalente ao que existe numa molécula de água. Os hidratos de carbono incluem muitos compostos importantes, tais como açúcares, amido e celulose.

hidrazina: um sólido incolor ou branco, N_2H_4. É muito solúvel em água e solúvel em etanol. A hidrazina é um poderoso agente redutor e reage violentamente com muitos agentes oxidantes, por isso é usada como propulsor de foguetes.

hidretos: composto binário do hidrogênio com outro elemento, principalmente dos grupos 1 (metais alcalinos) e 2 (metais alcalinos terrosos). Nestes casos o hidrogênio faz ligação iônica e seu número de oxidação é igual a menos um (-1).

hidrocarbonetos: compostos constituídos somente por carbono e hidrogênio.

hidrocarbonetos alifático: hidrocarbonetos que não contêm o grupo benzênico ou anel benzênico.

hidrocarbonetos aromáticos: hidrocarbonetos que contêm um ou mais anéis benzênicos.

hidrocarbonetos insaturados: hidrocarbonetos que contêm ligações duplas ou triplas entre átomos de carbono.

hidrocarbonetos saturados: hidrocarbonetos que somente contêm ligações covalentes simples.

hidrófoba: substância que não tem afinidade com a água.

hidrogênio: símbolo H. Um elemento químico gasoso, incolor e sem odor. É o elemento mais leve e abundante no universo. Está presente na água e em todos os compostos orgânicos. A principal fonte de hidrogênio é o vapor de gás natural reciclado. Pode também ser produzido pela eletrólise da água. Seu principal uso é no processo de Haber para produzir amônia. O hidrogênio é também usado em vários outros processos industriais, como a redução de minérios de óxidos, na refinação do petróleo, na produção de hidrocarbonetos a partir do carvão e na hidrogenação de óleos. Tem-se demonstrado um potencial interesse na sua utilização como combustível.

hidrofílico: substância que é atraída pela água.

hidrofóbico: substância que sofre repulsão quando em contato com a água.

hidrogenação: adição de hidrogênio, principalmente em compostos com duplas ou triplas ligações entre carbonos. HIDRÓLISE: reação de uma substância com a água, que geralmente troca o pH da solução.

hidrólise: decomposição de compostos químicos pela água, acompanhada de fixação dos constituintes da água na forma de H^+ e OH^-.

hidrônio: ou hidroxônio, é o nome dado ao cátion H_3O^{+1} que se forma quando íons H^{+1} (prótons) são liberados em meio aquoso.

hidroquinona: 1,4-dihidroxibezeno, para-difenol, benzeno 1,4-diol, hidroquinol ou quinol, e um sólido cristalino, $C_6H_4\ (OH)_2$,
densidade = 1,33;
ponto de fusão = 170°C;
ponto de ebulição = 285°C.
É usado no fabrico de tintas.

hidrótopo: compostos químicos que têm a propriedade de aumentar a solubilidade em água de várias substâncias orgânicas pouco solúveis neste meio.

hidróxido: um composto metálico contendo o íon HO^{-1}, íon hidróxido, ligado a um átomo de metal. Os hidróxidos de metais usuais são básicos; os de semimetais são anfotéricos.

hidróxido de magnésio: um composto sólido branco, $Mg\ (OH)_2$. Ocorre naturalmente como mineral brucita e pode ser preparado fazendo-se reagir sulfato de magnésio com solução de hidróxido de sódio. É usado na refinação do açúcar e no processamento de urânio. É importante medicinalmente como antiácido e laxante.

higroscópica: que tem tendência em absorver água.

hipótese: tentativa de explicação de um conjunto de observações.

hólmio: símbolo Ho. Um elemento metálico, macio e prateado que pertence aos lantanídeos. Ocorre em apatita, xenotima e outros minerais terrestres raros. O elemento não é usado para nada.

holograma: impressão (geralmente em chapa fotográfica) do efeito de interferência de duas ondas emitidas pela mesma fonte luminosa, uma direta e outra refletida pelo objeto fotografado, dando a sensação de três dimensões quando iluminado por um feixe de raios laser.

holosídeos: são glicídios que sofrem hidrólise, produzindo apenas oses (hidratos de carbono simples).

homogêneo: relacionado apenas com uma fase.

homopolímero: polímero constituído por um só tipo de monômero.

hortelã: erva aromática que dá óleo rico em mentol.

hulha: carvão mineral, rico em carbono (aproximadamente 80%), que submetido a aquecimento (1.000°C) produz as seguintes substâncias:

gases: hidrogênio, metano e monóxido de carbono.

águas amoniacais: contêm sais de amônio e hidróxido de amônio, utilizadas na preparação de adubos.

alcatrão: líquido viscoso e escuro, sendo a maior fonte de compostos aromáticos tais como benzeno, tolueno etc.

coque: resíduo carbônico. É um carvão empregado na obtenção do aço.

IBMP — Índice Biológico Máximo Permitido: é o valor máximo do indicador biológico para o qual se supõe que a maioria das pessoas ocupacionalmente expostas não corre risco de danos à saúde. A ultrapassagem deste valor significa exposição excessiva.

impenetrabilidade: propriedade que possuem os corpos de não poderem, simultaneamente, ocupar o mesmo lugar no espaço.

impurezas aceptoras: impurezas que podem receber elétrons nos semicondutores.

impurezas doadoras: impurezas que podem dar elétrons de condução aos semicondutores.

indicador biológico: compreende todo e qualquer agente químico ou seus produtos de biotransformação, assim como qualquer alteração bioquímica cuja detecção no ar exalado, fluidos ou tecidos avalie a intensidade da exposição, absorção, acumulação ou efeito do agente químico.

indicadores: substâncias que apresentam cores diferentes em meios ácidos ou básicos.

índice de octanas: ou octanagem, é uma propriedade da gasolina que indica a qual limite máximo a mistura vapor de combustível mais ar pode ser comprimida dentro da câmara de combustão sem que haja detonação espontânea — ou seja, sem que a mistura entre em combustão antes da centelha da vela de ignição ("bate-pino"). Quanto maior o índice de octano, maior temperatura e pressão o combustível poderá suportar, isto é, maior será sua resistência à detonação. Motor com taxa de compressão mais alta requer gasolina de maior octanagem, para apresentar rendimento termodinâmico mais elevado e maior desempenho. No caso de o motor de alta taxa de compressão receber combustível de octanagem insuficiente (como acontecia até agora no Brasil), seu sistema de monitoramento eletrônico reduz automaticamente a taxa de compressão. Isso evita a batida de pino, mas há perda de potência.

índio: símbolo In. Um elemento prateado e macio que ocorre na blenda de zinco e em alguns minérios de ferro. O uso dado ao metal é na galvanização de objetos para fins especiais e algumas ligas fundíveis. São usados vários compostos semicondutores como InAs, InP e InSb.

inibidor: são substâncias que causam redução da velocidade das reações químicas. Sendo recuperada intacta no fim da reação. Do ponto de vista biológico, os inibidores impedem ou retardam a ação de uma enzima.

iodo: símbolo I. Um elemento não-metálico violeta-escuro. É necessário aos seres vivos em pequenas quantidades, nos animais concentra-se nas glândulas da tireóide como constituinte dos hormônios da tireóide. O elemento está presente na água do mar e hoje é obtido dos poços petrolíferos do mar. É usado em medicina como anti-séptico fraco e na manufatura de compostos de iodo.

íon: partícula carregada que se forma quando um átomo neutro ou um conjunto de átomos ganha ou perde um ou mais elétrons.

íon monoatômico: íon que contém apenas um átomo.

íon poliatômico: íon que contém dois ou mais átomos.

ionização: é o processo de produção de íons em solução, em reação ou quando átomos ou moléculas recebem energia.

irídio: símbolo Ir. Um elemento de transição metálico prateado. Ocorre com platina e é usado principalmente em ligas com platina e ósmio.

isoeletrônicos: são íons ou átomos que possuem o mesmo número de elétrons e, portanto, têm a mesma configuração eletrônica no estado padrão.

isômeros: são compostos que têm a mesma fórmula molecular, mas diferente estrutura molecular ou diferentes arranjos dos átomos no espaço. Isômeros planos têm geralmente propriedades físicas e químicas diferentes. Na isomeria espacial, os isômeros têm a mesma fórmula e os mesmos grupos funcionais, mas diferem na disposição dos grupos no espaço.

isômeros geométricos: compostos com o mesmo tipo e número de átomos e iguais ligações químicas, mas diferentes distribuições espaciais de seus átomos.

isômeros ópticos: compostos que apresentam assimetria molecular, ocorrem em alcadienos acumulados, compostos cíclicos com isomeria geométrica trans e quando o composto apresentar carbono assimétrico.

isômeros planos: moléculas que têm a mesma fórmula molecular, mas diferentes fórmulas estruturais.

isomorfismo: a existência de duas ou mais substâncias que têm a mesma estrutura cristalina, de modo a poderem formar soluções sólidas.

isonitrilos: também chamados isonitrilas ou carbilaminas. São compostos derivados do ácido isocianídrico (HNC) pela substituição do hidrogênio por um radical orgânico. Ex.: H3C – NC.

isopor: é uma espuma sólida e sintética formada pela reação entre poliestireno sólido e um líquido de baixo ponto de ebulição, geralmente o pentano (PE = 36°C). Quando se aquece a mistura, o poliestireno derrete e o líquido entra em ebulição, formando bolhas de gás dentro do plástico fundido. Simultaneamente, o material é injetado em um molde e, assim que se resfria, endurece, retendo as bolhas em seu interior.

isopreno: um dieno líquido incolor, de fórmula:

$H_2C = C (CH_3)CH = CH_2$. Nome sistemático: 2-metilbutadieno-1,3. É a unidade estrutural dos terpenos e borracha natural e é usado na produção de borrachas sintéticas.

isótopos: átomos que apresentam o mesmo número atômico, mas diferente número de massa, alterando suas propriedades físicas.

itérbio: símbolo Yb. Um elemento prateado e metálico que pertence aos lantanídeos. Ocorre em gadolina, monazita e xenotimo. É usado em determinados ácidos.

ítrio: símbolo Y. Um elemento metálico cinzento prateado. Ocorre nos minérios de urânio e em minérios de lantanídeos. O metal é usado em ligas supercondutoras e em ligas para magnetos fortes permanantes. O óxido de ítrio é usado nos fósforos da televisão a cores, em lasers com impurezas de neodímio e em componentes de microondas.

jade: uma pedra dura semipreciosa constituída tanto por jadeíta como nefrite. É apreciada pela sua cor verde translúcida, mas também ocorrem variedades brancas, verdes e brancas, castanho e laranja.

joule: unidade de energia que se obtém multiplicando newtons por metros, sendo 1 joule igual a 0,2388 calorias.

Kevlar: é resistente ao calor e sete vezes mais resistente que o aço por unidade de peso. O Kevlar é usado para cinto de segurança, cordas, construções aeronáuticas e coletes salva-vidas. Fórmula básica:
$(- CO - C_6H_4 - CO - NH - C_6H_4 - NH -)_n$ vezes, teremos a formação do polímero Kevlar.

kimberlite: uma rocha rara de origem vulcânica que contém freqüentemente diamantes. É constituída por olivina e mica flogopita, geralmente com calcite, serpentina e outros minerais.

kitazato: recipiente usado em filtragens a vácuo, na preparação de gases etc.

lacas: o termo laca tem um conteúdo pouco determinado. Refere-se a uma composição de recobrimento baseada em um material sintético, termoplástico, formador de película, dissolvido em solventes orgânicos, que seca, primordialmente, pela evaporação do solvente.

lácteo: são produtos derivados do leite.

lactose: é o açúcar encontrado no leite, sendo constituído por uma molécula de glucose ligada a uma molécula de galactose. A lactose é produzida pela glândula mamária e ocorre apenas no leite.

lantanídeos: ou terras raras, é uma série de elementos na tabela periódica que se considera do lantânio (Z = 57) ao lutécio (Z = 71), inclusive. Todos são metais prateados muito reativos.

lantânio: símbolo La. Um elemento metálico prateado pertencente à série dos lantanídeos. O seu principal minério é a bastenaesite. Como o metal é pirofórico, é usado em ligas para pedra de isqueiro mais leves e o óxido é usado em alguns vidros óticos. O maior uso do lantânio, no entanto, é como catalisador na transformação de óleo cru nos seus derivados.

lápis: mistura de grafite e argila em proporções variáveis, de acordo com o grau de dureza que se pretende obter.

laser: amplificação da luz por emissão estimulada de radiação, sendo um amplificador de luz geralmente usado para produzir radiação monocromática e coerente na região do infravermelho, luz visível e dos ultravioletas do espectro eletromagnético.

latão: um grupo de ligas constituídas de cobre e zinco. O latão típico poderá conter cerca de 67% de cobre e 33% de zinco.

laurêncio: símbolo Lr. Número atômico 103 e massa atômica 257. Um elemento transurânico, metálico e radioativo que pertence aos actíneos.

laurir sulfato de sódio: nome oficial mono dodecil sulfato de sódio, $CH_3\ (CH_2)_{10}\ CH_2\ O\ SO_3\ Na$, são pequenos cristais brancos ou amarelados com leve odor característico. Solúvel em dez partes de água, formando uma solução ligeiramente opalescente. Parcialmente solúvel em álcool e quase insolúvel em clorofórmio e em éter Usado como tensoativo nos produtos de limpeza doméstico.

lecitina: fosfatídeos que ocorrem, por exemplo, no ovo, em grande quantidade, e que, por hidrólise, produzem colina. São constituídos pela esterificação entre uma molécula de glicerol

$[CH_2\ (OH)CH\ (OH)CH_2\ (OH)]$, duas moléculas de ácido graxo, uma molécula de ácido fosfórico e uma molécula de colina.

lei: enunciado conciso, verbal ou matemático de uma relação entre fenômenos que é sempre igual quando consideramos as mesmas condições.

lei da conservação da energia: a quantidade total de energia do universo é constante.

lei da conservação das massas: num sistema fechado, a massa permanece constante qualquer que seja o fenômeno que se verifique no seu interior. Em uma reação química, a massa total dos reagentes é igual à massa total dos produtos.

lei da difusão de Graham: nas mesmas condições de temperatura e pressão, as velocidades de difusão das substâncias gasosas são inversamente proporcionais às raízes quadradas das suas massas molares.

lei das proporções definidas: amostras diferentes do mesmo composto contêm sempre seus elementos constituintes nas mesmas proporções em massa.

lei das proporções múltiplas: se dois elementos podem se combinar para formar mais de um tipo de compostos, as massas de um dos elementos que se combinam com uma massa fixa do outro elemento estão numa relação de números inteiros e pequenos.

lei de Avogadro: a pressão e temperatura constante do volume de um gás é diretamente proporcional ao número de moles de gás presente.

lei de Boyle: o volume de uma quantidade fixa de um gás, mantendo-se a temperatura constante, é inversamente proporcional à pressão do gás.

lei de Charles: o volume de uma quantidade fixa de gás, mantendo-se a pressão constante, é diretamente proporcional à temperatura absoluta do gás.

lei de Charles e Gay Lussac: ver Lei de Charles.

lei de Dalton das pressões parciais: a pressão total de uma mistura de gases é a soma das pressões que cada um dos gases exerceria se estivesse sozinho ocupando volume igual ao da mistura.

lei de Henry: a solubilidade de um gás em um líquido é proporcional à pressão do gás sobre a solução.

lei de Hess: quando os reagentes se convertem em produtos, a troca de entalpia é a mesma, independentemente de a reação apresentar uma ou mais etapas.

lei de Raoult: a pressão parcial do solvente sobre uma solução é dada pelo produto da pressão de vapor do solvente puro pela fração molar do solvente na solução.

lei de velocidade: expressão que relaciona a velocidade de uma reação com a constante de velocidade e as concentrações dos reagentes.

lei periódica: muitas das propriedades físicas e químicas dos elementos são funções periódicas de suas massas atômicas. Em 1914 Henry G. Moseley, através da investigação dos espectros de emissão de raios X, enunciou o conceito de número atômico e modificou a Lei Periódica para: muitas das propriedades físicas e químicas dos elementos são funções de seus números atômicos (Lei de Moseley).

leite: é um líquido branco, opaco e de sabor doce, pouco mais denso que a água. É formado por gorduras (3,5%), proteínas (3,5%), açúcares (4,5%), sais minerais (0,7%) e água.

leite de magnésia: é uma suspensão aquosa de hidróxido de magnésio ($Mg(OH)_2$), medicinalmente importante como antiácido e como laxativo.

ligação co-valente: ligação onde os átomos compartilham elétrons.

ligação co-valente dativa: também chamada de coordenada. Ligação onde um par de elétrons provém unicamente de um dos átomos ligantes.

ligação iônica: força eletrostática que mantém os íons unidos em um composto iônico.

liga metálica: mistura de elementos metálicos ou de metais e de outros elementos não metálicos. Ex.: latão (cobre mais zinco); ouro 18 kilates (ouro mais cobre).

ligação múltipla: ligação que se forma quando dois átomos compartilham dois ou mais pares de elétrons.

ligação peptídica: ligação que se estabelece entre alfa aminoácidos quando se condensam, no sentido de formar proteínas. Ocorre a união dos grupos amino com os grupos carboxílicos dos aminoácidos, formando grupamentos amida.

limonita: um termo genérico para um grupo de óxidos de ferro hidratados, a maioria amorfos. A "goetita" e a "hematita" são constituintes importantes, juntamente com a sílica coloidal, argilas e óxidos de magnésio. A limonita forma-se por precipitação direta de água do mar ou de água doce em mares pouco profundos, lagoas e pântanos e por oxidação de minerais ricos em ferro. É usada como um minério de ferro e como pigmento.

linho: o linho produz uma fibra que pode ser tecida como as varetas e as cascas de árvores eram tecidas para formar os cestos. Para formar um fio resistente, deveria ser torcido junto um certo número de fibras de linho. O linho foi primeiramente usado talvez em 6000 a.C. para produzir fios ou cordas que seriam usadas na pesca. O entrelaçamento dessas cordas ou fios formava as redes. Eventualmente, produziram redes muito finas – em outras palavras, os tecidos ou têxteis (do latim).

limonita: é um termo genérico para um grupo de óxidos de ferro hidratados, a maioria amorfos. A limonita forma-se por precipitação direta de água do mar ou de água doce em mares pouco profundos, lagoas e pântanos e por oxidação de minerais ricos em ferro. É usada como um minério de ferro e como pigmento.

lipídios: são formados por diferentes tipos de moléculas encontradas nas plantas e nos animais e que se dissolvem em solventes orgânicos não-polares como o éter, clorofórmio, benzeno e alcanos.

lipoproteínas: são associações entre proteínas e lipídios encontradas na corrente sangüínea e que têm como função transportar e regular o metabolismo dos lipídios no plasma.

liquefação: a conversão de uma substância gasosa em um líquido. Grandes quantidades de gases liqüefeitos são usadas hoje em dia comercialmente, especialmente gás liquefeito de petróleo (GLP) e gás natural liquefeito.

liquefação fracionada: processo de separação de misturas gasosas através do qual os gases se transformam em líquidos em temperaturas diferentes. O processo está baseado em abaixamento da temperatura e aumento da pressão sobre os gases.

líquidos inflamáveis: segundo a National Fire Protection Association (NFPA-USA), são considerados líquidos inflamáveis os que, nas condições normais de temperatura e pressão, têm ponto de fulgor abaixo de 93°C.

lítio: símbolo Li. Um metal prateado e macio, o primeiro elemento do grupo dos metais alcalinos. O metal é usado para remover o oxigênio na metalurgia e como constituinte de algumas ligas de Al e Mg. É também usado em baterias e é uma fonte potencial de trítio para investigação de fusão. Os sais de lítio são usados na psicomedicina.

litro: símbolo L. Uma unidade de volume do sistema métrico tida como um nome especial para o decímetro cúbico.

lixívia: ou potassa cáustica ou hidróxido de potássio é um sólido branco, KOH, muitas vezes vendido como lâminas ou barras, solúvel em água e em etanol e muito levemente solúvel em éter.

lubrificante: substância usada para reduzir o atrito entre partes em movimento, diminuindo desta forma o superaquecimento e o desgaste. Há vários tipos de lubrificantes, sendo os mais comuns os óleos, graxas e a grafite em pó.

luminescência: a emissão de luz por uma substância por qualquer razão sem ser o aumento da sua temperatura. Em geral, os átomos de substâncias emitem fótons de energia eletromagnética quando transitam ao estado fundamental depois de terem estado em um estado excitado.

lutécio: símbolo Lu. Um elemento metálico, prateado, que pertence aos lantanídeos. O elemento é usado como catalisador em reações químicas.

luz: radiação eletromagnética emitida por corpos celestes ou por corpos que não a têm, mas que a refletem de outros. Ao atingir as extremidades do nervo óptico na retina, transmite ao cérebro uma sensação peculiar, denominada luz.

luz polarizada em um plano: em 1808, um físico francês, Étienne-Louis Malus, brincava com um cristal de espato da Islândia e descobriu que a luz do sol, refletida de uma janela, produzia apenas um único raio de luz depois de atravessar o cristal. E mais uma coisa: quando virava o cristal de outro lado, esse raio de luz amortecia e aparecia o outro. Quando o cristal encontrava-se em ângulo reto com sua direção original, somente aparecia o outro raio de luz, e o primeiro tinha desaparecido. Denominou esses raios de luz polarizada.

luz visível: conjunto de radiações eletromagnéticas cujo comprimento de onda está compreendido aproximadamente entre 400 nm e 700 nm, ou seja, é o conjunto de radiações eletromagnéticas que o olho humano é capaz de ver.

macromoléculas: molécula formada por um número elevado de átomos. Entre elas figuram os polímeros.

magnésio: símbolo Mg. Um elemento metálico prateado que pertence ao grupo 2 (metais alcalinos terrosos) da tabela periódica. Existe na água do mar e é um elemento essencial para os seres vivos. O elemento é usado em ligas metálicas leves.

magnetita: uma forma mineral preta de óxido de ferro que cristaliza no sistema cúbico. É um óxido misto de ferro (II) e ferro (III), Fe_3O_4, e é um dos principais minérios de ferro. É fortemente magnético, e algumas variedades, conhecidas como pedras-íman, são ímãs naturais; estes eram usados em bússolas no mundo antigo.

magnetismo: um grupo de fenômenos associados a campos magnéticos. Quando uma corrente elétrica flui, produz-se um campo magnético; como o movimento orbital e o movimento de spin dos elétrons atômicos são equivalentes a correntes em espiral de pequena intensidade, os átomos individuais criam campos magnéticos em torno deles, quando os elétrons orbitais têm um momento magnético global devido ao seu momento angular.

maionese: é uma emulsão cremosa comestível feita com ovos, vinagre ou suco de limão, chá de mostarda seca e óleo para salada.

maisena: é produzida com amido do milho e utilizada na alimentação, indústria de papel como carga e como material encorpante, indústria têxtil, lavanderias e indústria de adesivos.

maleabilidade: capacidade que os metais possuem, em geral, de poder ser reduzidos a lâminas.

manganês: símbolo Mn. Um elemento de transição metálico, cinzento e quebradiço. Muito usado em ligas de aço.

manteiga: substância elaborada à base da gordura do leite, em geral, de vaca. A manteiga consiste em uma emulsão do tipo água em óleo, isto é, água na gordura. A análise aproximada da manteiga revela cerca de 85% de gordura, 10% de água, 3% de caseína e 2% de sal. A gordura da manteiga é constituída de glicerídeos de diversos ácidos graxos, como o oléico, o palmítico, o esteárico, o butírico e outros.

mantenedor de espuma: substância que aumenta a estabilidade da suspensão de bolhas de gás em um meio líquido, mantendo a "espuma".

mariotte: frasco utilizado para armazenamento de água destilada em laboratório.

margarina: é uma emulsão preparada batendo-se óleo vegetal parcialmente hidrogenado com 15% de leite em peso.

massa: uma medida da quantidade de matéria contida em um objeto.

massa molecular: a soma das massas atômicas, em unidades de massa atômica (uma), dos átomos que constituem a molécula.

massa atômica: massa atômica de um elemento é dada como sendo a massa de um mol de átomos desse elemento ou a massa atômica de um elemento numa amostra natural dada pelo somatório dos produtos da massa atômica dos seus isótopos pelas suas respectivas abundâncias na natureza, em porcentagem.

massa crítica: massa mínima de material requerida para ser fundida e gerar uma reação nuclear espontânea em cadeia.

massa molar: a massa, em gramas ou quilogramas, de um mol de átomos, moléculas ou outras partículas.

massa molar de um composto: massa, em gramas ou quilogramas, de um mol do composto.

matéria: qualquer coisa que ocupa espaço e possui massa.

mecanismo das reações: a seqüência de passos elementares que conduzem à formação de produtos.

meia-vida: o tempo necessário para o decaimento de metade dos núcleos radioativos de uma amostra é chamado de período de meia-vida. Trata-se de um valor característico para cada isótopo.

meio homogêneo: meio que apresenta o mesmo aspecto em toda a sua extensão.

meitnério: símbolo Mt. Número atômico 109 e massa atômica 266.

membrana semipermeável: membranas que permitem passar moléculas de solventes em uma solução, mas não de soluto.

mendelévio: símbolo Md. Um elemento transurânico metálico e radioativo que pertence aos actíneos. Produzido artificialmente.

menta: ou mentol (mentholum), fórmula $C_{10}H_2OO$, são cristais em agulhas prismáticas hexagonais, incolores ou pó cristalino; odor e sabor de hortelã, seguido de sensação de frio.

mercúrio: símbolo Hg. Um elemento metálico, prateado, líquido e pesado que pertence ao grupo 12 da tabela periódica. O elemento é usado em termômetros, barômetros e outro aparelhos científicos e em amálgamas dentárias.

meta: prefixo que designa um composto de benzeno no qual dois substituintes estão nas posições 1 e 3 no anel do benzeno.

metais: elementos que são bons condutores de calor e de eletricidade e têm tendência a formar íons positivos em compostos iônicos.

metais alcalinos: o grupo 1 na tabela, representado pelos elementos lítio (Li), sódio (Na), potássio (K), rubídio (Rb), césio (Cs) e frâncio (Fr).

metais alcalinos terrosos: o grupo 2 na tabela, representado pelos elementos: berílio (Be), magnésio (Mg), cálcio (Ca), estrôncio (Sr), bário (Ba) e rádio (Ra).

metais de sacrifício: são metais usado para proteger outros da oxidação, pois, sendo mais reativos, com maior potencial de oxidação, serão atacados primeiro. P. ex.: o tratamento superficial do ferro com zinco, chamado de zincagem, é de dois tipos:

1. Zincagem a fogo, onde as peças de ferro são imersas em um tanque com zinco derretido sob altas temperaturas.
   Ao se retirar a peça do tanque, ela já está com uma camada protetora de zinco que solidifica ao esfriar, protegendo-a contra a oxidação.
2. Zincagem eletrolítica, tipicamente usada em parafusos e porcas. É um processo diferente da zincagem a fogo, em que a aparência da peça é melhor, mas a eficiência no combate à oxidação é menor.

metais de transição: são os metais do grupo 3 ao grupo 12 que possuem elementos formadores de materiais fortes e duros, que são bons condutores de calor e eletricidade e que têm pontos de ebulição e de fusão muito elevados. Compostos coloridos, paramagnéticos e bons catalisadores.

metais de transição externa: são os elementos que apresentam o elétron de diferenciação num subnível "d" da penúltima camada de elétrons.

metais de transição interna: são os elementos que apresentam o elétron de diferenciação num subnível "f" da antepenúltima camada de elétrons. Elementos pertencentes às famílias dos lantanídeos e actinídeos.

metais pesados: são metais com uma elevada massa atômica relativa. O termo é geralmente aplicado a metais de transição vulgares, como o cobre, chumbo e zinco. Estes metais são a causa da poluição ambiental de várias fontes, incluindo o chumbo no petróleo, resíduos industriais e arraste de íons metálicos do solo para lagos e rios por chuvas ácidas.

metalurgia: é a ciência e a tecnologia de separação dos metais a partir de seus minerais.

metano: um gás inodoro, CH_4. Ponto de fusão igual a 182,5°C negativos e ponto de ebulição igual a 161°C negativos. O metano é o hidrocarboneto mais simples, sendo a primeira substância da série dos alcanos. É o principal constituinte do gás natural e, como tal, é uma importante matéria-prima na produção de outros compostos orgânicos. Pode ser convertido em metanol por oxidação catalítica.

metanol: ou "álcool de madeira", é derivado do carvão e da madeira. É um combustível de alta performance e emite baixos níveis de poluentes tóxicos. Metanol é utilizado como combustível em veículos de corrida devido a suas características e aspectos de segurança.

metilação: uma reação química na qual um grupo metil (CH_3 —) é introduzido numa molécula. Um exemplo particular é a substituição de um átomo de hidrogênio por um grupo metil.

método científico: um enfoque sistemático de uma investigação.

método do mol: tratamento para determinar a quantidade de produto formado em uma reação.

mica: qualquer membro do grupo de minerais de silicato com uma estrutura em camadas. As micas têm clivagem basal perfeita e as pequenas lascas fendidas são flexíveis e elásticas. As lascas de mica são usadas como isoladores elétricos e como dielétrico em condensadores.

minério: material de um depósito mineral em forma suficientemente concentrada para permitir a recuperação do metal desejado.

mistura: combinação de duas ou mais substâncias que conservam sua identidade e podem ser separadas através de processos físicos.

mistura azeotrópica: mistura de líquidos que se comporta como uma substância pura quanto ao ponto de ebulição, pois apresenta temperatura de ebulição constante.

mistura eutética: liga metálica que se comporta como uma substância pura quanto ao ponto de fusão, pois apresenta temperatura de fusão constante.

mistura heterogênea: é uma mistura em que os componentes permanecem fisicamente separados, ou seja, apresentam mais de uma fase.

mistura homogênea: depois de uma agitação, a composição da mistura é a mesma em toda a solução, ou seja, apresenta apenas uma fase.

mistura racêmica: mistura equimolar de dois enantiômeros.

mineral: substância de ocorrência natural que tem uma composição química característica e, em geral, uma estrutura cristalina. Os minerais podem ser identificados pelas propriedades do seu sistema cristalino, dureza, densidade relativa, lustre, cor, clivagem e fratura.

miscibilidade: diz-se que dois líquidos que são completamente solúveis entre si, em todas as proporções, são miscíveis.

mol: quantidade de substância que contém tantas entidades elementares, átomos, moléculas ou outras partículas quantos átomos existem em 12 gramas do isótopo do carbono-12.

molalidade: número de moles de soluto dissolvidos em um quilograma de solvente.

molécula: uma das unidades fundamentais que formam um composto químico; a parte mais pequena de um composto químico que pode ter lugar numa reação química. Na maioria dos compostos co-valentes, as moléculas consistem em um grupo de átomos. As substâncias co-valentes que formam cristais macromoleculares não têm moléculas discretas (no sentido de que o cristal no seu todo é uma molécula). Similarmente, os compostos iônicos não têm moléculas sozinhas, sendo coleções de íons de cargas opostas ou aglomerados de íons.

molécula assimétrica: são moléculas que não apresentam plano, centro ou eixo de simetria. Estas moléculas apresentam atividade óptica. Os compostos que apresentam moléculas assimétricas são os alcadienos acumulados, hidrocarbonetos cíclicos com isomeria geométrica ou um composto com carbono assimétrico.

molécula diatômica: é uma molécula formada por dois átomos do mesmo elemento ou de elementos diferentes. Molécula que consta de dois átomos.

molécula diatômica heteronuclear: molécula diatômica que contém átomos de elementos diferentes.

molécula diatômica homonuclear: molécula diatômica que contém átomos de diferentes elementos.

molécula poliatômica: molécula formada por mais de dois átomos.

molecularidade de uma reação: é o número mínimo de partículas reagentes que precisam colidir para que ocorra uma reação elementar ou uma etapa de uma reação não-elementar.

molibdênio: símbolo Mo. Um elemento de transição, metálico, prateado e duro. O molibdênio é usado em ligas de aço. O sulfureto de molibdênio é usado como lubrificante.

momento dipolar: produto da carga pela distância entre as cargas em uma molécula.

monitorização biológica: medida e avaliação de agentes químicos ou produtos de biotransformação nos tecidos, secreções, excreções ou qualquer combinação destes para estimar a exposição e o risco para a saúde, por comparação com uma referência apropriada.

monoidratado: um composto cristalino contendo uma molécula de água por molécula de composto.

monômero: uma molécula ou composto que se junta a outros para formar um dímero, trímero ou polímero.

monossacarídeo: são os carboidratos mais simples, cujo nome termina em OSE. Os principais são as pentoses (ribose) e as hexoses (glicose, frutose etc.).

monóxido de carbono: um gás incolor e sem cheiro, CO, fracamente solúvel em água e solúvel em etanol e benzeno. Densidade igual a 1,25 g/dm (cubico) a 0°C, ponto de ebulição igual a menos 191,5°C e ponto de fusão igual a menos 199°C. E inflamável e altamente tóxico. Pode ser produzido em laboratório por desidratação de ácido metanóico (ácido fórmico) usando-se ácido sulfúrico concentrado. Industrialmente, é produzido pela oxidação do gás natural (metano) ou (antigamente) pela reação água e gás carbônico. É formado pela combustão incompleta de carbono e está presente nos gases liberados pelo tubo de escape dos automóveis.

mordentes: uma substância usada em certos processos de tingimento. Os mordentes são freqüentemente óxidos orgânicos ou sais, que são absorvidos durante o fabrico. O material corante forma um complexo colorido com o mordente. A cor obtida depende do mordente usado, bem como do material corante.

morfina: um alcalóide presente no ópio. É um analgésico e um narcótico, usado medicinalmente para aliviar dores agudas.

movimento browniano: movimento desordenado e contínuo de partículas sólidas microscópicas quando suspensas em um meio fluido (líquido ou gasoso). O movimento contínuo das moléculas do fluido gera colisão com as partículas sólidas, ocasionando seu movimento.

mufa: suporte para a garra de condensador.

multidetergente: aquele que se destina a diversas finalidades de aplicação ou emprego.

nafta: produto da destilação fracionada dos petróleos, que ferve entre 50°C e 60°C.

naftalina: um sólido branco volátil, $C_{10}H_8$, densidade igual a 1,14; ponto de fusão igual a 80°C; ponto de ebulição igual a 218°C. O naftaleno (naftalina) é um hidrocarboneto constituído por dois núcleos benzênicos condensados, existente no alcatrão da hulha em proporção de até 3%.

não-eletrólito: substância que, quando dissolvida em água, produz uma solução não condutora de eletricidade.

não-metais: elementos que, em geral, são maus condutores de calor e eletricidade.

neblina: ou "fog", neblina é a condensação de vapor de água em gotículas formando massas semelhantes a nuvens próximo ao solo.

negro de fumo: carbono em dispersão muito fina, obtido por combustão incompleta de gás natural (do petróleo). Muito empregado na indústria, principalmente da borracha, como carga reforçadora e como pigmento preto.

neodímio: símbolo Nd. Um elemento metálico, prateado e macio que pertence aos lantanídeos. O metal é usado para colorir vidro violeta-púrpura e para o tornar dicróico. É também usado em ligas de lantanídeos com 18% de neodímio.

neônio: símbolo Ne. Um elemento incolor e gasoso que pertence ao grupo 18 da tabela periódica, os gases nobres. O neônio existe no ar (0,0018% por volume) e é obtido por destilação fracionada. É usado em tubos de descarga de lâmpadas de néon, que têm um brilho vermelho característico.

neoprene: uma borracha sintética obtida por polimerização do composto 2-cloro-butadieno-1,2 ($H_2C = C(Cl)CH_2CH_3$). O neoprene é freqüentemente usado em vez da borracha natural em aplicações que requeiram resistência a ataques químicos.

neptúnio: símbolo Np. Um elemento transurânico, metálico e radioativo que pertence aos actinídeos. Um dos isótopos é produzido em pequenas quantidades como produto intermediário em reatores nucleares.

newton: unidade de força no sistema internacional (SI).

neutralização: um processo no qual um ácido, composto molecular, reage com uma base, geralmente composto iônico, formando um sal, composto iônico, e água, composto molecular. A água e o composto molecular formado de baixa ionização.

nêutron: partícula subatômica que não tem carga elétrica. Sua massa é ligeiramente maior do que a do próton.

nicotina: é um alcalóide derivado da piridina. É encontrada nas folhas de tabaco e está portanto presente nos cigarros. A nicotina é um veneno e é usada como inseticida.

nióbio: símbolo Nb. Um elemento de transição, metálico, verde-azul, macio e dúctil. É usado em aços especiais e em junções soldadas. As ligas de nióbio-zircônio são usadas em supercondutores.

níquel: símbolo Ni. Um elemento transurânico, prateado, metálico, maleável e dúctil. O metal níquel é usado em aços especiais, nas ligas Invar e, sendo ferromagnético, em ligas magnéticas como o Mumetal. É também um catalisador eficiente, particularmente em reações de hidrogenação.

niquelagem: revestimento com níquel, por galvanoplastia, de objetos de latão ou de ferro, facilmente oxidáveis.

nitrato de potássio: um sólido incolor romboédrico ou trigonal, KNO_3, solúvel em água, insolúvel em álcool.
Densidade = 2,109;
ponto de fusão = 334°C.
Decompõe-se a 400°C.
Ocorre naturalmente como nitro e pode ser preparado pela reação de nitrato de sódio com cloreto de potássio, seguida de cristalização fracionada. É um poderoso agente de oxidação e é usado na pólvora e em fertilizantes.

nitretos: compostos de nitrogênio com um elemento mais eletropositivo. Certos elementos eletropositivos como o lítio, o magnésio e o cálcio reagem diretamente com o nitrogênio, formando nitretos iônicos contendo o íon N^{-3}.

nitrilos: são compostos orgânicos derivados da molécula do ácido ianídrico (HCN) pela substituição do hidrogênio por um radical orgânico.
Ex.: H_3C — CN.

nitrobenzeno: um líquido amarelo oleoso, $C_6H_5NO_2$;
densidade = 1,2;
ponto de fusão = 6°C;
ponto de ebulição = 211°C.
É obtido por nitração do benzeno usando-se uma mistura de ácido sulfúrico e de ácido nítrico.

nitrogênio: símbolo N. Um elemento incolor e gasoso que pertence ao grupo 15 da tabela periódica. Ocorre no ar e é um constituinte essencial de proteínas e de ácidos nucléicos nos seres vivos. O nitrogênio é obtido para fins industriais por destilação fracionada de ar líquido. O elemento é usado para produzir amônia, é também usado para fornecer uma atmosfera inerte na soldagem e na metalurgia e para encher pneus de avião.

nitroglicerina: é um explosivo fabricado por reação de 1,2,3-trihidroxipropano (glicerol) com uma mistura de ácido sulfúrico e de ácido nítrico. Apesar do seu nome e do seu modo de preparação, não é um composto nitro, mas um éster de ácido nítrico. É usado em dinamites.
Sua fórmula é: CH_2 $(NO_3)CH$ $(NO_3)CH_2$ (NO_3).

nobélio: símbolo No. Um elemento transurânico, metálico e radioativo que pertence aos actíneos.

NR-7 — Norma Regulamentadora Nº 7: regulamenta a implantação do Programa de Controle Médico de Saúde Ocupacional.

núcleo: região central de um átomo que contém a maior parte de sua massa.

número atômico: número de prótons presentes no núcleo do átomo.

número de Avogadro: corresponde a 602 sextilhões de partículas ($6{,}022 \times 10^{23}$), sendo o número de partículas em um mol.

número de massa: é o número total de prótons e nêutrons presentes no núcleo do átomo.

número de oxidação: número de cargas que teria um átomo ou uma molécula se seus elétrons fossem transferidos completamente na direção indicada pela diferença de eletronegatividade.

náilon: qualquer uma das fibras poliamidas sintéticas com uma estrutura do tipo das proteínas formadas pela condensação entre um grupo amino de uma molécula e um grupo de ácido carboxílico de outra.

óleo: qualquer dos vários líquidos viscosos que são geralmente imiscíveis com água. As plantas naturais e os óleos animais ou são misturas voláteis de ésteres simples ou são glicerídeos de ácidos graxos. Os óleos minerais são misturas de hidrocarbonetos (P. ex.: petróleo).

óleo essencial: um óleo natural com um cheiro distinto segregado pela glândulas de certa plantas aromáticas. É constituído principalmente de terpenos. É usado em perfumes, em condimentos e na medicina. São exemplos, os óleos de citrinos, óleos de flores e óleo de cravo.

óleo mineral: óleo natural, originado do petróleo. Suas moléculas são constituídas fundamentalmente de carbono e hidrogênio, sob a forma de hidrocarbonetos.

óleo multiviscoso: óleo com alto índice de viscosidade e que mantém suas características mesmo com variações de temperatura. Já o óleo monoviscoso apresenta grandes variações de viscosidade com mudanças de temperatura.

óleo sintético: óleo aperfeiçoado em laboratório para apresentar melhor estabilidade, viscosidade, resistência à oxidação e maior poder lubrificante.

óleo vegetal: são formados por ácidos graxos insaturados e são líquidos à temperatura ambiente, pois têm baixos pontos de fusão. Os principais são: de algodão, de soja, de oliva, de amendoim, de coco, de dendê etc.

oligoelemento: elemento que existe em concentração muito baixa no corpo humano.

onda: perturbação vibratória mediante a qual se transmite energia.

onda eletromagnética: onda constituída por um componente de campo elétrico e uma componente de campo magnético.

órbita: a linha ou trajetória descrita por um elétron em torno do núcleo de um átomo. Na teoria do átomo de Bohr assumiu-se que os elétrons se moviam em torno do núcleo em órbitas circulares.

orbital: uma região na qual um elétron pode ser encontrado em um átomo ou molécula com maior ou menor probabilidade. Posteriores progressos na teoria do átomo de Bohr em mecânica quântica conduziram à visão da impossibilidade de existir uma órbita definitiva para um elétron.

ordem das reações: chama-se ordem de uma reação a soma de todos os expoentes que aparecem na expressão da velocidade da reação. A ordem da reação em relação a cada reagente indica a dependência existente entre a concentração, em mols/litro, de determinado reagente e a velocidade da reação global.

orto: um prefixo indicando que em um composto de benzeno dois grupos foram substituídos nas posições 1 e 2 (ou seja, em átomos de carbono adjacentes).

ósmio: símbolo Os. Um elemento de transição, azul-branco, metálico e duro. Encontra-se associado à platina e é usado em certas ligas com platina e irídio, uma liga branca e dura.

osmose: movimento das moléculas de um solvente através de uma membrana semipermeável na direção da solução mais concentrada.

osmose inversa: método de dessalgação que usa alta pressão para forçar a água a passar de uma solução muito concentrada para uma mais diluída através de uma membrana semipermeável.

ouro: símbolo Au. Um elemento de transição, amarelo, macio e maleável. É usado em joalheria, odontologia e aparelhos elétricos.

oxalato: o termo oxalato representa um sal ou éster do ácido oxálico.

óxido anfótero: óxido que apresenta tanto propriedades ácidas como básicas.

óxido básico: são óxidos formados principalmente pela união do oxigênio com metais, adquirindo características básicas ou alcalinas.

oxiácidos: ácidos que contêm hidrogênio, oxigênio e outro elemento central.

oxiânions: ânions que derivam dos oxiácidos.

oxidação: originalmente, a oxidação era vista apenas como uma reação química com oxigênio. Mais tarde, desenvolveu-se um conceito mais geral de oxidação. Neste novo conceito, oxidação significa perda de elétrons.

óxido de ferro (III): É um sólido vermelho acastanhado a preto, insolúvel, de fórmula => Fe_2O_3.
densidade = 5,24;
ponto de fusão = 1565ºC.
Existe também na forma hidratada,
$Fe_2O_3 \times H_2O$, que é um pó vermelho acastanhado. O óxido de ferro (III) ocorre naturalmente como hematita e pode ser preparado por aquecimento do hidróxido de ferro (III) ou sulfato de ferro (II).
É prontamente reduzido por aquecimento com carbono ou em uma corrente de monóxido de carbono ou em gás de carvão, segundo a reação:
$Fe_2O_3 + 3C\ 2Fe + 3CO$

oxigênio: símbolo O. Um elemento gasoso, incolor e inodoro que pertence ao grupo 16 (calcogênios) da tabela periódica. O oxigênio atmosférico é de importância vital para todos os organismos que realizam respiração aeróbica. Para fins industriais é obtido por destilação fracionada de ar líquido. É usado em processos metalúrgicos, em chamas de temperaturas elevadas e em aparelhos respiratórios.

ozônio: o nome é de origem grega, significando "cheiro". É um gás incolor, O_3, solúvel em água fria e em álcali. Alótropo do oxigênio. Poderoso agente de oxidação. Usado também no tratamento de água em aparelhos chamados ozonizadores.

ozonólise: trata-se da quebra pelo ozônio (O_3). A reação é feita em meio aquoso e na presença de pó de zinco. A molécula de alceno é quebrada na dupla ligação e um átomo de oxigênio se adiciona a cada lado, podendo formar aldeídos ou cetonas.

paládio: símbolo Pd. Um elemento de transição, branco, macio e dúctil. É usado em joalherias e como catalisador em reações de hidrogenação ou catalisadores de automóveis. O paládio consegue absorver um volume de hidrogênio 900 vezes maior do que o seu próprio volume.

papel: é caracterizado por uma superfície para a escrita, fina, macia, que era feita com fibras muito raras chamadas papiro, daí o nome papel. Foi substituída por cascas de árvores, do cânhamo, de restos de madeira mesmo de baixa qualidade. Como a celulose é uma fibra muito comum, substituiu as outras na fabricação do papel.

par conjugado ácido-base: um ácido e sua base conjugada ou uma base e um ácido conjugado.

par iônico: espécie constituída por pelo menos um cátion e um ânion que se mantêm unidos por forças eletrostáticas.

para: prefixo que designa um composto de benzeno no qual dois substituintes estão nas posições 1 e 4, ou seja, diretamente opostos um em relação ao outro.

paramagnético: que é atraído por um ímã. Uma substância paramagnética contendo um ou mais elétrons desemparelhados.

pares de elétrons livres: elétrons de valência que não estão participando na formação das ligações química.

partes por milhão: são muito úteis em medidas ambientais, em que concentrações extremamente pequenas de poluentes podem ser significativas. Uma parte por milhão (1 ppm) significa, por exemplo, um miligrama (1 mg) de uma substância misturado em um quilograma (1 kg) de outra substância.

partícula alfa: ver raios alfa.

pascal: uma pressão de um Newton por metro quadrado ($1 N/m^2$).

PCMSO – Programa de Controle Médico de Saúde Ocupacional.

pectização: é a passagem do estado sol para o estado gel. Também chamada coagulação ou precipitação.

peptização: é a passagem do estado gel para o estado sol.

pêra de segurança: usada para pipetar soluções.

perfume: a análise química de um perfume mostra que ele é uma complexa mistura de compostos orgânicos denominada fragrância (odores básicos). Os compostos podem ser de origem animal, vegetal ou sintética. Uma grande contribuição da química sintética tem sido, sem sombra de dúvida, a possibilidade de preservação de certas espécies animais e vegetais que corriam o risco de extinção devido à procura desenfreada por óleos essenciais, além de ter barateado significativamente o preço dos perfumes. Um bom perfume pode ser preparado utilizando-se as seguintes proporções:
álcool, 76 ml; essência, 10 ml;
fixador, 2 ml; propilenoglicol, 2 ml;
água destilada, 10 ml.

período: linhas horizontais da tabela periódica.

permanganato de potássio: um composto, $KMnO_4$, que forma cristais de cor púrpura com um brilho metálico, solúvel em água, acetona e metanol. O permanganato de potássio é largamente usado como um agente oxidante poderoso e como desinfetante em uma variedade de aplicações e como reagente analítico.

peróxido: nome dos derivados do peróxido de hidrogênio pela substituição de hidrogênio de sua molécula por metais ou radicais orgânicos. Sua estrutura é formada por dois oxigênios (–O — O–) com carga total menos dois ou O_2^{-2}.

peróxido de hidrogênio: é um líquido viscoso, instável, incolor ou azul pálido, H_2O_2, densidade igual a 1,44, maior do que a da água. Tal como na água, existem consideráveis ligações de hidrogênio neste composto líquido.

peso: força que exerce a gravidade sobre os objetos.

pesticida: substância inseticida usada na agricultura para proteger as plantas do ataque de parasitas.

petróleo: é um óleo que ocorre naturalmente constituído principalmente por hidrocarbonetos com alguns outros elementos, como enxofre, oxigênio e nitrogênio. Na sua forma não refinada o petróleo é conhecido como óleo cru.

pH: é a abreviatura de potencial hidrogeniônico, utilizado em toda a química para indicar o maior ou menor grau de acidez de uma solução. O valor sete indica solução neutra, menor do que sete indica solução ácida e maior do que sete solução básica ou alcalina.

picnômetro: usado para determinar a densidade de líquidos. É um material de vidro e de grande precisão; por isso não pode ser secado por aquecimento.

picramato de sódio: produto inflamável/combustível; pode inflamar-se com o calor, fagulhas ou chamas. Caso seque, o produto pode explodir se sofrer choques ou for exposto ao calor ou chamas. Para a saúde: o contato pode causar queimaduras na pele e nos olhos. O fogo pode ocasionar a emissão de gases irritantes ou venenosos. As águas residuais de controle do fogo e as águas de diluição podem causar poluição. Primeiros socorros: remover e isolar imediatamente roupas e calçados contaminados. Em caso de contato com o produto, lavar imediatamente a pele ou os olhos com água corrente, durante no mínimo 15 minutos.

pilhas: são aparelhos ou dispositivos que transformam em energia elétrica a energia química liberada em uma reação. Chama-se também bateria primária, ao contrário do acumulador, bateria secundária.

pilhas alcalinas: a pilha é composta por um anodo (pólo negativo) de zinco de grande superfície, um catodo (pólo positivo) de dióxido de manganês eletrolítico de alta densidade e um eletrólito de hidróxido de potássio. A reação entre esses três componentes é que gera a energia necessária e faz a pilha funcionar.

pinça de madeira: usada para prender tubos de ensaio durante o aquecimento direto no bico de Bunsen.

pinça metálica ou tenaz de aço: usada para manipular materiais aquecidos, como cadinhos, béqueres etc.

pinças de Mohr e de Hoffman: usada para impedir ou reduzir a passagem de gases ou líquidos através de tubos flexíveis.

pipeta graduada: consiste em um tubo de vidro estreito geralmente graduado em 0,1 ml. É usada para medir pequenos volumes líquidos. Tem pouca aplicação sempre que se deseja medir volumes líquidos com maior precisão. Não deve ser aquecida.

pipeta volumétrica: é constituída por um tubo de vidro com um bulbo na parte central. O traço de referência é gravado na parte do tubo acima do bulbo. É usada para medir volumes de líquidos com elevada precisão. Não deve ser aquecida.

pireno: hidrocarboneto aromático, polianelar, com anéis benzênicos geminados da família do naftaleno, antraceno e fenantreno, sólido de fórmula $C_{16}H_{10}$, ponto de fusão igual a 150°C.

pirita: uma forma mineral de sulfeto de ferro (FeS_2). Superficialmente assemelha-se ao ouro, daí ser conhecido como "ouro dos bobos", mas é mais duro e mais quebradiço que o ouro (que pode ser cortado com uma faca).

pirofórico: significa que a combustão se inicia espontaneamente no ar. As ligas pirofóricas são ligas que soltam faíscas quando quebradas.

pirólise (*piro*: fogo; lise: quebra): decomposição química que ocorre devido a temperaturas elevadas.

pirometalurgia: processo metalúrgico que ocorre em altas temperaturas.

pissetas: frascos lavadores que contêm água destilada e são usados na preparação de soluções e lavagens.

plasma: estado da matéria em que um sistema gasoso esta constituído por íons positivos e elétrons.

plástico: materiais que podem ser moldados por aplicação de calor ou de pressão. A maioria dos plásticos é feita de resinas sintéticas polimerizadas. Os plásticos classificam-se em duas classes principais: os materiais termoplásticos podem ser repetidamente amaciados por aquecimento e endurecidos novamente por resfriamento. Os materiais termofixos são inicialmente macios, mas mudam irreversivelmente para uma forma muito rígida por aquecimento. Os plásticos contêm a resina sintética misturada com aditivos como pigmentos, plastificantes (para melhorar a flexibilidade), antioxidantes e outros estabilizadores.

platina: símbolo Pt. Um elemento de transição, metálico-branco, prateado que pertence ao grupo 10 da tabela periódica. É usado em joalheria, instrumentos laboratoriais (termopares, eletrodos etc.), contatos elétricos e em certas ligas com irídio ou ródio. É também um catalisador de hidrogenação.

plutônio: símbolo Pu. Um elemento transurânico, metálico, radioativo, prateado e denso que pertence aos actinídeos. Um dos isótopos sofre fissão nuclear com nêutrons lentos e é por isso uma fonte potencial de energia para armas nucleares e alguns reatores nucleares.

poder calorífico: é a quantidade de calor liberada na queima de 1 grama de combustível. Quanto maior o poder calorífico, maior a eficiência do combustível.

poder dissolvente da água: devido a sua forma angular, a molécula de água tem dipólo permanente e, além disso, tem ligações de hidrogênio muito fortes e uma constante dielétrica elevada. Essas propriedades combinam-se tornando a água um solvente poderoso tanto para compostos iônicos como para polares. Espécies em solução são fortemente hidratadas e os íons são assim escritos muito freqüentemente, como por exemplo Cu^{2+}.

polaridade: quando ocorre separação de cargas em uma ligação química ou quando uma molécula tiver suas cargas distribuídas de forma assimétrica.

polarímetro: instrumento usado para estudar a interação entre a luz polarizada em um plano e suas moléculas quirais.

polibutadieno: é uma borracha sintética produzida pela polimerização do butadieno-1,3.

poliéster: um polímero de condensação formado pela interação de álcoois poliídricos e ácidos polibásicos. Os poliésteres lineares são termoplásticos saturados, sendo usados extensivamente como fibras. Os poliésteres não saturados copolimerizam prontamente, formando produtos termofixos. Eles são usados na produção de produtos de fibra de vidro.

polietileno: é um polímero de adição produzido a partir do etileno e produz tubos macios, flexíveis e quimicamente resistentes usados para terapia endovenosa e em cateteres para uso prolongado.

polímero: espécie química que se distingue por sua grande massa molar, sendo formado pela união de muitos monômeros.

polipropileno: ou polipropeno, um polímero ou plástico derivado do propeno ou propileno.

($CH_3 - CH = CH_2$). O polipropileno é um tipo de plástico que pode ser moldado usando-se apenas aquecimento e chamado de termoplástico.

polissacarídeos: são polímeros de condensação que geralmente contêm centenas de moléculas de monossacarídeos interligadas por pontes oxídicas. Ex.: o amido é uma mistura de dois polissacarídeos, a amilose e a amilopectina.

poliuretano: um polímero contendo o grupo uretano (- NH.CO.O-). Pode-se fazer uma grande variedade de poliuretanos, e eles são usados em adesivos, tintas e borrachas. A adição de água a plásticos de poliuretano transforma-os em plásticos esponjosos.

polônio: símbolo Po. Um elemento metálico, radioativo e raro do grupo 14 da tabela periódica. O polônio tem atraído a atenção como uma possível fonte de calor para naves espaciais, devido à energia liberada enquanto sofre decaimento radioativo.

pólvora: um explosivo constituído por uma mistura de nitrato de potássio, enxofre e carvão.

pontes de hidrogênio: é um tipo de interação eletrostática entre moléculas e ocorre entre moléculas que têm hidrogênio ligado a átomos pequenos e muito eletronegativos (flúor, oxigênio e nitrogênio).

pontes oxídicas: são ligações entre moléculas (intermoleculares), onde o elemento oxigênio é o heteroátomo, ou seja, é o elemento que faz a ponte entre as moléculas.

ponto de ebulição: temperatura na qual a pressão de vapor de um líquido se iguala à pressão atmosférica externa.

ponto de equivalência: ponto no qual um ácido reagiu totalmente com uma base.

ponto de fulgor: é a temperatura mais baixa na qual um composto se vaporiza em quantidade suficiente para formar uma mistura inflamável com o ar, pelo contato com uma chama.

ponto de fulgor: é a temperatura mais baixa na qual um composto se vaporiza em quantidade suficiente para formar uma mistura inflamável com o ar, pelo contato com uma chama.

ponto de fusão: temperatura em que existem em equilíbrio as fases sólida e líquida.

ponto reticular: posições que ocupam os átomos, moléculas ou íons que definem a geometria de uma célula unitária na formação de um cristal.

ponto triplo: ponto onde se encontram em equilíbrio os estado sólido, líquido e vapor de uma substância.

porcentagem de ionização: relação da concentração do ácido ionizado no equilíbrio em comparação com a concentração inicial do ácido.

porcentagem em massa: representa quantos gramas de soluto estão dissolvidos em 100 gramas de solução.

porcentagem em volume: representa quantos mililitros de soluto estão dissolvidos em 100 mililitros de solução.

potassa: qualquer de um grupo de compostos de potássio, como o carbonato e o hidróxido. Exemplo: potassa cáustica (KOH) ou hidróxido de potássio.

potássio: símbolo K. Um elemento metálico, prateado e macio que pertence ao grupo 1 (metais alcalinos) da tabela periódica. O metal tem poucos usos, mas os sais de potássio são usados em uma grande variedade de aplicações. O potássio é um elemento essencial para os seres vivos.

potencial de ionização: é a energia mínima necessária para remover um elétron de um átomo ou molécula específica, no estado gasoso, para uma distância tal que não haja interação eletrostática entre o íon e o elétron.

potencial padrão de oxidação: voltagem medida quando ocorre uma oxidação em um eletrodo e todos os solutos estão com concentração igual a 1 molar e os gases estão a 1 atmosfera.

praseodímio: símbolo Pr. Um elemento macio, prateado e metálico que pertence aos lantanídeos. É usado em metais mistos, em uma liga de elementos das terras raras contendo 5% de praseodímio e em pedras para isqueiros. Uma outra mistura de elementos das terras raras contendo 30% de praseodímio é usada como catalisador no *cracking* de óleo cru.

prata: símbolo Ag. Um elemento de transição, metálico, macio, lustroso e branco. O elemento é usado em joalheria, talheres, já os compostos de prata são usados em fotografia.

precipitação: 1. Todas as formas sólidas e líquidas de água que são depositadas pela atmosfera; inclui chuva, chuvisco, neve, granizo, orvalho e geada. 2. a formação de um precipitado.

precipitado: uma suspensão de pequenas partículas sólidas produzida em um líquido por reação química.

precisão de uma medida: aproximação feita após realizadas duas ou mais medidas de uma mesma quantidade.

pressão: a força exercida normalmente em uma unidade de área de uma superfície ou a proporção de força por área.

pressão atmosférica: a pressão exercida pelo ar em qualquer ponto da superfície terrestre. Ao nível do mar a atmosfera suportará uma coluna de mercúrio de cerca de 760 mmHg de altura. Esta altura decresce com o aumento da altitude.

pressão crítica: pressão mínima que deve ser aplicada para liqüefazer um gás a temperatura crítica.

pressão de vapor de equilíbrio: é a pressão na qual um líquido esta em equilíbrio com seu vapor a uma dada temperatura. Indica a tendência do líquido de se vaporizar. Quanto maior a pressão de vapor de um líquido, mais volátil ele é, e mais facilmente entra em combustão.

pressão parcial: pressão de um dos componentes de uma mistura de gases.

pressão osmótica: pressão necessária para impedir a osmose do solvente puro através de uma membrana semipermeável.

primeira lei da termodinâmica: a energia pode ser convertida de uma forma em outra, mas não pode ser criada nem destruída.

princípio de Le Chantelier: se um esforço externo se aplica sobre um sistema em equilíbrio, este se transformará no sentido de anular parcialmente o efeito do esforço.

princípio da incerteza de Heisenberg: de acordo com a mecânica quântica, nunca se pode saber as exatas posições dos elétrons em um átomo num dado instante. Pode-se, entretanto, predizer a probabilidade de encontrar elétrons em certas posições. Os elétrons podem ser encontrados em regiões definidas do espaço ao redor do núcleo, chamadas orbitais.

processo adiabático: processo em que não ocorrem trocas de calor do sistema com o meio externo.

processo exotérmico: processo que libera calor para o meio externo.

processo cloro-soda: produção de cloro gasoso e hidróxido de sódio sólido por eletrólise de uma solução aquosa de cloreto de sódio.

processo endotérmico: processo que absorve calor do meio externo.

produto: substância que se forma como resultado de uma reação química.

produto de solubilidade: produto das concentrações dos íons constituintes, elevada cada uma a potência igual ao seu coeficiente estequiométrico, na equação de equilíbrio.

produtos perigosos: pode-se definir produto perigoso qualquer tipo de produto que apresente risco de dano físico ou à saúde da população, ao meio ambiente, às pessoas que manuseiam e utilizam o produto, bem como aos meios utilizados para transporte.

promécio: símbolo Pm. Um elemento macio, prateado e metálico que pertence aos lantanídeos. Um dos seus isótopos tem interesse como fonte de energia de decaimento beta.

propano: um hidrocarboneto incolor e gasoso, C_3H_8, ponto de fusão igual a menos 190°C e ponto de ebulição igual a menos 42°C. É o terceiro membro da série de alcanos e é obtido do petróleo. É usado principalmente como gás engarrafado para combustível.

propileno: também chamado de propeno, é um hidrocarboneto incolor e gasoso, $CH_3 - CH = CH_2$. É um alceno obtido do petróleo por quebra de cadeias maiores de alcanos. É usado principalmente na manufatura de polipropileno.

propoxilação: reação química que permite a fixação de uma ou várias moléculas de óxido de propileno em um composto químico.

propriedades aperiódicas: são aquelas cujos valores numéricos crescem ou decrescem à medida que o número atômico aumenta. Ex.: massa atômica; calor específico etc.

propriedades coligativas: propriedades das soluções que dependem do número de partículas de soluto dispersas na solução e não da natureza das partículas do soluto.

propriedades específicas: são propriedades característica de cada tipo de matéria.

propriedade extensiva: propriedade que depende da quantidade de matéria considerada.

propriedade física: qualquer propriedade de uma substância que pode ser observada sem transformar uma substância em outra.

propriedades funcionais: são características de grupos de substâncias puras. Exemplos: ácidos, bases, sais, óxidos (inorgânica) ou hidrocarbonetos, álcoois, cetonas, ácidos carboxílicos (orgânica).

propriedades gerais: são as propriedades comuns a todas as substâncias. Exemplos: massa, divisibilidade, elasticidade, impenetrabilidade etc.

propriedade intensiva: propriedade que não depende da quantidade de matéria considerada.

propriedades macroscópicas: propriedades que podem ser medidas de forma direta sem a ajuda de instrumentos.

propriedades microscópicas: propriedades que não podem ser medidas diretamente sem a ajuda de um microscópio ou outro instrumento especial.

propriedades organolépticas: podem ser verificadas pelos sentidos. Exemplos: estado de agregação da matéria (sólido, líquido ou gasoso), cor, sabor, odor e brilho.

propriedades periódicas: são propriedades que se repetem em uma certa ordem de grandeza, periodicidade, à medida que o número atômico aumenta.

propriedade química: qualquer propriedade de uma substância que não pode ser estudada sem que ocorra a transformação de uma substância em outra.

protactíneo: símbolo Pa. Um elemento metálico, radioativo que pertence aos actíneos. Um dos isótopos existe em todos os minérios de urânio, uma vez que é derivado de urânio-235.

proteína: qualquer elemento de um grande grupo de compostos orgânicos que se encontram em todos os seres vivos. As proteínas contêm carbono, hidrogênio, oxigênio, nitrogênio e a maioria contêm também enxofre.

proteína desnaturada: quando aquecidas ou sujeitas a fortes ácidos ou bases, as proteínas perdem a sua estrutura terciária específica e podem formar coágulos insolúveis. Geralmente as suas propriedades biológicas são desativadas.

proteína simples: proteína que contém somente aminoácidos.

próton: partícula subatômica que tem uma carga elétrica unitária positiva. A massa do próton é 1.840 vezes maior do que a massa do elétron.

proveta: são cilindros graduados utilizados na medição de volumes de líquidos.

quartzo: é o mineral mais freqüente e espalhado pela crosta; elemento fundamental das rochas ígneas, sedimentares e metamórficas, forma também a ganga da maioria dos filões e também constitui, sozinho, veios de grande importância, nos quais forma os mais belos cristais.

Cristaliza no sistema romboédrico, com conformações distintas segundo a maneira de jazer.

O quartzo é um mineral incolor e completamente transparente, pode tomar variadíssimas colorações e até tornar-se translúcido e ainda opaco *(quartzo leitoso)*.

Tem brilho vítreo.

Opticamente é uniaxial positivo e possui a propriedade de girar o plano de vibração da luz polarizada (polarização rotatória).

Duro e frágil, é piezoelétrico, fenômeno que muitos poucos minerais apresentam, e por isso de grande importância técnica na aplicação dos ultra-sons.

Quimicamente, é SiO_2 puro, contendo, algumas vezes, pequeníssimas quantidades de impurezas que lhe emprestam a coloração; somente é atacado pelo HF e, por fusão, com KOH.

queratina: são proteínas fibrosas que fornecem proteção à sua camada externa de pele, pêlos e unhas. Tem na sua composição várias unidades de cisteína ($HS\text{-}CH_2\text{-}CH\ (NH_2)\text{-}COOH$).

quilate: uma medida da fineza (pureza) do ouro (Au). O ouro puro é descrito como ouro de 24-quilates. O ouro de 14-quilates contém 14 partes em 24 de ouro, sendo o restante normalmente cobre (Cu).

química: ciências que estuda as propriedades das substâncias e como reagem entre si.

química fina: são produtos químicos produzidos industrialmente em quantidades relativamente pequenas e com uma elevada pureza. P. ex.: tintas e remédios.

química orgânica: ramo da química que estuda os compostos do carbono.

quimioluminescência: é a emissão de luz (luminescência) por uma reação química, como a oxidação lenta do fósforo.

quinina: sólido de sabor amargo, pouco solúvel em água, mas solúvel em solventes orgânicos. É um alcalóide que se encontra na casca da quina, de onde é extraído.

quiral: compostos ou íons em que suas imagens opostas são sobreponíveis.

racêmico: ou mistura racêmica, é uma mistura de quantidades iguais das formas dextrogira e levogira de um composto opticamente ativo. Uma mistura racêmica não apresenta atividade óptica, ou seja, não desvia o plano da luz polarizada nem para a esquerda (levogiro) nem para a direita (dextrogiro).

radiação: é a emissão e propagação de energia através da matéria ou do espaço, por meio de perturbações eletromagnéticas que apresentam duplo comportamento: como onda e como partículas; neste caso as partículas são conhecidas como fótons. O termo foi estendido para incluir feixes de partículas com altas velocidades (partículas alfa e beta, nêutrons livres, radiação cósmica etc.).

radiação cósmica: é a radiação proveniente do espaço e que resulta de interações nucleares entre partículas altamente energéticas emitidas pelo sol e outras estrelas e as moléculas de gás da atmosfera.

radiação ionizante: radiação capaz de provocar a ionização de átomos, originando íons altamente reativos, capazes de provocar destruição celular ou alterações no mecanismo de divisão celular.

radiação nuclear: é aquela emitida de núcleos atômicos nas várias reações nucleares, incluindo radiações alfa, beta e gama e nêutrons.

radiatividade: ruptura espontânea de um átomo por emissão de partículas e/ou radiação.

radical: qualquer fragmento de uma molécula que contenha um elétron desemparelhado.

radical iso: quando algum radical derivado de hidrocarboneto tiver a estrutura: $CH_3-CH-CH_3$, seu nome pode iniciar com o prefixo "ISO". Neste caso a estrutura pode ser chamada de isopropril.

rádio: símbolo Ra. Um elemento metálico, radioativo, que pertence ao grupo 2 (metais alcalinos terrosos) da tabela periódica. É usado como uma fonte radioativa em investigação e, até certo ponto, em radioterapia.

radônio: símbolo Rn. Um elemento gasoso, radioativo e incolor que pertence ao grupo 18 (gases nobres) da tabela periódica. É usado em radioterapia.

raio atômico: metade da distância entre dois núcleos de átomos adjacentes do mesmo elemento de um metal. Para elementos que existem como unidades diatômicas, o raio atômico é a metade da distância entre os núcleos de dois átomos, em uma molécula específica.

raio de van der Waals: a metade da distância entre dois átomos equivalentes não ligados, em sua distribuição mais estável.

raio iônico: o raio de um cátion ou de um ânion medido em um composto iônico.

raios alfa: radiação que corresponde a núcleos de hélio ou íons de hélio com carga positiva +2.

raios beta: nome dado a um feixe de elétrons.

raios catódicos: apresentam carga negativa, são partículas sólidas e se deslocam em linha reta. Segundo Thomsom, os raios catódicos são constituídos por elétrons provenientes do cátodo (pólo negativo), sendo acelerados por um campo elétrico dos pólos e dos átomos do gás colocado em um tubo (ampola de Crookes).

raios gama: radiação eletromagnética de alta energia.

raios UV: radiação eletromagnética que se situa no espectro eletromagnético logo a seguir ao violeta e imediatamente antes dos raios X.

raios X: radiação eletromagnética semelhante aos raios gama, com pequeno comprimento de onda, elevada freqüência e extremamente penetrantes.

rancificação: quando deixados em contato com o ar, muito triglicerídeos ficam rançosos, isto é, eles desenvolvem sabor e odor desagradáveis, duas reações químicas causam esta mudança: hidrólise das ligações éster, produz ácidos graxos livres, muitos dos quais têm cheiro forte e oxidação das ligações duplas, formando aldeídos e ácidos carboxílicos de cadeia curta, que também têm cheiro forte.

reação bimolecular: etapa elementar que implica duas moléculas.

reação de condensação: reação em que duas moléculas pequenas se combinam para formar uma molécula grande. A água geralmente é um dos produtos desta reação.

reação de neutralização: reação entre um ácido e uma base.

reação de oxidação: semi-reação que implica doação de elétrons por uma substância ou elemento.

reação química: uma mudança em que um ou mais elementos ou compostos químicos rompem ligações (os reagentes) formando novas ligações produzindo novos compostos (os produtos). Em geral as reações químicas são reversíveis.

reação de primeira ordem: reação cuja velocidade depende da concentração de um reagente, elevada na primeira potência.

reação de redução: semi-reação que implica recebimento de elétrons por uma substância ou elemento.

reação de segunda ordem: reação cuja velocidade depende da concentração de um reagente elevada na segunda potência ou das concentrações de dois reagentes diferentes, cada uma elevada na primeira potência.

reação de semicelas: reação de oxidação e redução que ocorre nos eletrodos de um sistema que envolve energia elétrica.

reação de simples troca: um átomo ou íon de um composto troca por outro átomo de outro elemento.

reação nuclear em cadeia: seqüência de reações de fusão nuclear espontânea.

reação redox: reação onde ocorre transferência de elétrons ou troca dos números de oxidação das substâncias que tomam parte dela.

reação reversível: reação que pode ocorrer no sentido direto e inverso, ou seja, nos dois sentidos.

reação termonuclear: reações de fusão nuclear que ocorrem em temperaturas muito elevadas.

reação unimolecular: etapa elementar de uma reação em que participa apenas uma molécula reagente.

reagente: substância que é consumida em uma reação química.

reagente em excesso: um ou mais reagentes presentes em quantidades superiores à necessária para reagir com um reagente limitante.

reagente limitante: reagente que termina primeiro em uma reação química.

reatividade: reatividade química de um elemento e a propriedade que ele tem de reagir quimicamente. Relaciona-se com o caráter metálico ou não-metálico do elemento e é conseqüência da ação conjunta de uma série de propriedades.

recristalização: um processo de cristalização sucessiva de forma a purificar uma substância ou a obter cristais mais regulares de uma substância purificada.

redução: originalmente, a redução era simplesmente vista como uma reação com hidrogênio, desenvolvndo-se mais tarde um conceito mais geral de redução. Neste novo conceito redução significa ganho de elétrons.

refrigerantes: são bebidas que se encontram já preparadas para consumo pelas respectivas fábricas em embalagens próprias. São obtidas a partir da diluição em água de sumos ou concentrados de frutos, xaropes, essências naturais de frutos ou vegetais.

refrigerantes de frutos naturais: aqueles em cujo fabrico entram, como aromatizantes, sumos e polpa de frutos naturais ou seus concentrados. Podem apresentar-se com ou sem gás.

refrigerantes de essências de frutos: aqueles em cujo fabrico entram, como aromatizantes, extratos de frutos e, normalmente, apresentam-se com gás. Ex.: Laranjadas e Limonadas.

refrigerantes de extratos de vegetais: aqueles em cujo fabrico participam, como aromatizantes, extratos de vegetais. Apresentam-se normalmente com gás. Ex.: Colas, Ginger Ales, águas tônicas.

regra de Hund: no preenchimento de um subnível, cada orbital recebe inicialmente um elétron. Somente após todos os orbitais do referido subnível terem recebido o seu primeiro elétron é que começa o preenchimento de cada orbital com o seu segundo elétron. É também denominada de Princípio da Máxima Multiplicidade.

regra do octeto: um átomo diferente do hidrogênio tende a formar ligações e ficar estável quando estiver rodeado com oito elétrons.

rendimento de uma reação: quantidade de produtos obtidos em uma reação química.

rendimento percentual: relação entre o rendimento real e o rendimento teórico, multiplicado por 100%.

rendimento real: quantidade de produto real obtida em uma reação química.

rendimento teórico: quantidade de produtos que pode ser prevista na equação balanceada, quando reage todo o reagente limitante.

rênio: símbolo Re. Um elemento de transição, metálico, branco-prateado. O elemento é obtido como um produto intermediário na refinação de molibdênio e é usado em certas ligas com o próprio molibdênio, formando ligas supercondutoras.

Repulsão dos Pares Eletrônicos da Camada de Valência (RPECV): modelo que explica a distribuição geométrica dos pares de elétrons compartilhados ou não que rodeiam um átomo central em termos de repulsão entre pares de elétrons.

resina: um polímero sintético ou que ocorre naturalmente. As resinas sintéticas são usadas na produção de plásticos. As resinas naturais são produtos químicos ácidos segregados por muitas árvores (especialmente coníferas).

resina acrílica: resinas sintéticas produzidas por polimerização de ésteres ou de outros derivados do ácido acrílico (ácido propenóico). São exemplos o poli (metil-2-metil propenoato), o poli (propenonitrilo) etc.

resina alquídica: são formadas pela condensação de ácidos dicarboxílicos com álcoois poliídricos e modificados com ácidos graxos, para melhorar a solubilidade. Como constituintes de vernizes ou de esmaltes, apresentam beleza e flexibilidade características, que têm acentuada permanência na exposição prolongada ao tempo.

resina epóxi: resinas sintéticas produzidas por copolimerização de compostos epóxidos com fenóis. Eles contêm ligações — O — e grupos epóxidos e são geralmente líquidos viscosos. As resinas epóxi são usadas em equipamentos elétricos e na indústria química (por causa da sua resistência a ataques químicos). São também usadas como adesivos.

resina fenólica: ou fenolformaldeído, foram as primeiras a serem comercializadas, pois são muito resistentes à água e a diversas substâncias químicas.

resina metacrilato: resinas acrílicas obtidas por polimerização do ácido 2-metilpropenóico ou dos seus ésteres.

resina uréia-formaldeído: resinas sintéticas obtidas por copolimerização de uréia com formaldeído (metanal). São usadas como adesivos ou como termoplásticos.

resistência à tração: capacidade de uma substância sólida de resistir à quebra por tração.

A resistência à tração é a resistência de uma substância sólida à força de tensão, uma força que age para esticá-la.

A resistência à tração é medida como a quantidade de força necessária para quebrar uma substância por estiramento. O cabo de aço tem uma alta resistência à tração. Uma substância como o concreto é fraca sob tração, mas forte sob compressão.

resorcinol: 1,3-diidroxibenzeno, meta-difenol, apresenta-se em cristais prismáticos incolores, ou quase, ou pó branco, odor fraco e característico, sabor adocicado e depois amargo; exposto à luz, adquire coloração rósea; muito solúvel em água e álcool. E anti-séptico, ceratoplástico e ceratolítico.

ressonância: teoria segundo a qual uma molécula ou íon pode apresentar várias configurações eletrônicas que diferem apenas na distribuição dos elétrons e que são interconversíveis, sem, contudo, mudar a posição dos átomos.

rocha: um agregado de partículas minerais que compõem parte da crosta terrestre.

Pode ser ígnea, sedimentar ou metamórfica.

P. ex.: areia, brita, lama, barro, coral etc.

rocha ígnea: rocha que se formou pelo resfriamento e, conseqüentemente, solidificação de massa anteriormente fluida e quente, conhecida por magma.

O magma é uma solução que contém os constituintes químicos que, quando suficientemente resfriados, cristalizam para dar origem aos vários minerais que formam a rocha resultante.

A rocha ígnea recebe também o nome de rocha magmática.

rocha metamórfica: rocha que sofreu alguma mudança química ou física posteriormente à sua formação.

rocha sedimentar: rocha secundária quanto à sua origem, pois os materiais que a compõe derivam da alteração de algumas massas de rochas preexistentes. Essa alteração pode ser tanto a decomposição química como a desintegração mecânica e, deste modo, os produtos finais consistem em minerais argilosos, sais solúveis e grãos de minerais de quartzo, zircão, rutílio e magnetita.

ródio: símbolo Rh. Um elemento de transição, metálico, branco prateado. É usado em certas ligas de platina nos termopares, em incrustações de joalheria e em refletores ópticos.

rubídio: símbolo Rb. Um elemento metálico, macio, branco prateado que pertence ao grupo 1 (metais alcalinos) da tabela periódica. Um dos seus isótopos radioativos é usado na datação de objetos, junto com o estrôncio.

rutênio: símbolo Ru. Um elemento de transição, metálico, duro e branco. Encontra-se em associação com a platina e é usado como catalisador e em certas ligas de platina.

rutherfórdio: símbolo Rf. Número atômico 104 e massa atômica 261.

sabão: uma substância obtida por fervura de gorduras animais com hidróxido de sódio, obtendo-se um semi-sólido macio com ação de detergente. O hidróxido de potássio pode também ser usado dando origem a um produto mais líquido (sabão macio). Por extensão, outros sais de metal de ácidos gordos de cadeia longa também são chamados de sabões.

sabão anidro: forma de expressar a concentração dos sabões, não considerando o conteúdo livre de água ou qualquer outro ingrediente.

sabão duro: o sabão obtido com hidróxido de sódio é chamado sabão duro porque é uma mistura de sais no estado sólido.

sabão em pó: este produto de limpeza comercial incorpora alvejante (substância que tira a cor das manchas), enzimas (digerem a gordura orgânica de maneira análoga ao organismo humano), corantes fluorescentes (impregnam o tecido com substâncias que emitem luz quando iluminados pela luz solar) e aromatizantes.

sabão mole: o sabão obtido com hidróxido de potássio é uma mistura de sais no estado líquido, daí o nome sabão mole.

sabão neutro: um sabão sem coadjuvantes, substancialmente isento de álcali livre.

sacarose: é um glicídio encontrado primariamente na cana-de-açúcar e na beterraba, assim como na maioria das frutas e vegetais. Ela é conhecida como "açúcar de mesa", por causa do seu uso como adoçante doméstico.

sal: composto iônico constituído por um cátion diferente do íon hidrogênio e um ânion distinto da hidroxila ou do oxigênio.

sal amargo: o nome oficial é sulfato de magnésio ($MgSO_4$). Um composto branco e solúvel que existe na forma anidra e nas formas cristalinas hidratadas. O sulfato de magnésio heptaidratado (sal de Epsom) é um pó branco com um gosto amargo e salino. É usado em colagem e para proteger do fogo o algodão e a seda, no curtimento do cabedal. E na manufatura de fertilizantes, explosivos, fósforo. Na medicina, é usado como laxativo.

sal amoníaco: nome oficial cloreto de amônio, um sólido incolor ou branco, NH_4Cl. É muito solúvel em água e ligeiramente solúvel em etanol, mas insolúvel em éter. O composto é usado em pilhas secas, acabamento de metais, na preparação de algodão para ser tingido e pintado e na indústria de alimentos (bolos e bolachas).

sal anidro: é um composto salino que não tem água dentro da sua estrutura cristalina. Esta água seria chamada água de cristalização.

sal de cozinha: cloreto de sódio, um sólido cristalino, incolor, NaCl, solúvel em água e muito ligeiramente solúvel em etanol. Ocorre como mineral, em salmouras naturais e na água do mar. É conhecido universalmente como preservante e tempero alimentar. O cloreto de sódio tem um papel chave nos sistemas biológicos na manutenção de balanços eletrolíticos.

samário: símbolo Sm. Um elemento metálico, macio e prateado que pertence aos lantanídeos. O metal é usado em ligas especiais para o fabrico de partes de reatores nucleares por ser um absorvente de nêutrons. O óxido de samário é usado em pequenas quantidades em vidros ópticos especiais. O elemento é usado principalmente na liga ferromagnética $SmCO_5$ que produz magnetos permanentes cinco vezes mais fortes que qualquer outro material.

saponáceo: é uma mistura basicamente de tensoativo aniônico, agente abrasivo, pigmento, alcalinizante e perfume. O componente ativo é o carbonato de cálcio ($CaCO_3$).

saponificação: a reação de ésteres com bases, com a formação de álcoois e sais de ácidos carboxílicos (sabão).

seaborgio: símbolo Sg. Número atômico 106 e massa atômica 263.

seda: é elaborada pelo bicho-da-seda, sendo uma fibra têxtil natural composta por proteínas (polímero natural formado a partir de monômeros chamados aminoácidos). Possui excelente qualidade, como maciez, beleza e resistência. Contudo, é material caro, em virtude da lenta "fabricação" natural.

segunda lei da termodinâmica: a entropia do universo aumenta em um processo espontâneo e permanece constante em um processo em equilíbrio.

selênio: símbolo Se. Um semimetal que pertence ao grupo 16 (calcogênios) da tabela periódica. O elemento é um semicondutor; o seu alótropo cinzento é sensível à luz e é usado em células fotoelétricas, xerografia e aplicações similares.

semimetais: são também chamados de metalóides. Qualquer elemento de uma classe de elementos químicos com propriedades intermediárias entre metais e não-metais (ametais). A classificação não está bem definida, mas o boro, silício, germânio, arsênio e telúrio são semimetais típicos. São semicondutores elétricos e os seus óxidos são anfotéricos.

semi-reação: reação que mostra explicitamente os elétrons implicados na oxidação ou na redução.

sensores de pH: são instrumentos com a finalidade de determinar o pH de soluções, chamados peagâmetro (pHmetro). Ele faz uso de um dispositivo sensorial especial chamado eletrodo de vidro, que responde à concentração de íons H_3O^{+1}

separação magnética: ou imantação é aplicável em misturas de sólidos quando um dos componentes e atraído pelo ímã. Exemplo a mistura de limalha de ferro com enxofre. Passando-se um ímã sobre a mistura, o ferro e atraído por ele e o enxofre não.

série de reatividade: também chamada série eletromotriz. A série mostra a ordem em que os metais se substituem uns pelos outros nos seus sais.

série radiativa: uma série radiativa é uma série de elementos formada pelos sucessivos decaimentos de um elemento em outro.

sesqui: um prefixo que indica a razão 2:3 em um composto químico. Por exemplo, um sesquióxido tem a fórmula M_2O_3.
No caso do sesquióxido de ferro, sua fórmula é Fe_2O_3.
Outros nomes: trióxido de diferro, óxido de ferro III ou óxido férrico.

silano: também chamados de hidretos de silício. Compostos binários que contêm silício e hidrogênio.

silício: símbolo Si. Um semimetal que pertence ao grupo 14 da tabela periódica. Este elemento é muito usado por suas propriedades semicondutoras.

silicatos: compostos cujos ânions estão constituídos por átomos de silício e oxigênio.

símbolo pontual de Lewis: símbolo de um elemento com um ou mais pontos que representam os elétrons de valência em um átomo do elemento.

símbolo químico: a simplicidade recomenda usar as letras iniciais: H para o átomo de hidrogênio, C para o átomo de carbono e assim por diante. Se mais de um elemento tivesse a mesma inicial, seria então acrescida a segunda letra (minúscula) do nome, portanto teríamos Ca para cálcio, Cl para o cloro e Cr para o cromo.

sistema: qualquer parte específica do universo.

sistema isolado: sistema que não troca nem matéria nem energia com o meio externo.

sistema aberto: sistema em que pode haver troca de matéria ou energia com o meio externo.

smog: é um termo que combina as palavras inglesas "smoke" e "fog" (fumaça e neblina). Ocorre smog quando há poluição em combinação com gotículas de vapor de água. O smog é ruim para a saúde e pode tornar as pessoas doentes.

sobrevoltagem: voltage adicional requerida para produzir a eletrólise.

soda cáustica: nome oficial, hidróxido de sódio, é um sólido deliquescente, translúcido branco, NaOH, solúvel em água e etanol, mas insolúvel em éter. É fortemente alcalino, e encontra muitas aplicações na indústria química, particularmente na produção de sabões e de papel. É também usado para adsorver gases ácidos, como o dióxido de carbono e o dióxido de enxofre e é usado no tratamento de despejos para a remoção de metais pesados e de acidez.

sódio: símbolo Na. Um elemento reativo, macio, prateado, que pertence ao grupo 1 (metais alcalinos) da tabela periódica. O metal é usado como agente redutor em determinadas reações e o sódio líquido, é também um líquido refrigerante em reatores nucleares. Elemento essencial à vida dos seres vivos.

sol: um colóide no qual pequenas partículas sólidas estão dispersas em uma fase líquida contínua.

solda: uma liga metálica usada para ligar superfícies de metal, quando aquecida e fundida.

sólido cristalino: sólido que possui uma rígida organização de seus átomos, moléculas ou íons, ocupando posições bem específicas.

sólido amorfo: sólido sem forma, pois necessita de organização tridimensional periódica de seus átomos ou moléculas.

solubilidade: é uma idéia quantitativa que indica a propriedade que uma substância possui de se dissolver em outra. Dessa forma, diz-se que o cloreto de sódio é solúvel em água. Quantitativamente, a solubilidade de uma substância é definida em função do seu coeficiente de solubilidade ou ponto de saturação.

soluto: substância presente em menor quantidade na solução.

solução: uma mistura homogênea de um líquido (o solvente) com um gás ou um sólido (soluto). Numa solução, as moléculas do soluto são discretas e misturadas com as moléculas de solvente. Existe geralmente alguma interação entre as moléculas de solvente e de soluto (ver solvatação).

solução alcoólica retificada: uma mistura de etanol (95,6%) e de água em ebulição constante; obtém-se por destilação.

solução hipertônica: uma solução que tem uma pressão osmótica mais elevada que outras soluções.

solução hipotônica: uma solução que tem uma pressão osmótica mais baixa que outras soluções.

solução líquida: solução em que o solvente é líquido e o soluto pode ser sólido, líquido ou gasoso.

solução sólida: um material cristalino que é uma mistura de dois ou mais componentes em que os íons, átomos ou moléculas de um componente substituem alguns dos íons, átomos ou moléculas de outro componente na sua rede cristalina normal. As soluções sólidas encontram-se em determinadas ligas.

solução alcoólica metilada: uma mistura constituída principalmente de etanol a que se adicionou metanol (9,5%), piridina (0,5%) e corante azul. Os aditivos estão escolhidos de forma a tornar o etanol imbebível. Assim pode ser vendido, sem imposto, como solvente e combustível.

solução gasosa: solução em que o solvente e o soluto são gasosos.

solução tampão: são as soluções que não sofrem variações apreciáveis de pH. As soluções tampão, na prática, em geral são soluções formadas por ácido fraco e um sal de mesmo ânion, ou uma base fraca e um sal de mesmo cátion.

solvatação: a interação de íons de um soluto com as moléculas do solvente. Por exemplo, quando se dissolve cloreto de sódio em água, os íons de sódio (positivos) e de cloro (negativos) atraem moléculas de água que são polares.

solvente: é a substância na qual a dissolução ocorre. O solvente mais conhecido e usado no mundo é a água.

solvente apolar: são compostos tal como etoxietano (éter) e o benzeno, que não têm momentos dipolares permanentes. Estes não dissolvem compostos iônicos, mas dissolvem compostos moleculares não-polares.

solvente polar: são compostos como a água e a amônia líquida, que têm momentos dipolares e constantes dielétricas elevadas. Estes solventes são capazes de dissolver compostos iônicos ou compostos moleculares que se ionizam (ácidos).

soro fisiológico: é uma solução aquosa com 9%, em massa, de cloreto de sódio, sendo usada em medicina e na limpeza de lentes de contato.

spin: momento angular intrínseco, denominação dada à rotação do elétron em torno de seu eixo e, conseqüentemente, gera um campo magnético intrínseco. Como o elétron é um corpo dotado de carga, o movimento de rotação confere-lhe um momento magnético, dado por um quarto número quântico, chamado spin.

sublimação: processo em que as moléculas passam diretamente da fase sólida para a fase gasosa.

substância: forma da matéria que tem uma composição definida ou constante e propriedades que a diferenciam.

substância co-valente: espécie química cujas ligações entre seus átomos são exclusivamente co-valentes. P. ex.: diamante e sílica.

substância iônica: espécie química pura que apresenta pelo menos uma ligação iônica, entre metal e não-metal ou entre hidrogênio e metal.

substância molecular: espécie química cujas ligações entre átomos são exclusivamente co-valentes, mas entre suas moléculas podem ser pontes de hidrogênio ou forças de Van der Waals.

substância peptizante: substância capaz de desagregar precipitados com a formação de uma suspensão coloidal na sua forma sol.

substância precipitante: substância empregada para, quando em solução, reagir, com outros compostos, tornando-os insolúveis ao meio.

substância pura: é a espécie de matéria constituída por átomos ou moléculas quimicamente iguais.

substância pura composta: é toda a substância formada por átomos de dois ou mais elementos químicos. Exemplo: água (formada por átomos de dois elementos: hidrogênio e oxigênio).

substância pura simples: é toda substância formada por átomos de um único elemento químico. P. ex.: ferro (formado unicamente por átomos de ferro).

substância quelante: substâncias utilizada para reagir com certos elementos (normalmente metais) através de ligações de coordenação onde este elemento ocupa duas ou mais posições coordenativas.

substância seqüestrante: composto químico que, em solução aquosa, combina-se com certos íons metálicos formando compostos solúveis onde o íon é substancialmente inativado.

sucralose: é 600 vezes mais doce que o açúcar, mas não tem calorias nem causa danos aos dentes. A sucralose é feita do açúcar e tem o mesmo sabor dele. A adição de cloro, porém, faz com que o adoçante não seja digerido e possa ser integralmente excretado pelo organismo. A sucralose foi aprovada para uso em bebidas não-alcoólicas, chicletes, café e chá, gorduras e óleos, sobremesas congeladas, sorvetes de frutas, gelatinas, pudins, sucos de frutas, substitutos do açúcar, molhos doces e xaropes. O produto poderá ser adicionado diretamente à comida pelos consumidores.

sulfatação: reação química para obter um éster sulfúrico (monoéster sulfúrico).

sulfato de alumínio: composto cristalino branco ou incolor [Al_2 $(SO_4)_3$], conhecido como composto anidro (sem água), ou como hidratado. O sal anidro é solúvel em água e levemente solúvel em etanol; o sal hidratado é muito solúvel em água e insolúvel em etanol. O sulfato de alumínio é, comercialmente, um dos mais importantes compostos de alumínio; é usado no tratamento de esgotos (como agente floculante), na purificação de água para beber, na indústria de papel e na preparação de mordentes. É também um agente à prova de fogo.

sulfato de cobre II: um sólido cristalino azul, $CuSO_4 . 5H_2O$; triclínico. Ao ser desidratado, forma um sólido anidro branco. Usado como fungicida, na eletrogalvanização, tinturas têxteis e como preservante da madeira.

sulfonação: reação química que permite introduzir em uma molécula um ou mais radicais sulfônicos pela ligação direta carbono com enxofre.

supercondutores: materiais que, a baixa temperaturas, não apresentam perdas de energia, ao serem percorridos por corrente elétrica.

suporte universal: utilizado em várias operações como: filtrações, suporte para condensador, sustentação de peças etc.

surfactante: ou agente ativo de superfície, uma substância tal como um detergente que se adiciona a um líquido para aumentar as suas propriedades de se espalhar e de molhar por redução da sua tensão superficial.

suspensão: são misturas de partículas ainda maiores do que as partículas dos colóides. As suspensões são heterogêneas, sedimentam quando deixadas em repouso, e podem ser separadas pelo uso do papel de filtro.

tabela periódica: uma tabela de elementos dispostos em ordem crescente do número de prótons (número atômico) de modo a evidenciar a semelhança das propriedades dos elementos químicos com configuração eletrônica similar.

tálio: símbolo Tl. Um elemento metálico acizentado que pertence ao grupo 13 da tabela periódica. Tem poucas aplicações – ligas experimentais para fins especiais e uso reduzido em eletrônica.

tântalo: símbolo Ta. Um elemento de transição, metálico, pesado e azul acinzentado. O elemento é usado em certas ligas e em componentes eletrônicos. Instrumentos de tântalo são também usados em cirurgia pelo fato de o metal ser de natureza pouco reativa.

tautômeros: são soluções que apresentam tautomerismo, ou seja, uma solução formada por dois isômeros que estão em equilíbrio. Isto ocorre com os aldeídos e enóis (aldo-enólica) ou cetonas e enóis (ceto-enólica).

tecnécio: símbolo Tc. Um elemento de transição, metálico e radioativo. Um dos seus isótopos pode ser usado na etiquetagem em diagnoses médicas.

teflon: o nome comercial para uma forma de politetrafluoretano. Os átomos de flúor ligam-se muito mais fortemente à cadeia de carbono do que os átomos de hidrogênio. E por isso a cadeia longa politetrafluoroetileno (ou TEFLON abreviado) resistia à mudança. Não se queimava, não se dissolvia, nem se colava a coisa alguma. Em 1944, o teflon foi usado pela primeira vez como revestimento para frigideiras.

tela de amianto: usada para distribuir uniformemente o calor recebido pela chama do bico de Bunsen.

telúrio: símbolo Te. Um semimetal prateado que pertence ao grupo 16 (calcogênios) da tabela periódica. O elemento é usado em semicondutores e também se adicionam pequenas quantidades ao chumbo.

temperatura crítica: temperatura acima da qual não se consegue liqüefazer um gás com aumento da pressão.

tensão interfacial: é a medida do trabalho requerido para aumentar a interface, tendo as mesmas unidades da tensão superficial.

tensão superficial: a propriedade de um líquido que o faz comportar-se como se a sua superfície estivesse revestida por uma pele elástica. A propriedade resultante de forças intermoleculares: uma molécula no interior de um líquido sofre interações de outras moléculas igualmente de todos os lados, enquanto uma molécula à superfície é apenas afetada pelas moléculas abaixo dela no líquido. A tensão superficial é responsável pela formação de gotas de líquido, bolas de sabão, de superfícies na forma de meniscos e a capacidade de líquidos de molhar uma superfície.

tensoativos: são substâncias que atuam na tensão superficial dos líquidos. Os sabões e detergentes diminuem a tensão superficial da água, pois diminuem a atração entre as moléculas de água.

tensoativo anfótero: agente tensoativo contendo em sua estrutura tanto o radical ácido como o básico. Esses compostos, quando em solução aquosa, exigem características aniônicas ou catiônicas, dependendo das condições de pH da solução.

tensoativo aniônico: agente tensoativo possuindo um ou mais grupamentos funcionais que, ao se ionizar em solução aquosa, fornece íons orgânicos carregados negativamente e que são responsáveis pela tensoatividade.

tensoativo catiônico: agente tensoativo possuindo um ou mais grupamentos funcionais que, ao se ionizar em solução aquosa, fornece íons orgânicos carregados positivamente e que são responsáveis pela tensoatividade.

tensoativo não-iônico: agente tensoativo que não fornece íons em solução aquosa e cuja solubilidade em água se deve à presença, nas suas moléculas, de grupamentos funcionais possuindo forte afinidade pela água.

teor alcoólico: uma medida da quantidade de álcool etílico (etanol) nas bebidas. Uma vez que, para o álcool etílico a 100% (álcool absoluto), é atribuído um teor alcoólico igual a 200, uma garrafa que indica um teor alcoólico igual a 80 tem 40% de álcool em água.

térbio: símbolo Tb. Um elemento metálico prateado que pertence aos lantanídeos. É usado como um agente de impurezas em dispositivos de semicondutores.

terceira lei da termodinâmica: a entropia de uma substância cristalina perfeita é igual a zero na temperatura de zero absoluto.

termodinâmica: estudo científico das interconversões de calor e outras formas de energia.

termofixo: são as matérias plásticas que inicialmente são macias, mas mudam irreversivelmente para uma forma muito rígida por aquecimento.

termômetro: instrumento destinado à medida da temperatura, ou seja, do estado térmico dos corpos. Os mais comuns são os que usam mercúrio como líquido dilatante.

termoplástico: são os materiais plásticos que podem ser amolecidos por aquecimento e endurecidos por resfriamento.

termoquímica: estudo das trocas de calor que acompanham as reações químicas.

termovinificação: processo de elaboração utilizado para uvas tintas que consiste na aplicação de calor nas uvas desengaçadas, através de equipamentos especiais. Tem por objetivo a rápida extração da cor.

tinta em pó: é uma tinta lavável, de aspecto fosco, hidrossolúvel, de grande poder de fixação, altíssimo grau de pureza, elevada cobertura e resistência às intempéries. É indicada para ambientes internos e externos de alvenaria. Produto à base de cal.

tioálcool: função orgânica que compreende compostos derivados de álcool por substituição do oxigênio do grupo hidroxila por enxofre ($H_3C - SH$: metanotiol).

tiocompostos: qualquer composto derivado de outro composto oxigenado em que aparece enxofre em substituição a átomo de oxigênio.

titânio: símbolo Ti. Um elemento branco de transição metálico. É usado principalmente em várias ligas leves, fortes e resistentes à corrosão para a aviação, barcos, em instalações químicas.

titulação: adição gradual de uma solução de concentração exatamente conhecida a outra solução de concentração desconhecida até que se complete a reação química entre ambas as soluções.

tolueno: ou metilbenzeno, é um líquido incolor, $CH_3C_6H_5$,
densidade = 0,9;
ponto de ebulição = 111°C.
O metil benzeno deriva do benzeno por substituição de um átomo de hidrogênio por um grupo metil. Pode ser obtido de hulha ou produzido a partir de metilcicloexano (extraído do óleo cru) por desidrogenação catalítica. É usado principalmente como solvente e como matéria-prima na produção de trinitrotolueno (TNT), produto explosivo.

tório: símbolo Th. Um elemento cinzento metálico e radioativo que pertence aos actíneos. Pode ser usado como combustível nuclear para reatores regeneradores, uma vez que o tório-232 captura nêutrons lentos, para se produzir urânio-233.

tóxico: toda substância que tem potencialmente capacidade de provocar lesão no organismo, quer lesando seu funcionamento normal, quer destruindo reversível ou irreversivelmente as suas funções vitais.

transmutação nuclear: troca que sofre um núcleo como resultado do bombardeamento com nêutrons ou outras partículas.

transurânicos: o prefixo TRANS (além de, para lá de) depois do urânio. Denominação dos elementos artificiais de número atômico superior a 92. São aqueles que, na tabela periódica, se situam depois do urânio.

traçadores: isótopos, especialmente os isótopos radiativos, usados para seguir a trajetória dos átomos de um elemento em um processo químico ou biológico.

triângulo de porcelana: suporte para cadinhos em aquecimento direto no bico de Bunsen.

triacilgliceróis: são lipídios formados pela ligação de 3 moléculas de ácidos graxos com o glicerol, um triálcool de 3 carbonos, através de ligações do tipo éster. São também chamados de "Gorduras Neutras", ou triglicerídeos.

trióxido de enxofre: ou óxido de enxofre VI, é um sólido fumegante incolor, SO_3, que tem três modificações cristalinas. O trióxido de enxofre é preparado pela oxidação de dióxido de enxofre com oxigênio na presença do catalisador óxido de vanádio V. Reage violentamente com a água, formando-se ácido sulfúrico.

tripé de ferro: suporte para tela de amianto ou triângulo de porcelana. Usado em aquecimento.

trompa de vácuo: dispositivos de vidro ou metal que se adaptam à torneira de água, cujo fluxo arrasta o ar, produzindo "vácuo" no interior do recipiente ao qual estão ligados.

tubos de ensaio: empregados para fazer reações em pequena escala, notadamente em teste de reações. Podem ser aquecidos, com cuidado, diretamente sobre a chama do bico de Bunsen.

tubo de Thielle: usado na determinação do ponto de fusão.

tungstênio: símbolo W. Um elemento branco ou cinzento metálico de transição. É usado em várias ligas, em especial em aços de alta velocidade, para o corte de ferramentas, e para filamentos de lâmpadas.

Tyndall, efeito: John Tyndall, físico inglês, tem seu nome associado ao fenômeno produzido quando um feixe de luz lateral incide sobre uma dispersão coloidal, observando-se uma turvação sobre um fundo escuro numa direção perpendicular à de propagação da luz, devida à difração dos raios luminosos por parte das partículas dispersas.

uísque: é produzido a partir da cevada e também do milho. Nesse último caso é chamado de bourbon. A cor dourada característica da bebida é adquirida durante envelhecimento em barris feitos com madeira apropriada: o carvalho.

umectante: substância capaz de evitar a perda da umidade dos alimentos.

unidade celular: grupo de partículas (átomos, íons ou moléculas) em um cristal que se repete em três dimensões na rede do cristal. Também chamado sistema cristalino.

unidade de massa atômica: massa exatamente igual a 1/12 da massa de um átomo de carbono 12.

urânio: símbolo U. Um elemento metálico radioativo e branco que pertence aos actíneos. O urânio-235 sofre fissão nuclear com nêutrons lentos e é usado como combustível em reatores nucleares e em armas nucleares.

uréia: um sólido cristalino branco, de fórmula $CO(NH_2)_2$. É solúvel em água, mas insolúvel em determinados solventes orgânicos. A uréia é o principal produto final da excreção do nitrogênio nos mamíferos, sendo sintetizada pelo ciclo da uréia. A uréia é sintetizada industrialmente a partir de amônia e de dióxido de carbono para ser usada em resinas uréia-formaldeído e em produtos farmacêuticos como fonte de nitrogênio não-protéico para ruminantes de terrenos agrícolas e como um fertilizante nitrogenado.

ustulação: é a queima de sulfetos em fornos especiais com passagem de corrente de ar quente. A ustulação de um sulfeto cujo cátion vem de um metal de baixa eletropositividade (metal pouco reativo ou nobre) dá origem a esse metal com desprendimento de dióxido de enxofre. Se o cátion vem de um metal de alta eletropositividade (metal muito reativo ou não-nobre), dá origem ao óxido desse metal, com desprendimento de dióxido de enxofre.

vanádio: símbolo V. Um elemento de transição de cor branca-prateada. Este elemento é usado em grande quantidade de ligas de aço.

vaporização: o escape de moléculas da superfície de um líquido.

vareta de vidro: cilindro de vidro, oco, de baixo ponto de fusão. Serve para interligar balões, condensadores, ou fabricação de pipetas e capilares.

vaselina: ou parafina líquida, é oleaginosa, límpida, incolor, não-fluorescente, inodora quando fria, mas apresenta leve odor de petróleo quando aquecida, insípida. Insolúvel em água e álcool, miscível com a maior parte dos óleos fixos, com exceção do óleo de rícino, solúvel em éter, clorofórmio, éter de petróleo e em óleos essenciais.

vela: produto obtido do sebo e de outras gorduras naturais. Tratando-se estas gorduras com cal a quente, obtêm-se palmitato, estearato e oleato de cálcio, ao lado de glicerina, que é separada da mistura. Esses sais de cálcio são tratados com ácido sulfúrico e assim se obtêm os ácidos oléico (líquido), esteárico e palmítico (sólidos). Os ácidos esteárico e palmítico são fundidos juntamente com parafina, em recipiente adequado, que contém no seu eixo um fio de algodão trançado. Enfim a mistura se solidifica, formando a vela.

velocidade de reação: mudanças das concentrações dos reagentes ou dos produtos em um certo intervalo de tempo.

veneno: qualquer substância que, tomada ou aplicada (em certas doses) a um ser vivo, destrói ou altera as funções vitais.

ventilação: processo de separação dos componentes de uma sistema sólido-sólido, em que uma corrente de ar arrasta o componente menos denso. P. ex.: beneficiamento de cereais para separar as cascas menos densas.

vermute: é o nome de um vinho composto que tem como erva principal a losna ou absinthium. Basicamente, o vermute é composto de 70%, como mínimo, de vinho, álcool, açúcar e infusões de ervas de diversas espécies, que dependem de cada elaborador.

verniz: é uma dispersão ou solução coloidal, sem pigmento, de resinas sintéticas e/ou naturais em óleos ou em outros meios dispersores, usado como revestimento protetor e/ou decorativo de diversas superfícies e que seca por evaporação, oxidação e polimerização de partes dos seus constituintes.

vida média: tempo requerido para que a concentração de um reagente diminua à metade do seu valor inicial.

vidro: produto opticamente transparente, obtido da fusão de materiais inorgânicos, que foi resfriado a um estado rígido sem cristalizar.

vidro de relógio: peça de vidro de forma côncava. É usado para cobrir béqueres, em evaporações, pesagens de diversos fins. Não pode ser aquecido diretamente na chama do bico de Bunsen.

vinagre: solução formada por muitos compostos orgânicos, que se formam durante a fermentação acética. O principal constituinte desta solução diluída (cerca de 5%) é o ácido acético (etanóico).

vinho: é exclusivamente o produto resultante da fermentação alcoólica dos açúcares do suco (ou mosto) da uva sã, fresca e madura.

vinhoto: cada litro de álcool obtido na destilação produz cerca de 12 litros de resíduos da substância não fermentada, os quais recebem o nome de VINHOTO.

vinil: radical orgânico monovalente insaturado, de constituição: $H_2C = CH -$

viscosidade: medida da resistência de um fluido ao escoamento.

vitaminas: são substâncias orgânicas biologicamente ativas necessárias em ínfimas quantidades para a saúde e o crescimento normais. Quase todas são partes de coenzimas. O organismo regula a atividade de suas cerca de 2.000 enzimas.

volátil: denominação dada a certas substâncias líquidas e sólidas que, em condições ambientes, facilmente passam à fase vapor.

volume atômico: é o volume em mililitros (ml) ou centímetros cúbicos ocupado por 602 sextilhões ($6{,}02 \quad 10^{23}$) átomos de um elemento no estado sólido.

volume molar: é o volume ocupado por um mol de substância.

VR: valor de Referência da Normalidade, valor possível de ser encontrado em populações não expostas ocupacionalmente.

vulcanização: processo que consiste em submeter a borracha a aquecimento (140°C) prolongado com enxofre (aproximadamente 7%) em presença de óxidos metálicos. Serve para eliminar inconvenientes da borracha, tais como ser dura e quebradiça no inverno, mole e pegajosa no verão, e macia, não oferecendo resistência à tração e ao desgaste.

warfarin: 3- (alfa-acetonilbenzilo) –4- hidróxi cumarina: um anticoagulante sintético usado terapeuticamente em medicina clínica e como agente para roedor, em doses letais.

xampu: consiste basicamente em uma solução aquosa de detergente, visando à limpeza dos fios de cabelo. Alguns contêm também outros ingredientes capazes de fortalecer os fios e protegê-los do ressecamento.

xisto betuminoso: uma rocha sedimentar carbonada de grãos finos da qual se pode extrair óleo. A rocha contém matéria orgânica que se decompõe originando óleo quando aquecida.

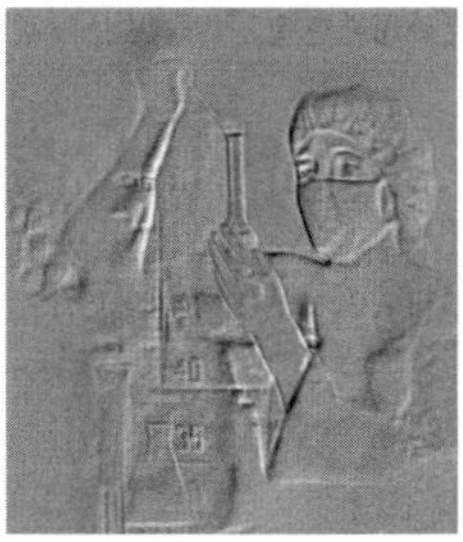

BIBLIOGRAFIA

AETC Reactive Chemicals Group, 1988. The Potential of Reactive Chemicals. Videotape.

Alliance of American Insurers, 1988. Handbook of Hazardous Materials: Fire, Safety, Health. Alliance, Schaumburg, Illinois.

American Chemical Society, 1990. Safety in the Academic Chemistry Laboratory, 5th Edition. American Chemical Society, Washington DC.

American National Standards Institute, 1989. Practice for Occupational and Educational Eye and Face Protection, ANSI Z87.1-1989. New York.

American National Standards Institute, 1993. American National Standard for Safe Use of Lasers, ANSI Z136.1-1993. New York.

Armour, M.A. et al. Hazardous Chemicals: Information and Disposal Guide. University of Alberta, Edmonton, Alberta, Canada, 1984.

Armour, M.A. et al. Potentially Carcinogenic Chemicals. University of Alberta, Edmonton, Alberta, Canada, 1986.

Barlow, S.M., Sullivan, F.M. Reproductive Hazards of Industrial Chemicals. Academic Press, New York, 1982.

Bowman, Phil J. A Flexible Occupational Health and Safety Program for Laboratory Animal Care and Use Programs. American Association of Laboratory Animal Science Bulletin, Volume 30, Number 6, 1991.

Brent, R.L. The Effects of Embryonic Exposure to X-Ray, Microwaves, and Ultrasound. *Clinical Obstetrics and Gynecology* 26(2):484–510, 1983.

Business and Legal Reports, 1995. The Book of Chemical Lists. Madison, Connecticut. CASTEGNAROM, SANSONE EB, 1986.

California, State of, 1993. Chemicals Known to the State to Cause Cancer and Reproductive Toxicity (Proposition 65).

CFR Part 1910.1000: Air Contaminants — Permissible Exposure limits, OSHA 3112.

CFR Part 1910: Occupational Exposures to Hazardous Chemicals in Laboratories, Final Rule. Federal Register Vol 52, No. 233.

Chemical Carcinogens: Some Guidelines for Handling and Disposal in the Laboratory. New York: Springer-Verlag.

Costa, M.A.F. Biossegurança Química Básica em Biotecnologia e Ambientes Hospitalares. São Paulo: Livraria Santos Editora, 1996

Dux, J.P., Stalzer, R.F. Managing Safety in the Chemical Laboratory. Van Nostrand Reinhold, New York, 1988.

Fawcett, H.H. Hazardous and Toxic Materials: Safe Handling and Disposal. New York: John Wiley & Sons, 1984.

Flinn Scientific, 1987. Chemical Catalog/Reference Manual. Batavia, Illinois.

Furr, A.K. (Ed.). CRC Handbook of Laboratory Safety, 3rd Edition. CRC Press, Boca Raton, 1990.

Goes, R.C. *Toxicologia Industrial*: Um Guia Prático para Prevenção e Primeiros Socorros. Rio de Janeiro: Livraria e Editora Revinter Ltda., 1997.

Hemminki, K. Occupational Chemicals Tested for Teratogenicity. International Archives of Occupational Health, 47:191-207, 1980.

International Agency for Research on Cancer, 1988. Evaluation of Carcinogenic Risks to Humans. Lyon, France.

Kilby, J.A., Kinsler, L.M. Effective Glove Selection: Match the Materials to theHazards. American Laboratory, August, 1989.

Massachusetts Department of Environmental Protection, 1990. Hazardous Waste Regulations, 310 CMR 30.00.

Massachusetts Department of Public Health, 1988. Implementation of M.G.L. c. 94C (Controlled Substances Act), 105 CMR 700.000.

Massachusetts Department of Public Health, 1989. Storage and Disposal of Infectious or Physically Dangerous Medical and Biological Waste, 105 CMR 480.000.

Massachusetts Department of Public Health, 1995. Rules and Regulations to control the Radiation hazards of Radioactive Material and of Machines which Emit Radiation, 105 CMR 120.000.

Massachusetts Institute of Technology Safety Office, 1976. MIT Accident Prevention Guide 3, "Electrical Shock".

National Fire Protection Association, 1986. NFPA 45: Fire Protection for Laboratories Using Chemicals, 1986 Edition. National Fire Protection Association, Quincy, Massachusetts.

National Fire Protection Association, 1987. NFPA 30: Flammable and Combustible Liquids Code, 1987 Edition. National Fire Protection Association, Quincy, Massachusetts.

National Fire Protection Association, 1991. Fire Protection Guide to Hazardous Materials (contains the complete text of NFPA 49, 325M, 491M, and 704). National Fire Protection Association.Quincy, Massachusetts.

National Institute of Health, 1974. NIH Biohazards Safety Guide. National Institute of Health. Washington D.C.

National Institute of Health, 1981. NIH Guidelines for the Laboratory Use of Chemical Carcinogens. National Institute of Health. Washington D.C.

National Institute of Health, 1985. Guide for the Care and Use of Laboratory Animals. U.S. Department of Health and Human Services. Washington, D.C.

National Research Council, 1981. Prudent Practices for Handling Hazardous Chemicals in Laboratories. National Academy Press, Washington D.C.

Paul, M., Himmelstein, J. Reproductive Hazards in the Workplace: What the Practitioner Needs to Know. *Obstetrics and Gynecology* 71:921–938, 1988.

Plog, B.A. (Ed). Fundamentals of Industrial Hygiene, Third Edition. National Safety Council, 1988.

Proctor, N.H. et al. Chemical Hazards of the Workplace. New York: Van Nostrand Reinhold, 1988.

Savariz, M.C. Manual de Produtos Perigosos — Emergência e Transporte. 2ª edição. Porto Alegre: Sagra–DC Luzzatto, 1994.

Sax, N.I. Dangerous Properties of Industrial Materials, Sixth Edition. New York: Van Nostrand Reinhold, 1984.

Schardein, J.L. Chemically Induced Birth Defects. New York: Marcel Dekker ,Inc., 1985.

Shepard, T.H. Catalog of Teratogenic Agents, Fifth Edition. Baltimore: The John Hopkins University Press, 1986.

U.S. Department of Energy, 1990. Standards of Protection Against Radiation, 10 CFR 20.000.

U.S. Department of Food and Drugs, 1986. Controlled Substances, 21 CFR 1300.00.

U.S. Department of Health and Human Services, Public Health Service, 1989. Fifth Annual Report on Carcinogens, Summary. Rockville, Maryland.

U.S. Department of Health and Human Services, Public Health Service, 1985. NIOSH Pocket Guide to Hazardous Chemicals. Rockville, Maryland.

U.S. Department of Labor, Occupational Safety and Health Administration, 1992. 29 CFR Parts 1910 and 1926: Occupational Exposure to Formaldehyde. Federal Register Vol 57, No.22290.

U.S. Department of Labor, Occupational Safety and Health Administration, 1989. 29 CFR Part 1910: Subpart Z, Toxic and Hazardous Substances. Washington D.C.

U.S. Department of Labor, Occupational Safety and Health Administration, 1991. 29 CFR 1910: Occupational Safety and Health Standards.

U.S. Department of Labor, Occupational Safety and Health Administration, January 31, 1990. 29

U.S. Department of Labor, Occupational Safety and Health Administration, January 31, 1989. 29

U.S. Department of Transportation, 1990. 49 CFR 172.101: Hazardous Materials Table.

U.S. Government Accounting Office, 1991. Reproductive and Developmental Toxicants: Regulatory Actions Provide Uncertain Protection. GAO/PEMD-92-3.

U.S. Nuclear Regulatory Commission, 1981. Regulatory Guide 8.29, Instruction Concerning Risks form Occupational Radiation Exposure. Washington D.C.

U.S. Nuclear Regulatory Commission, 1987. Regulatory Guide 8.13, Instruction Concerning Prenatal Radiation Exposure. Washington D.C.

Wilson, J.G., Fraser, F.C., 1977. Handbook of Teratology, Volumes 1 — 4. Plenum Press, New York.

World Health Organization, International Agency for Research on Cancer, 1987. IARC Monographs on the Evaluation of Carcinogenic Risks to Humans: Overall Evaluation of Carcinogenicity: An Updating of IARC Monographs Volumes 1 to 42, Supplement 7.

Wray, T. Cryogens: A World of Icy Cold. Hazmat World, pp. 50–51, April 1989.

Young, J.A. Improving Safety in the Chemical Laboratory: A Practical Guide. New York: John Wiley & Sons, 1987.

Zenz, C. Reproductive Risks in the Workplace. *National Safety News* 130(3):38–45. National Safety Council, 1984.

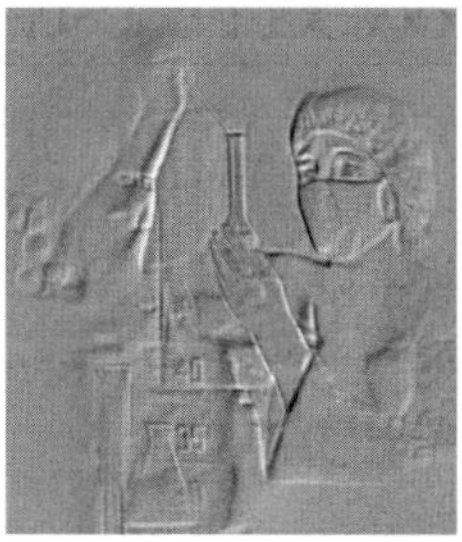

ÍNDICE REMISSIVO